気管支鏡診断アトラス

監修

峯下 昌道
聖マリアンナ医科大学 呼吸器内科・教授

執筆

栗本 典昭
島根大学 呼吸器・臨床腫瘍学・診療教授

森田 克彦
JCHO 下関医療センター・呼吸器外科部長

医学書院

著者紹介

栗本 典昭（くりもと のりあき）

- 1959 年広島県生まれ．1978 年広島大学附属福山高等学校卒業．1985 年広島大学医学部卒業．医学博士．
- 広島大学医学部附属病院，国立療養所広島病院（現 国立病院機構東広島医療センター），岩国みなみ病院などに勤務しながら，気管支腔内超音波断層法（endobronchial ultrasonography：EBUS）の臨床研究を 1994 年から開始した．
- 2005 年から聖マリアンナ医科大学呼吸器外科に勤務．
- 2017 年から島根大学医学部呼吸器・臨床腫瘍学，医療安全管理部に勤務．
- 専門は気管支鏡検査．EBUS を中心に肺末梢病変，中枢病変の診断治療をしつつ，研究成果の発表を国内外で続けている．
- 日本呼吸器内視鏡学会評議員，日本呼吸器外科学会評議員，日本気胸学会評議員など

森田 克彦（もりた かつひこ）

- 1967 年滋賀県生まれ．1986 年滋賀県立膳所高等学校卒業．1993 年山口大学医学部卒業．医学博士．
- 山口大学第 2 外科入局，国立下関病院外科研修医（現 国立病院機構関門医療センター），国保錦中央病院外科，岩国みなみ病院外科にて研鑽を積んだ後，1999 年に山口大学第 2 外科帰局，学位を取得する．その後，宇部興産中央病院外科医長を経て 2006 年から聖マリアンナ医科大学呼吸器外科に勤務，2007 年講師．2009 年岩国みなみ病院外科部長，2014 年より現職．
- 呼吸器外科医として，気管支鏡診断から治療まで幅広く臨床を実践している．特に切除標本のマクロ画像，ミクロ画像と CT・内視鏡画像の対比に興味を持っている．

気管支鏡診断アトラス

発　行　2018 年 12 月 1 日　第 1 版第 1 刷©

監　修　峯下昌道（みねしたまさみち）

著　者　栗本典昭・森田克彦

発行者　株式会社　医学書院
　　　　代表取締役　金原　俊
　　　　〒113-8719　東京都文京区本郷 1-28-23
　　　　電話　03-3817-5600（社内案内）

組　版　ビーコム

印刷・製本　リーブルテック

本書の複製権・翻訳権・上映権・譲渡権・貸与権・公衆送信権（送信可能化権を含む）は株式会社医学書院が保有します．

ISBN978-4-260-03624-5

本書を無断で複製する行為（複写，スキャン，デジタルデータ化など）は，「私的使用のための複製」など著作権法上の限られた例外を除き禁じられています．大学，病院，診療所，企業などにおいて，業務上使用する目的（診療，研究活動を含む）で上記の行為を行うことは，その使用範囲が内部的であっても，私的使用には該当せず，違法です．また私的使用に該当する場合であっても，代行業者等の第三者に依頼して上記の行為を行うことは違法となります．

JCOPY 〈出版者著作権管理機構 委託出版物〉
本書の無断複製は著作権法上での例外を除き禁じられています．複製される場合は，そのつど事前に，出版者著作権管理機構（電話 03-3513-6969，FAX 03-3513-6979，info@jcopy.or.jp）の許諾を得てください．

はじめに

　気管支鏡検査を継続してくると，忘れることのできない教育的な症例に出くわす．

　内視鏡画像，特に消化器内視鏡検査を一般外科診療の中で行っていた時期がある．1989年から1990年にかけ山口県にて岡崎幸紀先生に消化器内視鏡画像と深達度診断の面白さを教えていただき，消化器内視鏡検査に強く引き付けられた．岡崎先生が毎月主宰される「レントゲン・アーベント」という研究会などで，多くのことを教えていただいた．臨床において早期胃癌の症例に出会うと，その内視鏡画像における深達度診断と細かく切り出した手術摘出検体における深達度を比べ，今まで報告されてきた所見の意味と，何か新しい所見はないか病理の先生に食い下がっていたように思う．

　その後，聖マリアンナ医科大学に異動し，さらに呼吸器に特化した診療を行うようになった．しかし，どうしても消化器内視鏡検査の進歩に遅れないようにと，消化器内視鏡の学会・研究会には時間があれば参加したいと感じ，東京で開催される早期胃癌研究会に参加するようにしていた．この研究会は毎月第3水曜日午後6〜9時の間に，5症例を提示し，1症例30分で読影・病理との比較を行う会である．中堅医師の読影に対し経験豊富な先輩医師のコメントは辛辣でありながらも教育的であり，気管支鏡検査にも通じるところがあった．また，複数の病理医が若干異なるコメントを交わすこともあり，学問の深さを感じた．この早期胃癌研究会後にはJR田町駅の近くで，本書の共著者である森田克彦先生と消化器内視鏡の細やかな読影について遅くまで酒を酌み交わした．

　また，福岡大学筑紫病院の八尾建史先生，秋田赤十字病院(現在，札幌医科大学)の山野泰穂先生などの先生方から内視鏡手技，所見の取り方などを詳細に教えていただき，消化器内視鏡検査の神髄の深さに心酔した．

　幸運なことに，聖マリアンナ医科大学，JCHO下関医療センター，島根大学医学部附属病院には，多くの珍しい気管支鏡検査の症例が集まり，直接経験させていただいた．当然ながら，聖マリアンナ医科大学呼吸器外科でご教授いただいた長田博昭名誉教授，中村治彦前教授をはじめ，聖マリアンナ医科大学呼吸器内科の宮澤輝臣特任教授，峯下昌道教授と多くの呼吸器内科の先生方，症例をご紹介いただいた先生方，JCHO下関医療センター呼吸器外科の森田克彦先生とスタッフの方々，島根大学医学部呼吸器・臨床腫瘍学の礒部威教授と同僚の先生方の協力なくしてはこの本の出版には漕ぎつけていない．

　きれいな気管支鏡画像と示唆に富む病理組織所見を比較することを基本におき，わずかでも気管支鏡所見の読影が上達するように心がけてきたつもりである．本書『気管支鏡診断アトラス』では，自分の中で示唆に富む症例を集め，「気管支鏡検査画像をどのように考え，どのように診断するのか」という疑問に対し，私の中で考えてきたことをまとめてみた．この本を手にとっていただいた先生方に，何らかの考え方をお伝えできれば幸いである．

2018年10月

栗本　典昭

はじめに

　肺末梢の孤立性病変に対する気管支鏡所見はいったいどうなっているのか？　10年以上前から興味を持ち続けてきた．遡ること今から20年以上前になるが，岩国みなみ病院の"栗本部屋"に呼び出されたことを思い出す．切除標本にラジアル型超音波プローブを挿入してエコーで病変の形が描出されることを教わった．その感激を忘れてしまったわけではないが，消化管から内視鏡の世界に入った経緯から，病変が直接内視鏡観察できないことに対して，"物足りなさ"を感じてきた．

　聖マリアンナ医科大学に在籍していたころ，ルーチンの気管支鏡検査で気道洗浄するときはいつもきれいな写真が撮れるので，一生懸命多くの写真を残すように心がけていた．岩国みなみ病院に戻ってからは，EBUS-GS法を細径気管支鏡で行う際に少量の生理食塩液を気道内に浸水させる方法により安定して末梢気道のきれいな写真が撮れるようになった．超音波プローブを内挿したガイドシースを浸水下に内視鏡観察しながら安定して選択的に挿入できるようになった．

　JCHO下関医療センターに赴任してからはルーチンに極細径気管支鏡観察を先行させてから，EBUS-GS法のために細径気管支鏡に入れ替えて生検するようになった．そうすることで，"末梢性肺腫瘤"でもおよそ半分の確率で何らかの直接所見が得られることがわかってきた．

　外科医であり，切除標本を（病理診断に影響しない程度に）自由に切り出す権限があると思っている．病理診断のレポートを見ても，実際にプレパラートを観察しても，内視鏡で観察された気道狭窄，癌の露出などがうまく出ていることは少なかった．どうしても内視鏡所見と病理所見を対比したかった．

　そこで，「切除標本の生理食塩液持続浸水下の気管支鏡観察」を始めた．この方法は，総胆管結石の手術の際に行ってきた"胆道鏡検査"にヒントを得た．消化器外科医には必須の手技であるが，総胆管切石術といい，総胆管の側壁を小切開して，"胆道ファイバー"と呼ばれる先端径4 mmぐらいの軟性鏡を総胆管に挿入する．下流は膵内胆管からVater乳頭部の方向，逆に上流は総肝管，左右の肝内胆管の方向をくまなく観察し，胆道内にある結石を探し出し排石するのである．このときに重要なポイントはworking channelから点滴ルートを介して胆道内に入れる生理食塩液であった．助手は（切開孔の左右に掛けた支持糸を各々その対側に適度に牽引するようにして）胆道鏡が挿入された総胆管側壁の小切開孔の脇から水漏れを少なくしなければならない．胆道が開かなくなり，視野の確保が困難になるからである．肝外胆管は水漏れして，水圧が維持できないとすぐ虚脱してしまうし，またある程度流量がないと胆道内の浮遊物により視野は制限されてしまう．

　手術直後に切除標本の生理食塩液持続浸水下の気管支鏡観察を極細径気管支鏡にて行い，関与気管支にガイドワイヤーを挿入して，ホルマリン伸展固定した．後にガイドワイヤーに沿って切り出しを行い，関与気管支が全長にわたって露出されるようにした．病変の直接影響を受けている気道を中心に病理検索が行えるようになった．ようやく物足りなさが解消されつつある．多くの協力者がいて初めてできる作業であり，JCHO下関医療センターのスタッフの協力体制のおかげである．特に毎回，標本の切り出しを手伝ってもらった村上誠一前放射線技師長，当方の些細な質問に応じていただいてきた瀬戸口美保子病理診断科部長に深謝を申し上げる．

2018年10月

森田　克彦

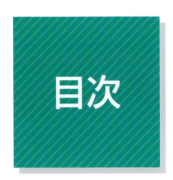

目次

I編 気管支鏡検査の基本　　1

1 気管支鏡検査の心構え7か条　　2

- 【第一条】脇を締める　2
- 【第二条】第4・5指の関節で気管支鏡を持つ　3
- 【第三条】気管支鏡を直線状に立て，たわませない　3
- 【第四条】足の位置に注意を払う　4
- 【第五条】気管支鏡の回転操作には，術者の体の回旋，手首，肘を，この順で使う　4
- 【第六条】助手は，次に行う操作を先取りする　4
- 【第七条】助手は，言葉で術者を助ける　4

2 押さえておきたい解剖学的事項　　5

1. 鼻腔から喉頭　5
2. 気管・気管支　7

3 気管支鏡所見のとり方―撮影のポイント　　11

1. 撮影したい対象病変がある場合　11
2. 撮影したい対象病変がない場合　12
3. 機器の設定（オリンパスの機器での個人的推奨）　13
4. 1枚の写真のどこが大切か，視線をどのように動かすか　13

目次

II編　中枢病変の気管支鏡診断　15

1 気管支鏡所見の読影ステップ—10 steps method　16

1 病変の場所　16

2 背景上皮　17

3 病変の大きさ　17

4 病変の形態　18

5 病変の境界　18

6 病変の色調　19

7 病変の表面　20

8 既存構造の変化　20

9 血管の変化—1本の血管形態の変化　21

10 血管の変化—複数本の血管形態の変化　22

■ 付記：特殊な血管所見　23

2 バルーンを用いた EBUS による深達度診断　34

1 ラジアルプローブをバルーンシースに装着　34

2 バルーンシース内に生理食塩液を充塡　34

3 バルーン内での探触子の位置の調整　35

4 超音波観測装置の確認事項　36

5 EBUS 画像の正しい角度への回転　36

6 超音波を気管支壁に直角に入れる　37

7 20 MHz 細径超音波プローブによる気管支壁層構造解析　37

3 中枢病変アトラス—10 steps method による診断　41

症例1 右 B^9 ＋ B^{10} の病変　41

症例2 左上葉支から上区支に拡がる病変　44

症例3 左 B^3a の病変　47

症例4 左 B^8a の病変　50

症例5 気管の病変　54

症例6 左下葉切除後, 気管支断端部に生じた病変　57

症例7　左 B^3ci の病変　62

症例8　左主気管支の病変　66

症例9　右上葉気管支の病変　69

症例10　左主気管支の病変　71

症例11　気管の病変　75

症例12　左舌区支の病変　79

症例13　右底区支の病変　83

症例14　気管，右上葉気管支の病変　87

症例15　右 B^3 の病変　91

症例16　左主気管支に多発する病変　95

症例17　右中間幹から右中葉支の病変　98

症例18　気管の病変　101

症例19　右 B^{10} の病変　103

症例20　右 B^4 の病変　106

症例21　左 $B^{1+2}a$ の病変　109

症例22　$B^{1+2}a$ の病変　114

III編　末梢病変の気管支鏡診断　119

1 肺末梢病変診断の基礎　120

1 肺末梢病変に対する EBUS using a guide sheath（EBUS-GS）　120

2 末梢気管支に気管支鏡を誘導する方法　123

3 EBUS 画像を基にしたプローブ/GS の誘導方法　124

4 GS による減衰を用いた GS 先端の位置の同定　131

5 EBUS 画像の評価方法　136

2 枝読み術のコツ　156

◆ CT 画像からの気管支枝読み術　156

◆ 水平枝の枝読み術における基本的考え方　159

3 末梢病変アトラス—EBUS を用いた診断　161

◆ 枝読み図の中の視点，視線について　161

A EBUS-GS の典型的症例　163

- **症例1** 右 $B^7aii\alpha xyx$ の枝読みが有効であった結節影　163
- **症例2** 垂直支の典型的枝読み術を行った右 $B^{10}c$ 胸膜直下の小結節　垂直支　復習症例　167
- **症例3** 心臓に接した病変に対し，心電図同期にて撮影した CT で左 $B^8aii\alpha yy$（Ⅶ次気管支）が誘導気管支であると枝読みできた 1 例（左上葉肺癌にて左上葉切除後）　172
- **症例4** 右上葉水平枝（B^3b）の典型的枝読み術を行った結節性病変　右上葉水平枝　復習症例　176
- **症例5** 右 $B^3bii\alpha yyxyy$（Ⅹ次気管支）が病巣に入る，S^3b の胸膜直下結節性病変　180
- **症例6** 右 $B^2bi\beta x$ の枝読み術が有用であった症例　187

◆ 矢状断 MPR における気管支の確認　190

- **症例7** 右 $B^2aii\alpha xxxy$ が入る胸膜直下の空洞性病変　193
- **症例8** 右 S^4a の胸膜近傍の小結節に対し，枝読みが有効であり within に誘導できた扁平上皮癌の 1 例　197
- **症例9** 右 B^4a の枝読みで，冠状断 MPR が補助的に有用であった 1 例　202
- **症例10** Ⅹ次肺動脈 $A^8aii\alpha xyxxx$ までの枝読みが可能であった右 S^8a の結節性病変　207

B 特徴的・典型的 EBUS 像　211

- **症例1** 左 $B^{10}aii\alpha$ の閉塞性病変を生理食塩液注入下に観察でき，典型的な Type Ⅲa であった 1 例　211
- **症例2** 右 B^4b の枝読みが有用で，典型的な Type Ⅰa に分類できた非結核性抗酸菌症の 1 例　216
- **症例3** 左舌区の典型的枝読み術を行った Type Ⅲa 症例　左舌区　復習症例　221
- **症例4** 右 B^3a の part-solid lesion 内の気管支分岐まで枝読みし，病変内まで気管支鏡を誘導できた症例　225
- **症例5** 右上葉水平枝（B^3a）の典型的枝読み術を行った ground glass nodule（Type Ⅱa）症例　右上葉水平枝（B^3a）復習症例　229
- **症例6** BF-P290 が左 $B^8aii\beta$ まで到達，EBUS 画像が高エコーであり粘液が豊富な病変を疑った症例　233
- **症例7** S^6 を中心とする左下葉の広範囲に浸潤し，高輝度内部エコーを呈した invasive mucinous adenocarcinoma の 1 例　238

C 超音波下誘導に成功した症例　243

- **症例1** 右 B^6b の典型的枝読みで，水平-水平分岐の考え方が理解でき，超音波下誘導で adjacent to から within にできた 1 例　B^6b 水平枝　復習症例　243
- **症例2** 右上葉水平枝（B^2a），特に右 $B^2ai\alpha/\beta$（Ⅴ次気管支）分岐部の枝読みが教訓的であり，超音波下誘導を用いて adjacent to から within にできた 1 例　右上葉水平枝（B^2a）復習症例　249
- **症例3** BF-P260F 先端を右 $B^6ci\alpha$ に楔入し，down angle レバーを用いた超音波下誘導にて，adjacent to から within にできた 1 例　254

◆ 超音波下で気管支鏡 up/down angle を用いプローブを移動させると，プローブが病変の接線方向に移動する場合の対処法について　260

D pinpoint biopsy 263

症例1 左 B^{6}a の典型的枝読み術を施行し，pinpoint biopsy を施行した結節性病変 `B⁶a 復習症例` 263

症例2 びまん性肺疾患に対する TBLB で，肺動脈を避けて生検（pinpoint biopsy）を行った 1 例 269

症例3 病変内でプローブに隣接する肺動脈を避けて生検（pinpoint biopsy）した
リンパ増殖性病変の 1 例 274

症例4 気管支鏡に up angle をかけ回転して，肺動脈を避けて pinpoint biopsy した胸膜直下病変 280

E 誘導子による誘導が成功した症例 289

症例1 右 B^{6}biβyxx が関与気管支であり，誘導子にて within に誘導可能であった 1 例 289

◆ 本例での，EBUS-GS の手技の流れ 294

症例2 狭窄した右 B^{1}b を通過した BF-XP290 が右 B^{1}biαまで到達後，右 B^{1}b を通過できなかった
BF-P290 下で誘導子を用いて GS を右 B^{1}biαx に誘導し within にできた症例 300

F 側枝症例 308

症例1 右 B^{4}ai からの分岐が観察された側枝（右 B^{4}ai*）において，EBUS-GS 法により診断しえた
肺腺癌の 1 例 308

症例2 右 B^{4}bii*（側枝）において，EBUS-GS で診断しえた肺腺癌症例 314

G 極細径気管支鏡による末梢気管支鏡所見 320

症例1 病巣入口部の右 B^{9}aiiβが閉塞していた 1 例 321

◆ 極細径気管支鏡（BF-XP260F）による気管支鏡所見 325

症例2 BF-P290 が右 B^{1}aii の病変に到達し，NBI で病変表面を観察した症例 328

症例3 BF-XP290 で右 B^{4}biαx/y の気管支内腔所見を観察できた症例 335

症例4 BF-XP290 で右 B^{5}aiiβxyy の気管支内腔所見を観察できた症例 339

H スコープ 180°回転（逆手）が有効であった症例 346

◆ 病変が左 S^{1+2}c，左 S^{3}a，左 S^{3}b の尾側領域にある場合にスコープを 180°回転し
アプローチすることの有用性 346

症例1 左 S^{1+2}c の尾側病変に対し，BF-P260F を 180°回転し EBUS-GS で診断した病変 348

目次

IV編 症例を突き詰める —診断のプロセスを学ぶ6症例 355

Case 1 極細径気管支鏡で Ⅶ 次気管支内を観察しえた胸膜直下 NTM ————— 356

Case 2 標本気管支鏡で Ⅵ 次気管支に生検跡が判明した右上葉腺癌 ————— 362

Case 3 右上切後(SqCC)フォロー中に Ⅵ 次気管支で病変が半周性に確認できた小細胞肺癌 ————— 368

Case 4 左上葉肺癌切除後フォロー中に増大した右中葉肺癌 ————— 376

Case 5 Ⅴ 次気管支まで確認できた右下葉"pure GGN" ————— 382

Case 6 Ⅵ 次気管支から中枢へポリープ状の発育をした扁平上皮癌 ————— 389

付録 396

1 EBUS-TBNA 押さえておきたい手技のポイント ————— 396

2 気管支鏡手技(通常観察・EBUS-GS)の標準化に向けて ————— 403

■ 索引 411

COLUMN

● 気管支鏡検査の質を上げる 102
● 求めるもの 307
● 切除標本に対する生理食塩液浸水法による気管支鏡観察 393

I 編

気管支鏡検査の基本

1 気管支鏡検査の心構え7か条

　気管支鏡検査の操作においても，まず押さえておくべき基本的事項が存在すると感じている．われわれはこの7か条を心に置きながら気管支鏡検査の教育・臨床実施を行ってきた．各施設においてはこれよりも多くの知恵・原則があると思われるので，この7か条の中に先生方の施設の知恵・原則に追加できる条項があれば幸いである．以下，1か条ごとに説明していく．

● **気管支鏡手技の基本7か条**

> 【第一条】脇を締める
> 【第二条】第4・5指の関節で気管支鏡を持つ
> 【第三条】気管支鏡を直線状に立て，たわませない
> 【第四条】足の位置に注意を払う
> 【第五条】気管支鏡の回転操作には，術者の体の回旋，手首，肘を，この順で使う
> 【第六条】助手は，次に行う操作を先取りする
> 【第七条】助手は，言葉で術者を助ける

【第一条】脇を締める

　手を用いて行う手技の場合，手先は細かくコントロールされるべきである．外科での研修で最初に教わる原則の1つに，この「脇を締めろ」がある．脇が締まると，上腕から肘が側胸部と接触し固定される．そのため肘から先の前腕，手，指の動きにブレが生じなくなるわけである．また，脇を締めるとスコープの位置を変えるときに，足の移動が必要になる（第四条につながる）．気管支鏡以外でいえば，はさみの持ち方，曲がりの持ち方においても，脇を締め，手掌を上にして指を入れ，はさみ・曲がりの先端が上を向くように持つべきである．

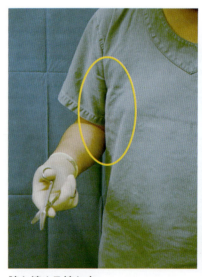
脇を締める持ち方

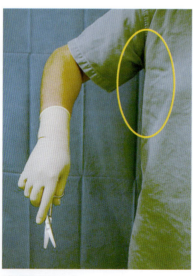
脇が開く持ち方

脇が締まると，上腕から肘が側胸部と接触し固定される．はさみ・曲がりの把持においては，脇を締め，手掌を上にして指を入れ，はさみ・曲がりの先端が上を向くように持つべきである．逆に手掌を下にしてはさみに指を入れると，脇が開き，肘から先の前腕，手，指の動きにブレが生じやすくなる．外科で用いる"はさみ"には多くの種類があるがここでの"はさみ"は使用頻度の高い，先端が丸く，刃先が曲がっているものを指している．

1 気管支鏡検査の心構え7か条

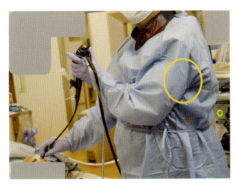

気管支鏡の操作においても，脇を締めると上腕から肘が側胸部と接触し固定され，肘から先の前腕，手，指の動きにブレが生じにくくなる．

【第二条】第4・5指の関節で気管支鏡を持つ

　気管支鏡の把持は，右利きの場合通常左手で行う．気管支鏡のup/down angleレバーの操作は，親指の末節骨の手掌側の腹（中央部）で行うとスムースにレバーを動かすことができる．このように指を用いるためには，気管支鏡のレバーのある位置からなるべく離れた位置を第4・5指で把持することが必要である．また，このように把持することで気管支鏡と手掌の間に空間が生じ（下図），気管支鏡の操作が容易となる．レバーの周りを鷲の手のように持つべきではない．

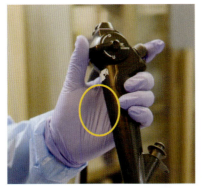

スコープを握ったときに，スコープと掌の間に卵が入るような空間が必要である．

【第三条】気管支鏡を直線状に立て，たわませない

　気管支鏡には，up/down angleレバーはあるがright/left angleレバーはない．そのため，気管支鏡先端を移動させるとき，気管支鏡自体の回転を用いながらup/down angleレバーを使い，目的の方向に向かうようにする．また，気管支鏡の挿入部（シャフト）は細長い筒状の形態をしており，気管支鏡自体に回転をかけやすくするためには，柔軟な挿入部全体をなるべく直線化する必要がある．

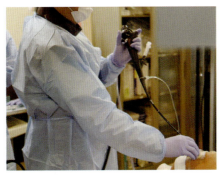

気管支鏡挿入部を直線化して使用している．気管支鏡先端は左気管支に向かっているため，術者は患者の頭の付近で右側寄りに立っている（第四条）．

3

【第四条】足の位置に注意を払う

　気管支鏡を挿入する鼻・口から目標の気管支に対し、気管支鏡挿入部を直線化するように心がけるべきである．右気管支に挿入するときは、術者は患者の頭の付近で患者の左側に立ち位置を変えるべきである．第一条・第三条につながることであり、脇を締めた状態で直線化した気管支鏡を扱うには、足の位置を微妙に変えていく必要がある．

【第五条】気管支鏡の回転操作には、術者の体の回旋、手首、肘を、この順で使う

　気管支鏡の回転操作に肘を使うと脇が開き、手首を使うと手関節への負担が大きいため、まず、① 足の位置を動かし術者の体の回旋を使い、次に ② 手首、③ 肘を最後に使うようにする(図)．
　また、気管支鏡自体は、なるべく倒さず直立させるように心がける．直立させることにより、鉗子口からの処置具の挿入が容易に行えるためである．しかし、どうしても気管支鏡を倒さざるを得ない状態がある．その場合、オリンパスのスコープ(290系)に装備されている回転機能を用いると手首、肘の負担を減らすことができ、気管支鏡を立てておくことが可能になることもある．

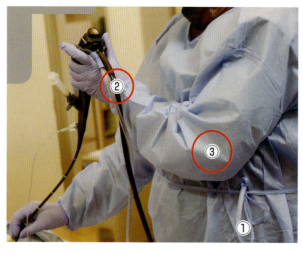

気管支鏡の回転操作では、① 足の位置を動かし術者の体の回旋、② 手首、③ 肘の順に使うようにする．

【第六条】助手は、次に行う操作を先取りする

　気管支鏡検査は術者1人で行える検査ではない．術者を含め、EBUS-GSでは少なくとも3人、EBUS-TBNAでは2人は必要である．助手は、検査中絶えず術者が次に行いたいことを予測して動くべきである．術者から要求されて動くのではなく、一歩先を予測して準備したいものである．完全に理解し合えていれば、検査は静かに進んでいくものであるが、当然ながら必要かつ大切なコミュニケーションはとり合うべきである．

【第七条】助手は、言葉で術者を助ける

　検査は、時に順調に進まないことがある．順調ではない検査を順調に持ち込むためには、自分たちの最良とする標準手技を確立しておき、絶えず順調な手技に持ち込めないか試みることが重要である．検査を続けていると、順調ではないものの自分たちの標準的な手技に持ち込む足がかりとなる良い点が出てくる．助手はその良い点を言葉で表し術者を鼓舞し、標準手技に持ち込むように努める．気持ちでも術者を助けることは助手の大きな役目である．

2　押さえておきたい解剖学的事項

1　鼻腔から喉頭

1）鼻腔内

　術者が右利きの場合，患者から右鼻が詰まってないと申告があれば，右鼻腔から入れるようしている．右鼻を選ぶ理由は，右第5指を患者の右頬にあてた状態で，右第1～3指でペンを持つ要領でスコープを把持し微細な調節が行えるようにするためである．右鼻が詰まっている場合，また左利きの術者の場合は，左鼻から入る．最近，経鼻的内視鏡用ノーズピースNP2015（リプト，図a）を用いており，鼻孔に無理な力がかからず，鼻の痛みを軽減できている感触である．

　スコープ先端は，下鼻甲介の腹側（図b：画面の12時方向である → 部位）を最初に試みるが，狭い場合は下鼻甲介と中鼻甲介の内側の合流する空間（→ 部位）に進める．なるべく12時方向の空間に向けて進めていき，少し正中側にカーブしながら上咽頭につながる．この部位は，下顎を上げると空間が生じ通過しやすくなることが多い．

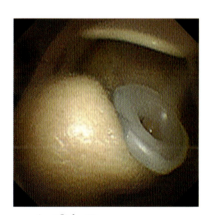
a．ノーズピース

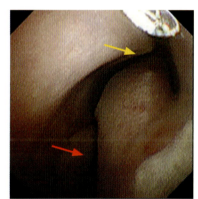
b．鼻腔

2）咽頭・喉頭

　咽頭を通過するとき（次頁図a, b），右壁・後壁・左壁・前壁の順に全周性に手前から奥に向けて，腫瘍性病変などの異常が存在しないか観察する．続いて，左右の梨状陥凹は息ごらえ，または発声してもらいその底まで観察する．喉頭に入り，通常の呼吸下と発声下の声門（図c）を観察する．通常の観察は白色光（構造強調A5程度がお勧め）で行っているが，病変を認めた場合はnarrow band imaging（NBI，構造強調B8がお勧め）の観察を追加し，点状血管・横走血管などの増生とbrownish areaの存在などについて，いずれも静止画・動画を記録する．病変がある場合，すぐに耳鼻咽喉科医に診断を仰ぐことができればよいが，それが困難なときは記録した静止画・動画を後で耳鼻咽喉科医に見てもらい，必要であれば耳鼻咽喉科の診察をお願いする．

喉頭に進み，声門の手前から声門に向けて，1%リドカイン 1 mL を 2 回程度散布し，声門を通過する．

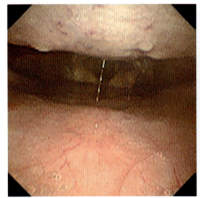
a. 中咽頭 後壁

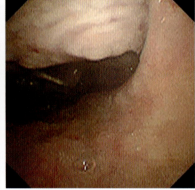
b. 中咽頭 右壁

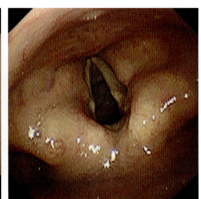
c. 喉頭

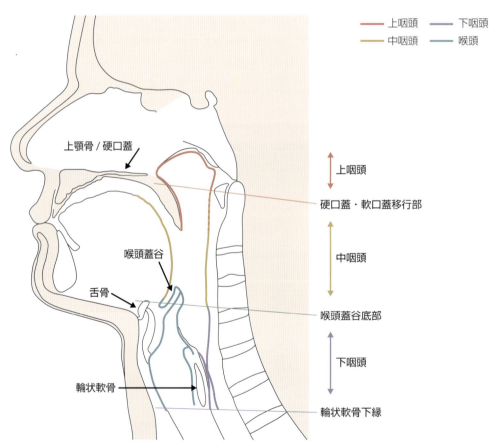

上咽頭：鼻腔の後方に位置する．後鼻腔は鼻腔に属する．
中咽頭：口腔の後方に位置する．中咽頭は硬口蓋・軟口蓋移行部から舌骨上縁または喉頭蓋谷底部までの範囲とされる．
下咽頭：喉頭の後方に位置する．舌骨上縁または喉頭蓋谷底部から輪状軟骨下縁の高さまでの範囲である．
喉頭：咽頭から気管へとつながる管状構造である．
(根本哲生, 土方一範：咽頭・喉頭の解剖用語. 胃と腸 52：525, 2017 より改変)

2 気管・気管支

　喉頭の声門を通過すると気管につながる．気管・気管支は，肺外気管支から肺内気管支に移行していく．肺外気管支は，馬蹄形軟骨に支持される軟骨部と，馬蹄形軟骨の遊離端を結びつける膜様部から形成される．肺外気管支の形態を示す気管・気管支には，気管，左右主気管支，右中間幹があり，これより末梢である葉気管支以降は敷石状軟骨を有する肺内気管支と呼ばれるようになる（図）．

　日本では，「肺癌取扱い規約（第8版）」では葉気管支をⅠ次気管支としており，区域気管支（Ⅱ次気管支），亜区域支（Ⅲ次気管支），亜々区域支（Ⅳ次気管支），亜々々区域支（Ⅴ次気管支）などになっている．海外の気管支分岐次数は日本と異なることを知っておくべきである．

　気管支の命名では，3つの原則
① 頭側 → 尾側
② 背側 → 腹側
③ 外側 → 内側
に沿って，命名する．① を最も優先し，次に ②，最後に ③ を考慮する．

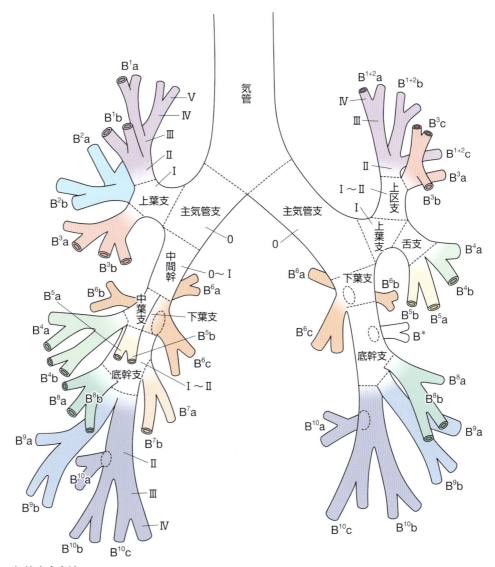

気管支命名法
〔日本肺癌学会（編）：臨床・病理肺癌取扱い規約，第8版．p150，金原出版，2017より引用〕

肺外気管支の組織学的特徴

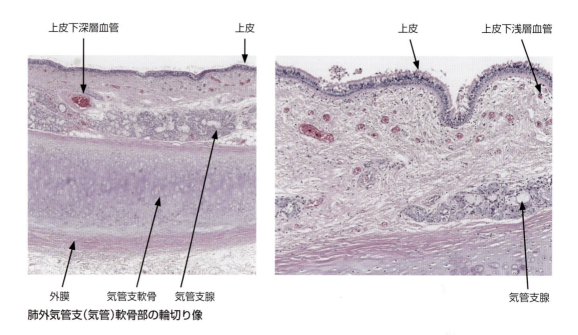

肺外気管支（気管）軟骨部の輪切り像

　気管の内面を被う上皮は，線毛をそなえた多列線毛円柱上皮で，これを裏打ちする上皮下に血管，平滑筋，気管支腺を有する．気管支軟骨の外側を包む結合組織が外膜である．肺外気管支の馬蹄型軟骨は気管・気管支の内腔を保持する役割を持つ．

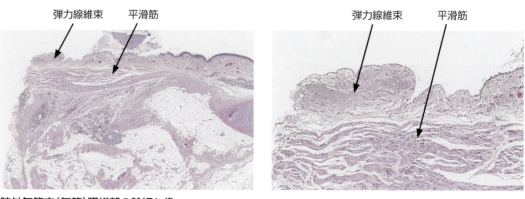

肺外気管支（気管）膜様部の輪切り像

　上皮直下に厚い弾力線維束があり，その少し深層に平滑筋が走行している．膜様部で目立つ上皮直下の厚い弾力線維束が縦走ひだに一致する．

肺内気管支の組織学的特徴

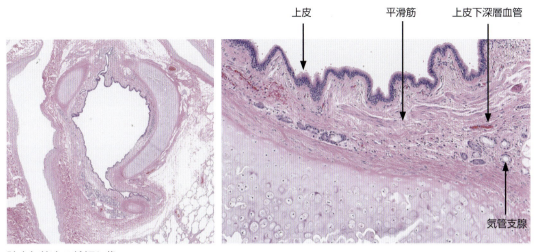

肺内気管支の輪切り像

軟骨は敷石状の軟骨片に変わり，管の全周に断続的に存在する．軟骨片は末梢に進むにつれて小さくなり，数も少なくなる．上皮下には平滑筋が発達し，平滑筋より深い結合組織の中に気管支腺が散在している．

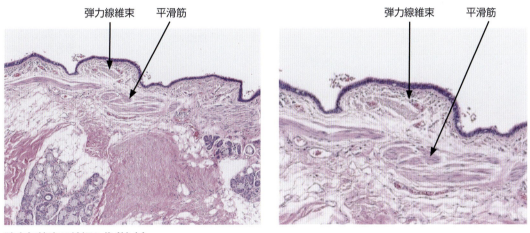

肺内気管支の輪切り像（拡大）

上皮直下に弾力線維束があり，それより少し深層に平滑筋が走行している．

付記）

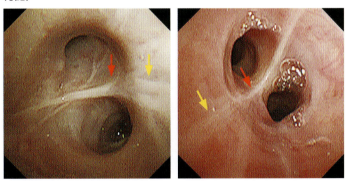

弾力線維束である縦走襞（→）を末梢に追うと，気管支分岐部の spur につながっており（→），気管支長軸方向の形態保持に関与している可能性が考えられる．

区域支の番号はBの右肩に記載し，例えばB^6のように記載する．亜区域支以降の気管支も上記の原則に沿って命名する．気管支内腔にて，気管支鏡所見のみで亜区域支より末梢気管支を命名する場合，どの区域支・亜区域支に近づくか・離れるかを考えて行う．しかし，気管支内腔から気管支の進む方向を正確に把握することが困難な場合では，最終的に正確な命名は，気管支鏡検査後にCT画像での気管支の走行方向・肺静脈による区域の同定が必要になる．

詳細な気管支の"枝読み"は，『気管支鏡"枝読み"術』(医学書院，2015)を参照してほしい．

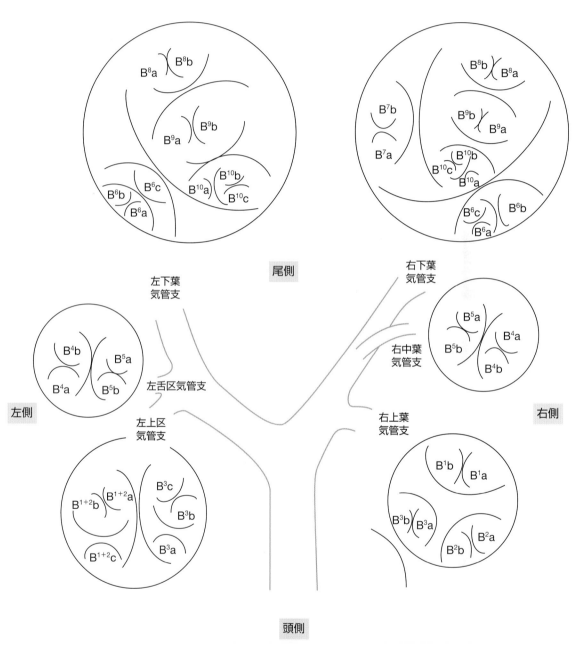

左右気管支の気管支分岐図
気管支の内腔観察は，健側を気管支名の番号に沿って観察していく．続いて患側の気管支内腔の観察に移る．亜区域支までの観察を行い，手前のspurを画面の辺縁に写すようにすると，検査後に見直すときオリエンテーションがつきやすい．

(栗本典昭，森田克彦：末梢病変を捉える気管支鏡"枝読み"術．p4, 医学書院，2015より)

3 気管支鏡所見のとり方 ―撮影のポイント

1 撮影したい対象病変がある場合

① なるべく病変の境界全体が入り，場所・大きさ・形態・境界・色調・周囲の正常上皮・既存構造の変化を観察・評価ができるような遠景像をまず撮影する．
② 少し病変に近づき，病変の境界・表面・血管の形状・血管の分布などの評価ができる中間像を撮影する．病変の表面・血管を評価するとき，白色光による観察・評価・撮影に加え narrow band imaging (NBI)による観察・評価・撮影を行う．
③ なるべく病変に近づき，1本の血管の形態変化(拡張・蛇行・口径不同)を評価できる近接像を撮影する．白色光による観察・評価・撮影に加え，NBIによる観察ではピントが合うギリギリまで近づき，評価・撮影を行う．

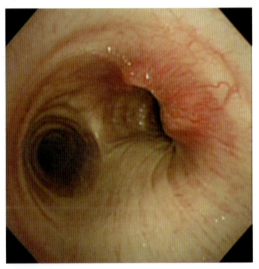
遠景像(白色光)

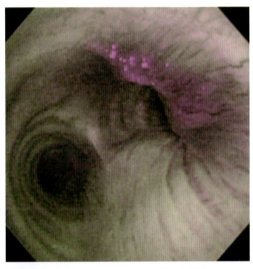
遠景像(autofluorescence imaging：AFI)

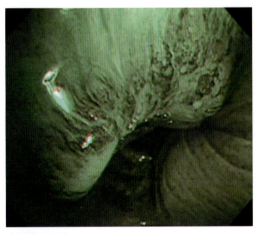
中間像(NBI)

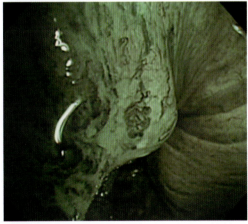
近接像(NBI)

④ 気管支鏡先端が気管支内腔に隙間なく楔入されているか，または病巣が B^6 などの背側に向かう場合で，病変の表面と気管支鏡先端の間に生理食塩液を貯めて撮影ができるようであれば，鉗子口入口部から 4～10 mL 弱程度の生理食塩液を注入し，白色光・NBI の撮影を行う．

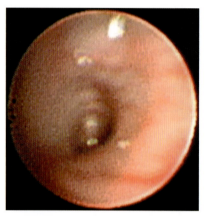

BF-XP260F で右 $B^6bii\alpha x$（Ⅵ次気管支）を空気下で白色光観察．

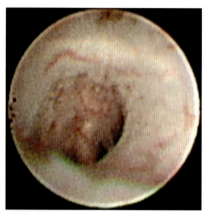

左図と同じ位置の気管支鏡先端から右 $B^6bii\alpha x$（Ⅵ次気管支）に生食注入し NBI 観察．少し末梢が近づいた画像になり，より明るく，ピントのあった画像を得ることができる．

2　撮影したい対象病変がない場合

① まず，鼻腔，咽頭，喉頭までを撮影する．声門を安静呼吸時と発声時に撮影する．気管は上部，中央部，気管分岐部手前で撮影する．
② 健側の気管支を先に観察し，気管支の番号順〔$B^{1(+2)}$ から B^{10} へ〕にそれぞれの亜区域支まで観察・評価・撮影する．
③ 気管支を撮影するとき，基本的にはその気管支の手前の気管支分岐部を撮影画面の端に入れるようにする．こうすることで，検査後に撮影した静止画を見直すときに，気管支のオリエンテーションをつけやすくなる．
④ 健側気管支の観察・評価・撮影の終了後，患側の気管支を観察・評価・撮影する．

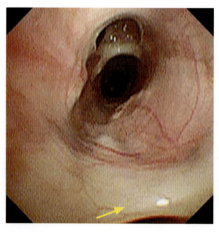

気管支分岐部を画面の端に入れておく（→）．こうすることで，検査後の静止画を見直すときに，気管支のオリエンテーションをつけやすくなる．

3 機器の設定(オリンパスの機器での個人的推奨)

① 白色光観察では構造強調をA3-5，測光を"オート"または"平均"にしている．ハレーションが多いとき，または末梢気管支での撮影では測光を"ピーク"に変えるようにしている．"ピーク"では若干暗い画像になるが，ハレーションが少なくなる．

② NBIでは，構造強調を最もコントラストが強いB8で観察・評価・撮影する．ビデオプロセッサーの構造強調において，NBIの構造強調の選択肢にB8をあらかじめ設定しておく．気管支鏡検査時，NBI使用時にビデオプロセッサーの前面の"構造"でB8を選択する(図では構造の3をB8に設定しており，モニター画面上でEh：B8の表記を確認する)．B8で観察すると，表面・血管の状態が最も詳細に評価できる．NBIを用いる症例では，画質のきれいな気管支鏡(BF-6C 260，オリンパスなど)を用いるようにすることも大切である．

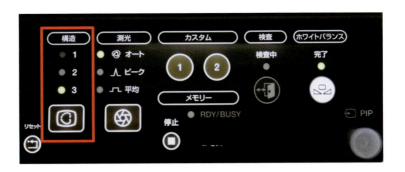

4 1枚の写真のどこが大切か，視線をどのように動かすか

① 観察・評価したい部分を，写真の中央部(図○)に撮影する．
② 観察すべき部位(○)にピントを合わせておくべきである．
③ 写真を見て内視鏡診断するときは，写真の端から中央に視点を動かし(→)評価すべきである．背景上皮から，病変の境界，中央部の観察すべき病変を診断していくためである．これは内視鏡診断における大切な流儀の1つと考えている．

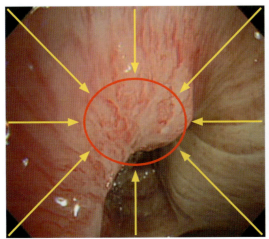
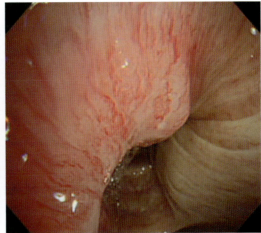

NBI（narrow band imaging）とは

　光は小型粒子に衝突すると，3次元的に拡散していく．光が生体組織に入ると，一部は表面で反射され，反射されない光は生体組織内に入る．生体組織内では，光は細胞核・細胞小器官などの間で散乱を繰り返し，光は組織の中でさまざまな方向に進んでいく．

　生体組織内を進む光の一部は血管に吸収される．血液内の色素蛋白質であるヘモグロビンは415 nmと540 nmの光を強く吸収するので，それ以外の光は反射され血液は赤く見えることになる．

　NBIシステムは，通常光をNBIフィルターに通すことで，415 nmと540 nmの2つのピークを有する狭帯域化された光に変えることができる．**415 nmと540 nmの2つの波長を用いることで，波長の短い415 nmは散乱しやすく浅い領域までしか伝播できず表層の毛細血管で吸収され，波長の長い540 nmは深く伝播し深層の太い血管で吸収される．**これによって表層（上皮下浅層）の血管を茶色に，深部（上皮下深層）の血管を緑色に認識することができる．

　また，NBIの光はヘモグロビンにより強く吸収され，狭帯化されたNBIのほとんどの光は跳ね返ってこない．一方，通常光の一部は血管を透過し，深部にある細胞核などにより散乱を受け跳ね返ってくるので，血管像の輪郭をぼかすことになる．NBIで光を狭帯域化することで血管の輪郭も強調し表示することができる．

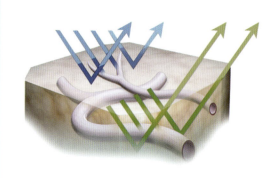

2つの波長光によるNBI（画像提供：オリンパス株式会社）

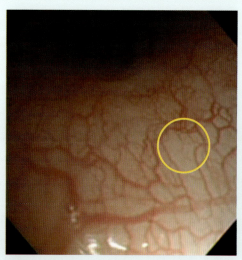

白色光

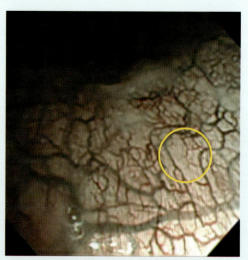

NBI

円内の血管は，白色光に比べNBIでは輪郭が強調され，褐色の血管として認識しやすくなっている．

II 編

中枢病変の
気管支鏡診断

1 気管支鏡所見の読影ステップ —10 steps method

内視鏡診断は，
- 病変の主座はどの層にあるのか
- 特徴は何か（病理組織所見につながる所見は何か）

を追求することである．すべての病変に対し，下記の10のステップに沿って病変の主座の位置と病変の特徴を抽出する．特に病変の境界，血管の所見が大切である．以下にそれぞれのステップについて説明していく．

● 気管支鏡所見の読影ステップ（10 steps method）

1. 病変の場所	6. 病変の色調
2. 背景上皮	7. 病変の表面
3. 病変の大きさ	8. 既存構造の変化
4. 病変の形態	9. 血管の変化―1本の血管形態の変化
5. 病変の境界	10. 血管の変化―複数本の血管形態の変化

1 病変の場所

鼻腔，咽頭，喉頭，気管，気管支において病変の主座がどこかを明らかにする．気管支鏡所見では病変の中心部が見えないことが多く，病変の口側端の位置・病変の観察できる最大部分の位置を病変の場所として把握する．肺外気管支（軟骨部・膜様部），肺内気管支，気管支名，気管支次数，分岐部または分岐部でないなどを把握する．たとえば，「relapsing polychondritis は，肺外気管支軟骨部の疾患であり膜様部には異常を認めない」などのように，軟骨部・膜様部・全周性等の発生部位からの疾患の推察は大変有用な場合がある．

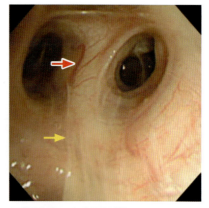

正常（上皮・上皮下組織）
上皮は透明であり，上皮下血管網（→）や縦走襞（→）を透見できる．

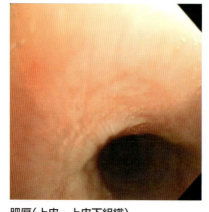

肥厚（上皮・上皮下組織）
上皮は不透明であり，上皮下血管網や縦走襞を透見できない．

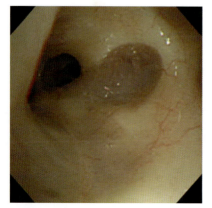

菲薄化（上皮・上皮下組織）
気管支軟骨の色調（白色調）とその境界が明瞭で，気管支軟骨による凹凸が目立つ．

2　背景上皮

　　正常上皮は透明であり，上皮下血管網や縦走襞を透見できるが，上皮・上皮下組織が肥厚すると上皮は不透明となり，上皮下血管網や縦走襞を透見できない（前頁図）．

3　病変の大きさ

　　気管支腔内の正確な物差しがない現時点では，病変の大きさを直接測定することは困難である．そのため既存構造または器具の大きさと比較することになる．

　　肺外気管支の軟骨部では病変の長軸方向の長さを，「いくつの軟骨輪にかかっているか」で表すことがある．例えば"3軟骨輪の長さ"などの表現を用いる．より厳密に表現するなら，"3軟骨輪＋1軟骨間の長さ"（3軟骨輪と次の軟骨にはかからず軟骨間にはかかっている）などとすべきであろう．EBUS-TBNA施行時のコンベックス型探触子による断層面における気管・気管支軟骨の幅は，気管では5mm前後，主気管支から中間幹では3mm前後のことが多く，参考にする場合がある．

　　また，生検鉗子を病変の近傍に誘導し，生検鉗子と大きさを比較して計測することがある．太径のガイドシースに入る生検鉗子（FB-231D）では，生検鉗子の直径は約2mm，開いた生検鉗子の先端の間は6mmである．

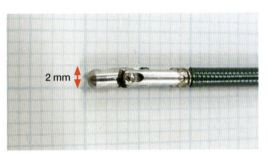

生検鉗子の径は約2mm

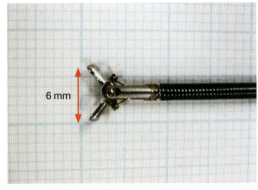

開いた生検鉗子の先端の間は6mm

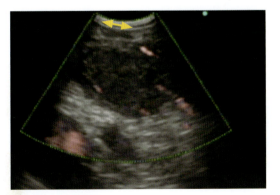

気管軟骨の長軸幅
本例では5.5mm．

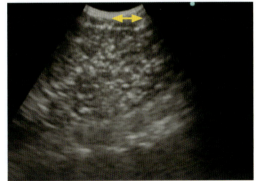

右主気管支における軟骨の長軸幅
本例では3.1mm．

II編　中枢病変の気管支鏡診断

4　病変の形態

病変の形態により隆起性，平坦性，陥凹性に分類する．

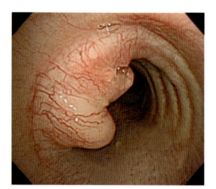 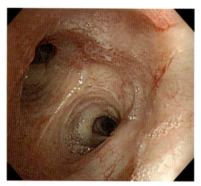 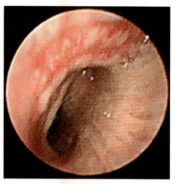

隆起性
病変周囲の上皮から病変の頂部までの高さが2mm以上である病変を隆起性と呼ぶようにしている．気管支内腔で高さを正確に測ることは困難であるが，生検鉗子の直径がほぼ2mmであり，気管支内腔で比較するようにしている．

平坦性
病変周囲の上皮から病変の頂部までの高さが2mmより低い病変を平坦性と呼ぶようにしている．やはり，気管支内腔で高さを正確に測ることは困難であり，気管支内腔で比較する．

陥凹性
病変周囲の上皮の高さより低い病変を陥凹性と呼ぶようにしている．本例では発赤部が残存上皮より低くなっており，陥凹性と判断した．

5　病変の境界

写真の端から中央に視点を動かし，背景上皮の観察に続き，病変の境界を診断していく．病変と辺縁上皮の間に形態の違いがあり，病変の境界に線(demarcation line)を引くことができる場合，境界明瞭と診断する．病変と辺縁上皮の間に形態の違いがなく，病変の境界に線を引くことができない場合，境界不明瞭とする．

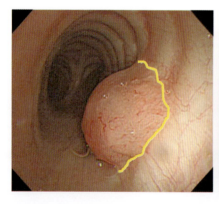 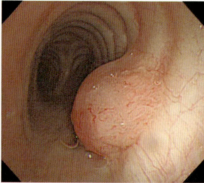

病変の境界明瞭（demarcation lineあり）
病変と辺縁の上皮の間に形態の違いがあり，病変の境界に明らかに線(demarcation line)を引くことができる(——)．上皮に病変があることを示し，上皮型病変と呼んでいる．

1 気管支鏡所見の読影ステップ—10 steps method

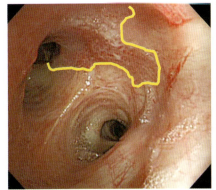 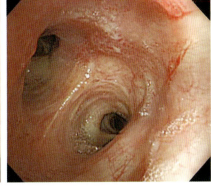

病変の境界明瞭（demarcation line あり）
病変と辺縁の上皮の間に形態の違いがあり，病変の境界に明らかに線(demarcation line)を引くことができる(━)．上皮に病変があることを示している．

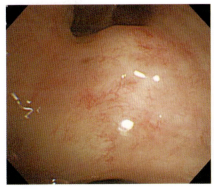 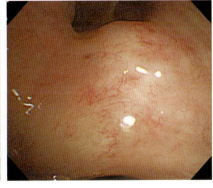

病変の境界不明瞭（demarcation line なし）
病変と辺縁の上皮の間に形態の違いがなく，病変の境界に線を引くことができない．上皮に病変がないことを示し，上皮下型病変と呼んでいる．

病変の色調

病変の色調を以下のように表現する．

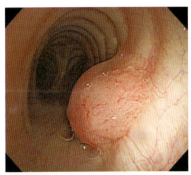 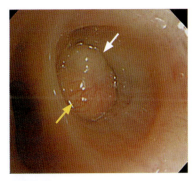 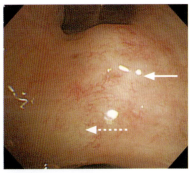

発赤(調)
病変周囲の上皮・上皮下の色調に比べ赤い場合，発赤(調)と表現している．

白色(調)
病変周囲の上皮・上皮下の色調を基調にして白い場合，白色(調)と表現している(⇨)．

黄色(調)
病変周囲の上皮・上皮下の色調を基調にして黄色い場合，黄色(調)と表現している(→)．

退色(褪色)，白色(調)
『広辞苑(第7版)』によると，退色(褪色)の語意は色の褪(さ)めること，褪めた色のこと，褪めるは，色がうすれて変わることと記載されている．また，調の語意は，"おもむき"と記載されている．
退色(褪色)は，病変内部の色調を上皮側から気管支鏡で観察したときに，周囲上皮の色調がかすかに残った状態で薄れているが，白色というほどではない色ということになると考えられる(⇨)．
白色調(⇨)は白色のおもむきがある色であり，褪色より白色に近い色を表しているように，われわれは考えている．

II編　中枢病変の気管支鏡診断

7　病変の表面

　滑沢とは，滑らかでつやがあることである．病変の表面が滑らかでつやがある場合は「滑沢あり」，病変の表面に不整がある，またはつやがない場合は「滑沢なし」と表現している．「滑沢あり」は上皮に変化が生じておらず，正常な上皮が温存され病変を覆っていることを示している．

　なお本書では，上皮自体に病変が生じたり変化が及んでいる病変を「上皮型」，正常上皮を被っている病変を「上皮下型」と呼ぶことにする．

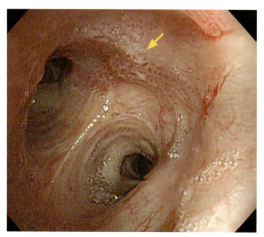

滑沢なし
病変の表面に不整がある．上皮に変化が生じていることを示している．

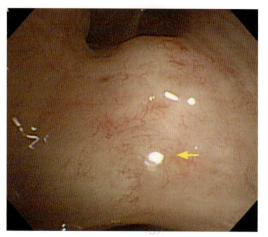

滑沢あり
病変の表面が滑らかで，つやがある．

8　既存構造の変化

　既存の縦走襞，輪状襞，軟骨による凹凸などの変化を観察する．

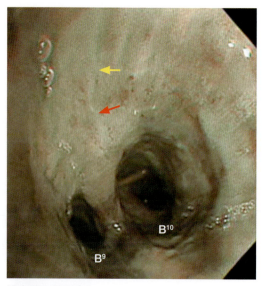

縦走襞の不明瞭化
病変の辺縁部では，薄い病変の下層にある縦走襞を観察できていた（→）．病変の中央部では，病変が厚くなり（→）縦走襞が不明瞭化している．

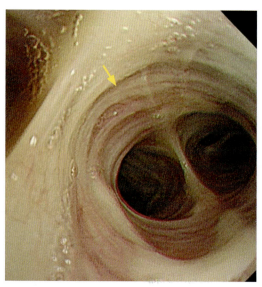

輪状襞
気管支壁の短軸方向に走行する輪状襞（→）を明瞭に認める．

20

9 血管の変化—1本の血管形態の変化

　上皮下組織浅層毛細血管網，上皮下組織深層血管の1本ずつの変化（拡張・蛇行・口径不同など）を評価する．走行する1本の血管の径が大きく変化する場合，口径不同ありと診断している．

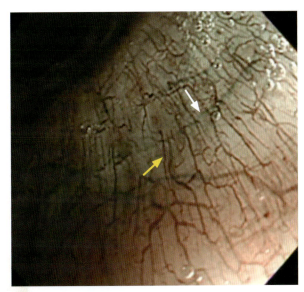

NBIによる上皮下血管

「口径不同」とは，1本の血管を追い，その径が細くなったり太くなったりすることである．

　気管軟骨部でNBI（構造強調はB8）を用いて血管を観察している．NBIはヘモグロビンに吸収される2種類の波長光（415 nmと540 nm）を用い，波長の短い415 nmは表層の毛細血管の観察に，波長の長い540 nmは深層の太い血管の観察に適している．表層の血管は茶色に，深部の血管は緑色に見える．

　上図において，長軸方向に樹枝状に走行する血管は褐色調を呈している（→）ので，上皮下組織の浅層にあると推測された．気管軟骨部の軟骨に沿う方向に走行する血管は，上皮下組織浅層の褐色調樹枝状血管より深層にあり，青緑色を呈する（⇨）ため上皮下組織深層にあると推測した．拡張なし・蛇行なし・口径不同なしであり，それぞれの血管には異常を認めていない．

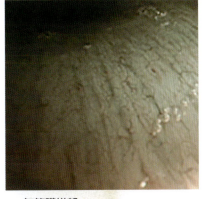

a. 気管膜様部

b. 気管膜様部から軟骨部への移行部

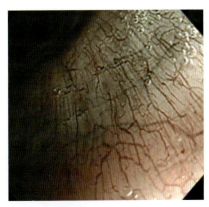

c. 気管軟骨部

a：膜様部の長軸方向に樹枝状に走行する血管は，褐色調を呈していることから上皮下組織浅層にあると推測された．褐色調樹枝状血管より深層の縦走襞間の溝に沿って，青緑色を呈する血管があり，青緑色のため上皮下組織深層にあると推測した．拡張なし・蛇行なし・口径不同なしであり，それぞれの血管には異常を認めていない．

b：気管膜様部から軟骨部への移行部領域では，膜様部の血管網から軟骨部の血管網に移行していた．

c：長軸方向に樹枝状に走行する血管は褐色調を呈し，上皮下組織浅層にあると推測された．気管軟骨部の軟骨に沿う方向に走行する血管は，青緑色を呈するため上皮下組織深層にあると推測した．拡張なし・蛇行なし・口径不同なしであり，それぞれの血管には異常を認めていない．

II編　中枢病変の気管支鏡診断

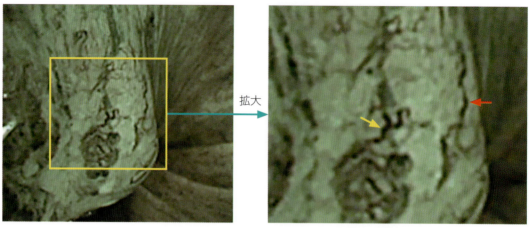

NBIで，拡張あり・蛇行あり（→）・走行する1本の血管の径が大きく変化しており口径不同あり（→）と判断し，悪性を疑わせる所見である．

10　血管の変化―複数本の血管形態の変化

複数本の血管の形状（均一・不均一）・分布（均一・不均一）を評価する．

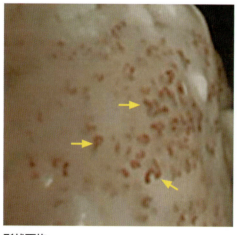

形状不均一
それぞれの血管（本例では点状血管）の形が不均一．

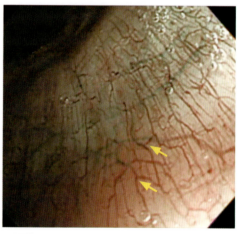

形状均一
それぞれの血管（本例では上皮下組織浅層の血管網）の形が均一．

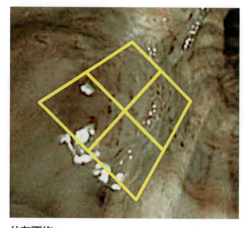

分布不均一
対象病変の領域を4等分して，それぞれの領域にある血管の数が不均一である．

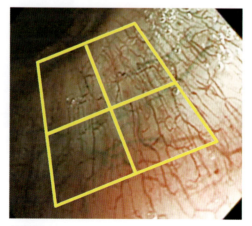

分布均一
対象領域を4等分して，それぞれの領域にある血管の数が均一である．

付記：特殊な血管所見

NBIで鮮明に見える血流パターンについて説明する．

1）点状血管，赤色点，IPCL（intra-epithelial papillary capillary loops）

Case1

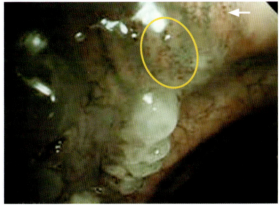
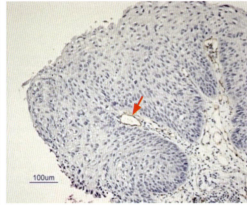

NBI　　　　　　　　　　　　　　病理組織所見

気管軟骨部に平坦性病変あり，白色調の小隆起の近傍に，NBIで多発する褐色の点状血管（〇内）を認める．病変の辺縁の点状血管（⇨）に比べ拡張あり・蛇行あり・口径不同不明瞭，形状不均一・分布不均一であり，上皮内癌を疑う所見である．生検組織では，上皮下組織の方向に腫瘍上皮が乳頭状に突出している所見があり，その乳頭状突出の間の上皮下組織内で血管が上皮側に上ってきており（➡），その先端が点状血管として見えていると考えられた．食道疾患で観察されるIPCL（intra-epithelial papillary capillary loop）と同様の形態をしていると考え，この名称を用いた[1]．

Case2

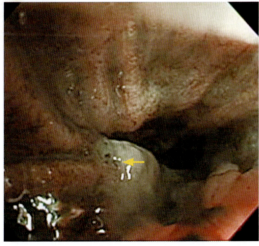
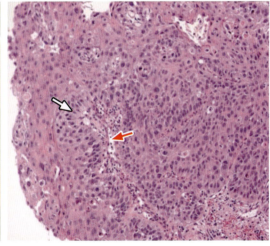

NBI　　　　　　　　　　　　　　病理組織所見

左上区気管支，B^{1+2}c入口部を全周性に狭窄する平坦性病変を認める．白色調の小隆起の辺縁に，NBIで多発する褐色の点状血管（➡）を認め，拡張あり・蛇行なし・口径不同不明瞭，形状不均一・分布不均一であり，上皮内癌を疑う所見である．生検組織では，上皮下組織に腫瘍組織が浸潤している所見（⇨）があり，その浸潤腫瘍内に直径20μmの血管（➡）が上皮側に上ってきており，その先端が点状血管として見えていたと推測した．

1）井上晴洋，加賀まこと，南ひとみ，他：NBI画像による咽頭・食道扁平上皮領域における内視鏡的異型度診断および内視鏡的深達度診断—IPCLパターン分類．日消誌 104：774-781，2007

Case3

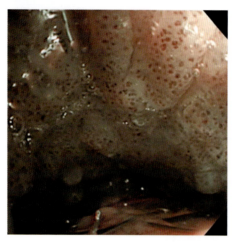

NBI
金属ステント留置部の軟骨部を中心に肉芽を思われる隆起性病変が生じた．NBI で多発する褐色の点状血管があり，拡張あり・蛇行なし・口径不同不明瞭・形状均一・分布均一で良性の所見であった．

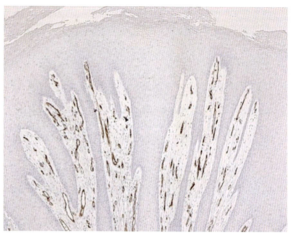

病理組織所見
生検組織の病理組織診断は，pseudo-epithelial hyperplasia であった．肥厚した上皮の下にグローブ状の上皮下組織の突出があり，その中を血管が上皮の方向に上ってきていた．

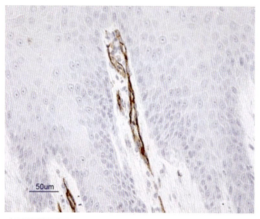

病理組織所見
上皮下組織を上ってきた血管はループを形成していた．そのループを縦断した病理組織像を見ると，その血管の先端は糸玉状ではなくヘアピン状であり，その頂点が見えていると推測した．

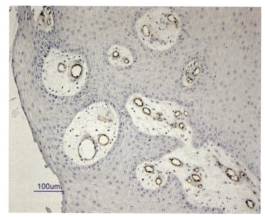

病理組織所見
ループ状血管を横断した組織像では，血管径は約 25 μm ほどで，径も比較的均一で，凹凸のないきれいな丸い血管が見られ，良性の所見と考えた．

◆ 点状血管，赤色点，IPCL の鑑別

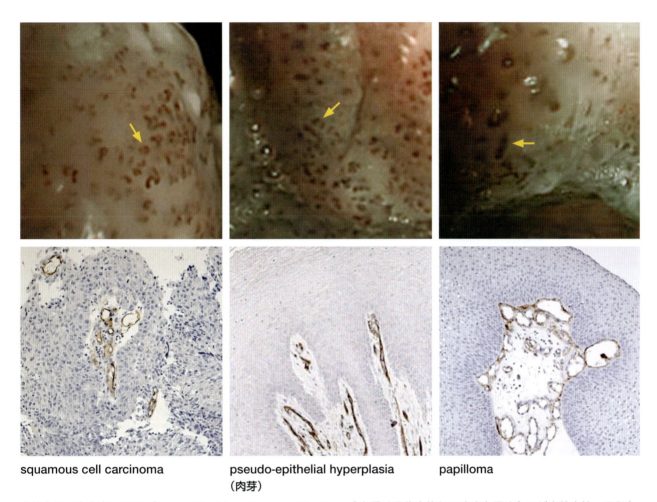

squamous cell carcinoma　　pseudo-epithelial hyperplasia　　papilloma
　　　　　　　　　　　　　　　（肉芽）

点状血管，赤色点，IPCL（intra-epithelial papillary capillary loops）を呈する代表的な3病変を示す（→が点状血管，IPCL）．NBI による点状血管，IPCL の鑑別の仕方を述べる．まず褐色の点状血管（IPCL）1本ずつを評価し，拡張・蛇行・口径不同の有無を観察する．pseudo-epithelial hyperplasia（肉芽），papilloma などの良性疾患では，拡張はあるものの蛇行は少なく，口径不同も認めないことが多い．悪性である squamous cell carcinoma では，拡張あり，蛇行あり，口径不同も認めることが多く，特に口径不同は悪性で目立つ所見である．続いて，複数の点状血管（IPCL）を観察し，形状均一・不均一，分布均一・不均一を評価する．pseudo-epithelial hyperplasia（肉芽），papilloma などの良性疾患では，形状均一，分布均一であるが，squamous cell carcinoma では形状不均一，分布不均一であり，経験した症例では鑑別に有用であった．

◆ 点状血管，赤色点，IPCLを呈する病変の鑑別点

　点状血管，赤色点，IPCLを呈する病変には，炎症，metaplasia，dysplasia，squamous cell carcinoma *in situ*，上皮下浸潤癌などがある．癌ではない炎症，metaplasia，dysplasiaでは，拡張があり，血管の蛇行もあるものの口径不同なく，形状不均一も認められない．上皮内癌(扁平上皮癌)になると，悪性の所見である"病変の境界が明瞭"になり，血管の口径不同，形状不均一，分布不均一の傾向をかろうじて認めるようになる．上皮下浸潤(扁平上皮癌)になると血管の拡張蛇行が明瞭になり，さらに口径不同，形状不均一，分布不均一が目立つようになる．

NBI　　　　　NBI併用
　　　　　　 超・拡大気管支鏡

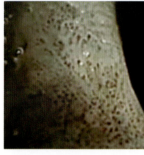

正常
ICPLを認めない

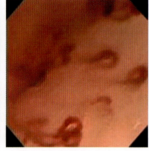

ICPL(＋)：病変の境界が不明瞭

炎症, metaplasia, dysplasia
- ICPLの延長
- 規則正しい配列
- 拡張(＋)
- 蛇行(±)
- 口径不同(－)
- 形状不均一(－)
- 分布不均一(－)

ICPL(＋)：病変の境界が明瞭

carcinoma *in situ*
- 拡張(＋)
- 蛇行(＋)
- 口径不同(±)
- 形状不均一(＋)
- 分布不均一(＋)

invasion to subepithelial tissue
- 拡張(＋)
- 蛇行(＋)
- 口径不同(＋)
- 形状不均一(＋)
- 分布不均一(＋)

2) モザイク状血管(mosaic pattern)

モザイク状血管は特徴的な形態をしており，代表例で説明する．

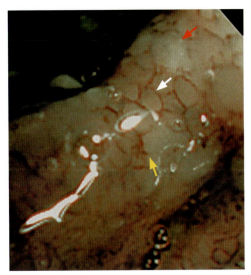
NBI

本例では，左 B^6a ＋ B^6c と B^6b の分岐部を中心に，NBI でモザイク状血管(⇨)を認めた．モザイク状血管の 1 本ずつの観察では，拡張あり，蛇行なし，血管は直線状ではなく，縮れながら走行している．また，血管径が急速に細くなる部位があり口径不同あり(→)と判断した．モザイクの線を血管が構成し，その内側は血管を認めていない．モザイクの内側は腫瘍が上皮から上皮下へ突出して増殖しているために血管を認めないと推測した．また，1 つのモザイクの小片が突出(→)し白色調になっている部位があり，腫瘍組織が内腔側に突出していると考えた．

婦人科のコルポスコピーでも同様のモザイクパターンの血管構築がある．モザイクの小片の 1 つがバスケット状に上皮下組織方向に突出しその辺縁を血管が走行しており，その血管がモザイクパターンを形成している[2]．

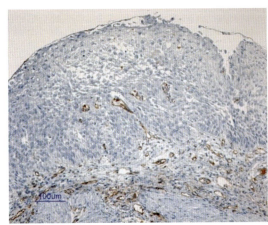
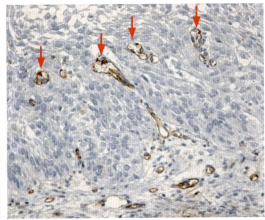

CD34 免疫染色

病理組織診断で squamous cell carcinoma と診断された．CD34 免疫染色では約 15 μm の血管が横に並ぶように認められ(→)，モザイクの縁を走行している血管を見ている可能性を疑った．

---

2) 奥田博之：カラーグラフ　微細血管構築とコルポスコピー・1　正常扁平上皮域・子宮腟部円柱上皮域．臨床婦人科産科 49：379-381，1995

3) 斑状血管（spotted pattern）

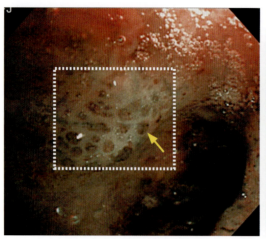 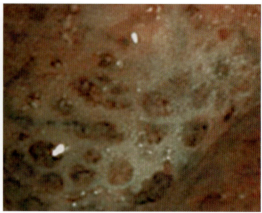

NBI（右は点線部分の拡大図）

　右上葉気管支の腹側に隆起性病変があり，NBI である程度の大きさをもった丸い褐色調の斑状血管（→）を認めた．個々の斑状血管の中には褐色の濃いところと薄いところがあり，細い血管の集合体に見えた．

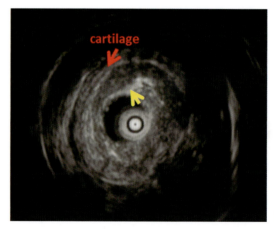

EBUS

　バルーンを装着したラジアルプローブでこの隆起性病変を走査し，EBUS 画像を得た．EBUS で描出された隆起性病変は，→の部分に一致する．→で指した内腔寄りから高エコー層（第3層），低エコー層（第4層），高エコー層（第5層）のうち，第3層と第4層を合わせたものが気管支軟骨であり，病巣は軟骨を超えて外膜までの浸潤があると診断した（⇒ p37 参照）．

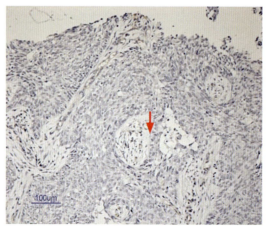

CD34 免疫染色

病理組織診断で squamous cell carcinoma と診断された．CD34 免疫染色では約 10 μm ほどの血管が寄り集まって毛糸を巻いた玉状になっていた（➡）．NBI で，個々の斑状血管の中に褐色の濃いところと薄いところが認められ，細い血管の巻きつき方が不均一であることを推測した．

4）横走血管（transversely running pattern）

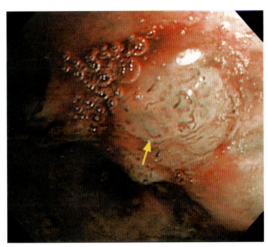

NBI

右上葉気管支の入口部に隆起性病変を認めた．NBI では，<u>隆起部の上皮下に屈曲蛇行し横に伸びた血管（横走血管，➡）が散見される．</u>

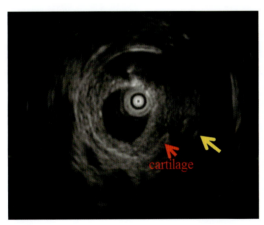

EBUS　　　　　　　　　　　CD34 免疫染色

バルーンを装着したラジアルプローブでこの隆起性病変を走査し EBUS 画像を得た．➡で指した内腔寄りから高エコー層（第 3 層），低エコー層（第 4 層），高エコー層（第 5 層）のうち，第 3 層と第 4 層を合わせたものが気管支軟骨であり，第 5 層は軟骨外側縁である．EBUS において病巣は軟骨と外膜を越えて浸潤しており，壁外浸潤（➡）していると診断した．

病理組織診断では squamous cell carcinoma と診断された．CD34 免疫染色では上皮下に約 40 μm 径の，ばらつきのある血管（➡）が増生していた．上皮内癌の IPCL（10 μm 程度）に比較すると，本例の血管は拡張していた．

5）無血管野（avascular area：AVA）

食道癌の内視鏡診断における有馬ら[3]が提唱した無血管野（avascular area：AVA）は，病巣内での腫瘍塊の圧排による血管がないか疎な領域のことである．食道学会分類[4]では，TypeB 血管（拡張・蛇行・口径不同・形状不均一をすべて認める血管）に囲まれた無血管，もしくは血管が疎な領域と定義されている．その大きさから AVA-small（0.5 mm 未満），AVA-middle（0.5 mm 以上 3 mm 未満），AVA-large（3 mm 以上）に分けられ，それぞれが推定深達度 EP/LPM，MM/SM1，SM2 に対応するとされている．

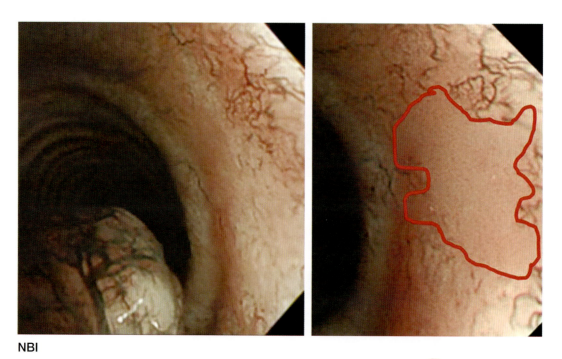

NBI

気管膜様部に上皮下隆起性病変があり，その周辺の軟骨部に上皮下浸潤している．気管軟骨部右側の浸潤部では，その一部の領域に NBI で血管がほとんど見えない"無血管野（AVA）"（——で囲まれた領域）を認めた．

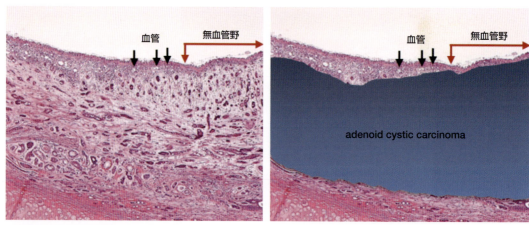

手術標本病理組織所見

---

3) Arima M, Tada M, Arima H：Evaluation of microvascular patterns of superficial esophageal cancers by magnifying endoscopy. Esophagus 2(4)：191-197, 2005
4) Oyama T, Inoue H, Arima M, et al：Prediction of the invasion depth of superficial squamous cell carcinoma based on microvessel morphology：magnifying endoscopic classification of the Japan Esophageal Society. Esophagus 14(2)：105-112, 2017

気管膜様部を主体とする上皮下型隆起性病変は adenoid cystic carcinoma であり，周辺に上皮下浸潤を認めた．上皮下浸潤した気管右側の軟骨部では，上皮下組織の広範囲を腫瘍が置換していた（右図の青色領域）．上記の NBI による無血管野の領域では，腫瘍が上皮基底膜の直下ぎりぎりまで浸潤しており，血管は存在していなかった．無血管野になっていない領域では上皮直下に上皮下組織が存在し，その上皮下組織に存在する血管を観察できたものと推測した．つまり，無血管野は腫瘍等が上皮基底膜の直下まで浸潤していることを推測させる所見と考えられる．

① NBI による気道悪性病変の微細血管の形態分類

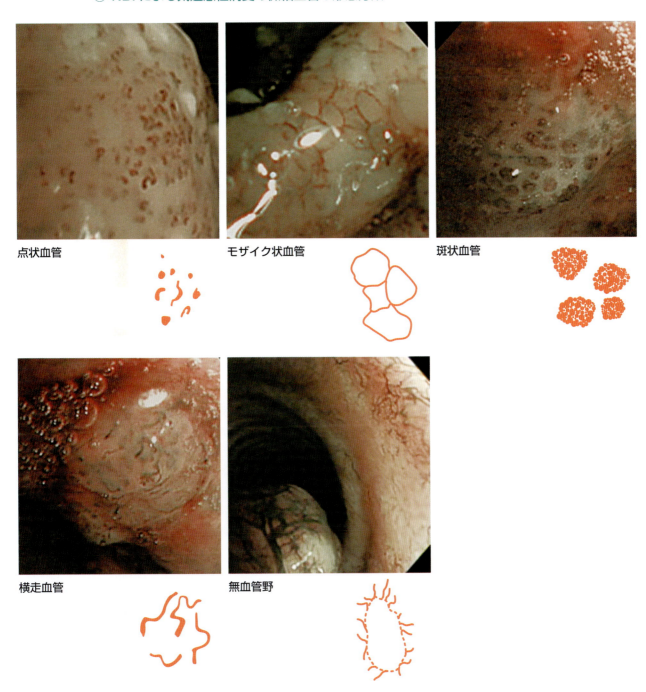

NBI で観察できる悪性を示唆する微細血管形態パターンには，上図のような，① 点状血管・IPCL，② モザイク状血管，③ 斑状血管，④ 横走血管，⑤ 無血管野，などがある．血管パターンは病変そのものを見ているのではなく，病変から影響を受けた血管を見ていることを再確認すべきである．

現在までの経験症例からは，

① 点状血管・IPCL は carcinoma *in situ* から上皮下浅層浸潤

② モザイク状血管は点状血管・IPCL より深い上皮下浸潤

③ 斑状血管は軟骨外・外膜浸潤

④ 横走血管は壁外浸潤

⑤ 無血管野は腫瘍が上皮基底膜直下に深層から浸潤

などの可能性が疑われる．

今後，それぞれパターンの深達度は，より多くの症例を積み重ね解析していく必要がある．

② 上皮型・上皮下型病変の一覧

病変の内視鏡所見を評価するとき，存在の主座と上皮の温存などから上皮型・上皮下型に分けて考えることが必要である．経験することが比較的多い病変を下記のように分類した．総論的には下記のように考えるが，各症例で上皮型（**表1**），上皮下型（**表2**）は若干の違いが生じる可能性はあると考える．

表1　上皮型病変

悪性	良性
squamous cell carcinoma （carcinoma *in situ* を含む）	granuloma metaplasia **dysplasia** **papilloma**

表2　上皮下型病変

区分	悪性	良性
lung, bronchus	**adenocarcinoma** **large cell carcinoma**	
neuroendocrine tumor	**small cell carcinoma** large cell neuroendocrine carcinoma **carcinoid**	
mesenchymal tumor		hamartoma
fibrous tissue		fibroma
adipose tissue	liposarcoma	**lipoma**
muscle	leiomyosarcoma	leiomyoma
gland	**adenoid cystic carcinoma** mucoepidermoid carcinoma malignant mixed tumor acinar cell carcinoma	**pleomorphic adenoma** oncocytoma mucinous gland adenoma
neuron		schwannoma **granular cell tumor**
vessel	Kaposi's sarcoma angiosarcoma	**capillary hemangioma** Glomus tumor
その他	**malignant lymphoma** melanoma undifferentiated pleomorphic sarcoma metastatic tumor	tuberculosis aspergillosis cryptococcosis amyloidosis granulomatosis with polyangiitis ulcerative colitis Crohn's disease **osteochondroplastica** relapsing polychondritis

以上の疾患名は代表的なものであり，記載されていない疾患があることを御容赦いただきたい．この本に収載されている症例を太字にしている．

1 気管支鏡所見の読影ステップ—10 steps method

気管支鏡所見の読影ステップ〔10 steps method〕まとめ

読影ステップ	所見
1. 病変の場所	• 肺外気管支・肺内気管支 • 肺外気管支軟骨部・膜様部 • 気管分岐部・気管支分岐部 • 気管支名，気管支次数
2. 背景上皮（上皮下組織）	• 正常 • 肥厚 • 菲薄化（萎縮）
3. 病変の大きさ	• 閉塞，狭窄の程度 • 気管支短軸方向の幅（気管・気管支全周の何分の1，生検鉗子を開いたものの何倍） • 気管支長軸方向の長さ
4. 病変の形態	• 隆起性：高さが生検鉗子の径（2 mm）以上 • 平坦性：高さが生検鉗子の径（2 mm）未満 • 陥凹性：周囲上皮から陥凹している（私案）
5. 病変の境界	• 明瞭：demarcation line（病変の見える範囲の境界）を追うことができる. • 不明瞭：demarcation line を追うことができない
6. 病変の色調	• 正常 • 発赤 • 退色（周囲の色が残った状態で褪せてきている） • 白色調変化 等
7. 病変の表面	• 滑沢あり・滑沢なし • 透明・不透明 • 凹凸なし・凹凸不整 • 病変の露出なし・病変の露出あり
8. 既存構造の変化	• 縦走襞，輪状襞：温存，不明瞭化，途絶，肥厚，押し上げ，圧縮強調 • 軟骨：明瞭・不明瞭化，押し上げ 等
9. 血管の変化 （1本の血管形態の変化）	• 拡張：血管径が正常より太い • 蛇行：血管が予定の走行から逸脱している □ 口径不同：1本の血管を追跡し，その血管径が変化し，太くなるか細くなっている
10. 血管の変化 （複数本の血管形態の変化）	• 形状不均一：複数本の血管の形状を比較し，それらの血管の形状が異なる • 分布不均一：病変部を4分割し，血管の存在部位を4分割領域で比較し，血管の分布が異なる
付記：特殊な血管所見	• 点状血管，赤色点，IPCL (intra-epithelial papillary capillary loops) • モザイク状血管 • 斑状血管 • 横走血管 • 無血管野（AVA）

バルーンを用いた EBUS による深達度診断

　気管支軟骨より浅い深達度である扁平上皮癌は photodynamic therapy（PDT）で完治が望める．また，他の気管支病変においても深達度診断は診断・治療をするときに多くの情報をもたらす．
　現在，最も詳細に深達度の検討が可能な機器の1つに，20 MHz などの高周波のラジアルプローブによる気管支腔内超音波断層法が挙げられる．本法の準備，手技，評価方法について述べる．

1　ラジアルプローブをバルーンシースに装着

　使用するラジアルプローブ（UM-BS20-26R, オリンパス）を，バルーンシースコネクター（MAJ-667, オリンパス）に通し，続いてバルーンシース（MAJ-643R, オリンパス）に挿入する．バルーンシース先端のバルーンは先が O-ring で開いているが，プローブ先端のプラスチックが O-ring にはまるように接していると空気の出入りはほとんどない．プローブに被せたバルーンシースの口側端にある口金を，バルーンコネクターに入れた状態で，バルーンシースコネクターのネジを締めプローブに固定する．

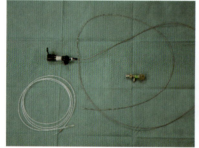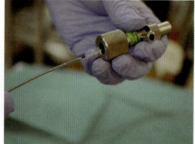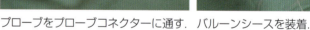

準備する物品．　　　　プローブをプローブコネクターに通す．　バルーンシースを装着．

2　バルーンシース内に生理食塩液を充填

　三方活栓付の延長チューブに生理食塩液を満たし，それをプローブコネクターにつなぐ．三方活栓に 20 mL シリンジ（15 mL の生理食塩液を入れておく）をつなぎ，三方活栓を開きシリンジを引けるところまで引き，シースとプローブの間の空気をシリンジ内に引き三方活栓で止める（20 mL のシリンジに 15 mL のみの生理食塩液を入れた理由は，シリンジを引く余裕を確保するためである）．1回目のシリンジ内の空気を抜いた後，もう2回程度同様の操作を行いシースとプローブの間の空気をシリンジ内に引き込み三方活栓で止める．その後，シースとプローブの間の陰圧に負けないようにシリンジの内筒の取っ手を固定した状態で三方活栓を開き，ゆっくり内筒の取っ手を緩めていき，生理食塩液をシースとプローブの間に満たしていく．さらにシリンジの生理食塩液をシースとプローブの間に注入すると，バルーン内には最初は空気が上がっていくが，続いて生理食塩液が入っていく．バルーン先端をプローブ先端から浮かせて空気・生理食塩液をバルーン外に排出する．バルーン内から空気を抜いた状態でバルーン先端の O-ring をプローブ先端のプラスチックの溝にはめ生理食塩液の出入りを確認しておく．

2 バルーンを用いた EBUS による深達度診断

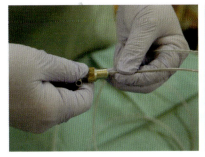
バルーンシースの口金をコネクターの中に入れ固定.

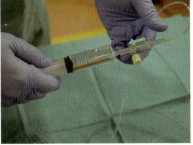
バルーンシース内の空気を引く.

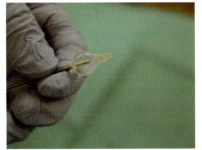
バルーン内に生理食塩液を充填できている状態.

3 バルーン内での探触子の位置の調整

　三方活栓付の延長チューブから生理食塩液を注入すると，バルーンシース先端のバルーン内にプローブ(探触子)が先端方向に若干移動することが多い．バルーンは先端寄りが細く手前のほうが太く膨らむため，その中央より少し手前の太く膨らんだ位置で探触子が走査できるように，コネクターのネジを緩めプローブをバルーン内で手前に引き(→)，探触子の位置をバルーンの太い位置(バルーン中央部より若干手前の位置)に調整し固定する．

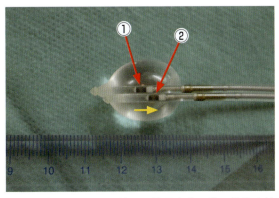
プローブを引いて，探触子の位置を①→②へ移動させる(プローブを2重に示している融合画像であり，1本のプローブの動きを表している).

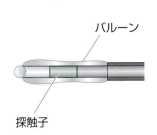
バルーン
探触子

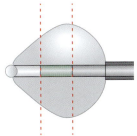
生食注入にてバルーンを膨らませるとバルーンの最大径の位置とプローブの探触子の位置がずれる.

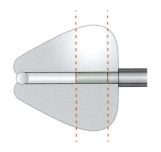
プローブを少し引き，バルーンの最大径の位置と探触子の位置が一致するようにする.

4　超音波観測装置の確認事項

　内視鏡所見を評価した後，バルーンシースを装着したプローブを鉗子口から病変の位置に誘導する．EBUS 画像が inverse（右図の）であり，gain/contrast が通常の数値であることを確認する．

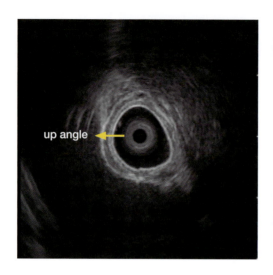
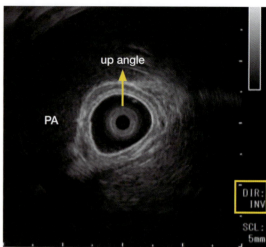

5　EBUS 画像の正しい角度への回転

　EBUS 画像を内視鏡画像の角度と一致させるように，EBUS 画像を回転する必要がある．解剖学的に，① B^6 の少し末梢で 6 時方向にある V^6，② 左主気管支の 6 時方向にある食道，③ 左主気管支中央部で 2〜3 時方向にある左房・7 時方向にある大動脈・11 時方向にある肺動脈（上右図の PA）などをランドマークにする．または，気管支鏡の up/down angle レバーを動かし，EBUS 画像でバルーン内のプローブの移動方向と内視鏡画面でのプローブの移動方向を一致させるように EBUS 画像を回転させる．左図で，たとえば up angle をかけると 9 時方向にプローブが動く場合に EBUS 画像全体を時計方向に 90°回転すると，上右図のように up angle をかけるとプローブが 12 時方向に移動し，内視鏡画像と方向が一致した EBUS 画像になる．

6　超音波を気管支壁に直角に入れる

　探触子から出た超音波が気管支壁に直角に入ると，組織移行部での反射が強いため，きれいな層構造を得ることができる．超音波が病変部またその近傍の気管支壁に直角に入っている部位では，バルーン・上皮（20 MHz ではバルーンと上皮が一体化している）での超音波の反射を示す第 1 層（境界エコー）が厚く，輝度のより高いエコー層（⇒の間の➡が輝度の高い第 1 層）になっている．正しい深達度診断をするためには超音波が直角に入るように，気管支鏡の up/down angle もしくは気管支鏡自体の回転を用いて，プローブがバルーンの中心に位置するようにしたうえで第 1 層が高輝度になるように調節するべきである．

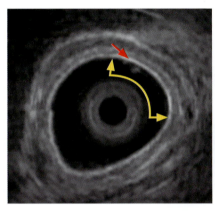 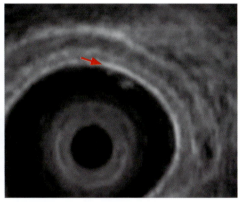

7　20 MHz 細径超音波プローブによる気管支壁層構造解析

　肺外気管支軟骨部と肺内気管支では以下の 5 層構造を呈する．内腔側から第 1 層（高エコー層，バルーン内生理食塩液とバルーン・上皮との境界に生じる境界エコーである．バルーン・上皮からごく一部の上皮下組織に伸びる高エコー層），第 2 層（低エコー層，第 1 層が覆い隠した以外の上皮下組織），第 3 層（高エコー層，軟骨内腔側の境界に生じる境界エコー），第 4 層（低エコー層，第 3 層が覆い隠した以外の気管支軟骨），第 5 層（高エコー層，軟骨外側の境界に生じる境界エコーであり外膜を覆い隠す）を呈する．気管では外膜の外側に疎な結合組織（第 6 層，低エコー層），さらに外側に collagen fiber が集まった膜（第 7 層，高エコー層）がある．

　肺外気管支膜様部は以下の 3 層構造を呈する．内腔側から第 1 層（高エコー層，バルーン内生理食塩液とバルーン・上皮との境界に生じる境界エコー），第 2 層（低エコー層，平滑筋），第 3 層（高エコー層，外膜で生じる境界エコー）を呈する．

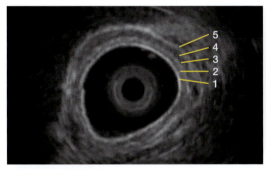 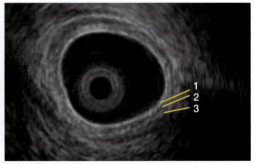

肺外気管支軟骨部　　　　　　　　　　　肺外気管支膜様部

1）気管支壁深達度診断の1例

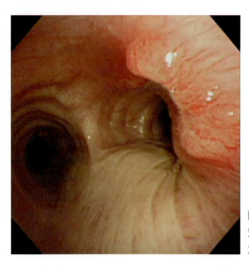

白色光
気管右壁に上皮下型隆起性病変あり．横走血管等の軟骨外浸潤を疑う所見を認める．

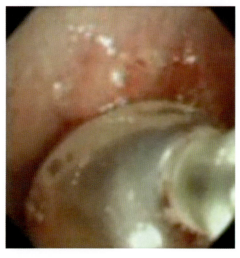

バルーンを装着した細径超音波プローブを鉗子口から気管支内に誘導する．バルーンを生理食塩液で膨らませ，バルーンを病変に接するように誘導し，EBUS画像を描出する．

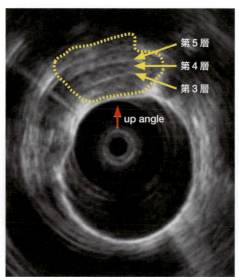

EBUS
バルーンを生理食塩液で膨らませ，バルーンを病変に接するように誘導し，EBUS画像を描出した．気管支鏡のup/down angleを用いて，バルーン内でプローブをup/down方向に移動させ，たとえばup angleでEBUS画面上プローブが9時方向に移動するようであればEBUS画像を時計方向に90°回転する．するとup angleをかけるとEBUS画像で12時方向にプローブが移動するようになり（→），内視鏡画像とEBUS画像を同じ方向で観察することができる．
第1層の輝度が高いことを確認し，本病変が気管支壁内の気管支軟骨（第3～4層）と気管支軟骨外側に生じる境界エコー（第5層）を越え，壁外まで浸潤していると診断した．

2) 気管支周囲，食道周囲の EBUS におけるランドマーク

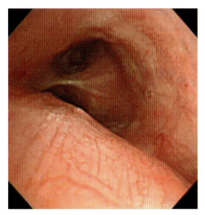

白色光 左主気管支膜様部に食道癌による圧排があるが，上皮と上皮下血管に異常を認めない．

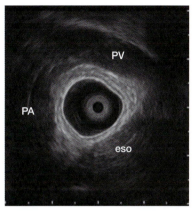

EBUS 左主気管支を取り囲むように，1時方向に肺静脈(PV)，4時方向に食道(eso)，9時方向に肺動脈(PA)が位置する．

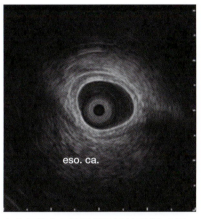
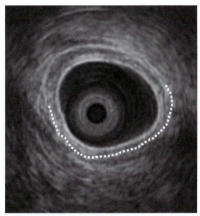
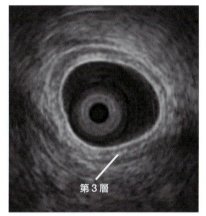

左主気管支の軟骨部の最外層(第5層：中央図の白色点線)・膜様部の最外層(第3層：中央図の白色点線，右図白線先端)は温存され，食道癌(eso. ca.)から左主気管支の軟骨部・膜様部への浸潤はないと判断した．

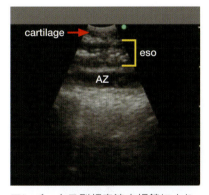
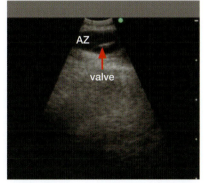
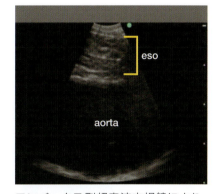

コンベックス型超音波内視鏡により，左主気管支から内側・背側方向に食道(eso)，奇静脈(AZ)を観察できる．食道は外膜と周囲組織の固着が緩く，呼吸に伴い食道は頭尾方向に移動するように見えることが特徴である．

奇静脈(AZ)に中には弁(valve)を認めることが多い．

コンベックス型超音波内視鏡により，気管左側壁から食道(eso)，大動脈(aorta)を観察している．

3) 食道癌の気管壁浸潤の有無を観察した1例

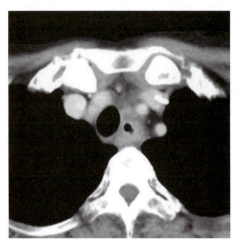

胸部造影CT（縦隔条件） 気管左壁に接する食道壁肥厚（食道癌）を認める.

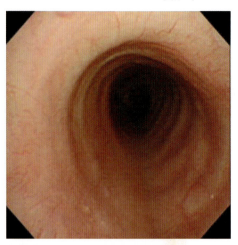

白色光 気管左側壁（食道癌が接している位置）には異常を認めず.

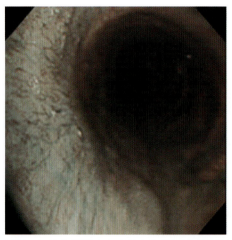

NBI 気管左側壁の上皮下血管網に異常を認めず.

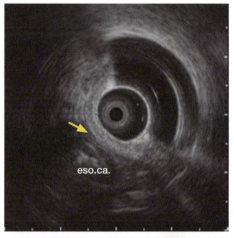

ラジアルEBUS 食道癌に接する気管左側壁の最外層（第5層：→）は保たれている. 食道癌の気管浸潤はないと判断した.

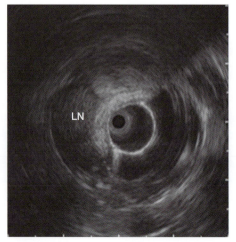

食道癌の腹側に腫大リンパ節(LN)を認める.

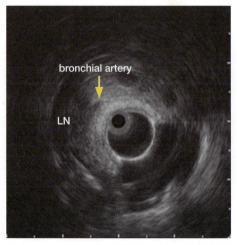

腫大リンパ節(LN)と気管左側壁との境界部に低エコーがあり浸潤を疑ったが，気管支動脈(bronchial artery)であり，浸潤ではないと判断した.

3 中枢病変アトラス
─10 steps method による診断

症例 1　右 B⁹ ＋ B¹⁰ の病変

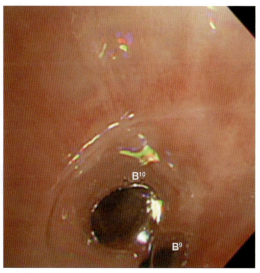

白色光
右 B⁹+B¹⁰ 共通幹から B⁹ と B¹⁰ の間の spur に病変が存在する．spur から口側壁の全周に存在する平坦性病変である．白色光では境界はやや不明瞭である．

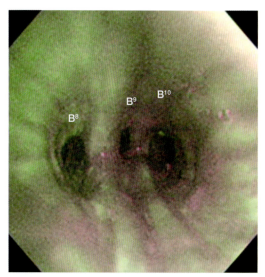

AFI
病変部位で自家蛍光の減弱をまだら状に認め，比較的浅い広範な病変と考えられた．

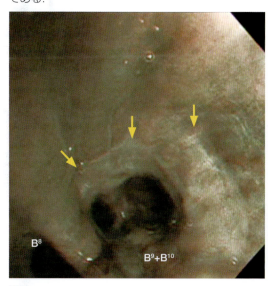

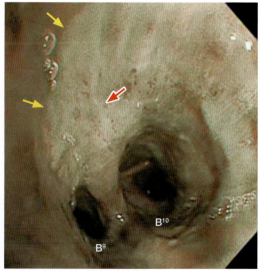

NBI
B⁹+B¹⁰ の共通幹に退色調の病変を認め，**病変の境界**（demarcation line，→）を追うことができ上皮型（上皮を主座とする）病変と考える．病巣内の辺縁部では縦走襞と縦走襞間の陥凹を追うことが可能であり，浅い病変であることがわかる．**病変中心部に近づくと縦走襞が途絶**（→）しており，病変が縦走襞より浅い領域にある程度の厚さで存在するため，縦走襞が透見できないと推察した．病変の全体に，**褐色の点状血管を認める**〔食道癌での intra-epithelial papillary capillary loop（IPCL）と同等の血管と考える〕．それぞれの点状血管は拡張あり，蛇行なし，口径不同不明瞭，複数の血管の比較では形状わずかに不均一，分布もわずかに不均一のため悪性を疑い，squamous cell carcinoma *in situ* と考えた．

Ⅱ編　中枢病変の気管支鏡診断

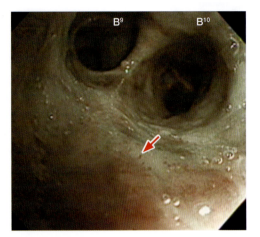

NBI
病変内に褐色の点状血管（→）を散見する．点状血管は，上皮下からループ状に上ってきていると推測し，複数の点状血管を観察すると形状わずかに不均一，その分布もわずかに不均一であり，悪性を疑う所見である．

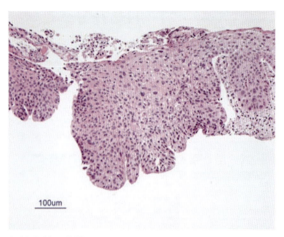

気管支鏡下生検
上方が内腔側の上皮で，下方の基底膜寄りの上皮が突出している．基底膜寄りの細胞の核は大きくなり，極性を失って増生しており，**上皮内癌**（squamous cell carcinoma *in situ*）と考えられる．

ポイント

上皮内癌のNBI所見の特徴は，病変内の褐色の点状血管である．上皮内癌（扁平上皮癌）は本例のように，基底膜を乳頭状に上皮下組織の方向へ圧排しながら増殖してくる．この上皮内癌の突出の間の上皮下組織内において，上皮下組織の血管網から血管が内腔側に上りループを形成し，そのループの先端で回転を繰り返した後，元の上皮下組織に戻る．このループの先端の血管を内腔側から観察したものが点状血管に一致すると考えられる．複数の点状血管を観察すると，形状わずかに不均一，分布もわずかに不均一であり，また病変の境界が明瞭（demarcation lineあり）な上皮型病変と考えられ，上皮内癌（squamous cell carcinoma *in situ*）を疑った．

診断プロセス

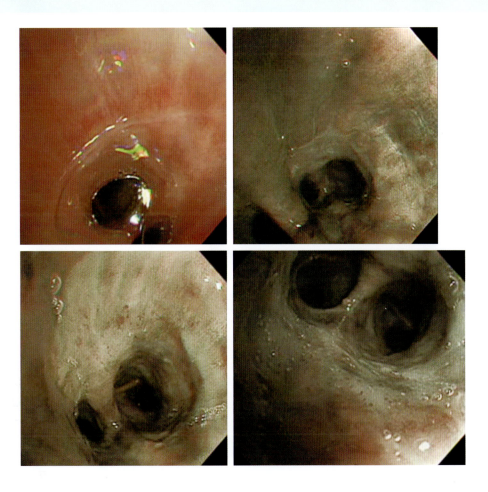

読影 step	本症例
1. 病変の場所	右 B^8+B^{9+10} 共通幹から右 B^9 と B^{10}
2. 背景上皮	肥厚軽度，萎縮なし
3. 病変の大きさ	右 B^8+B^{9+10} 共通幹の全周
4. 病変の形態	平坦性
5. 病変の境界	明瞭（demarcation line あり）
6. 病変の色調	白色光で軽度白色（退色というより白色と判断）
7. 病変の表面	滑沢なし
8. 既存構造の変化	病変内部で縦走襞の途絶あり．輪状襞は見えず
9. 血管の変化（1本の血管形態の変化）	拡張あり，蛇行なし，口径不同不明瞭な点状血管
10. 血管の変化（複数本の血管形態の変化）	点状血管は形状わずかに不均一，分布わずかに不均一

　肺内気管支における，縦走襞より浅層にある上皮型病変であり，上皮下組織浅層の血管がループ状に上皮側に上り点状血管を形成している．上皮または上皮下組織浅層までに乳頭状に増生した上皮型悪性病変（扁平上皮癌）を疑わせる点状血管所見である．縦走襞が途絶した部分は上皮下組織への浸潤の可能性があると推測する．

　「右 B^8+B^{9+10} から B^9+B^{10} における，demarcation line のある上皮型病変で，IPCL を観察できた上皮内癌（扁平上皮癌）の1例」である．

症例 2　左上葉支から上区支に拡がる病変

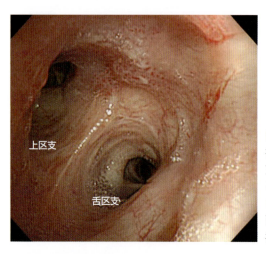

白色光
病変は，左上葉支から上区支と舌区支の分岐部，上区支入口部にかけて，9時から2時方向の上壁に存在する．形態は平坦性病変である．色調は発赤で，**境界（demarcation line）を追うことができる**．病変の表面に滑沢なく，縦走襞・輪状襞は病変部では見えない．病変部には多発する点状血管を認める．

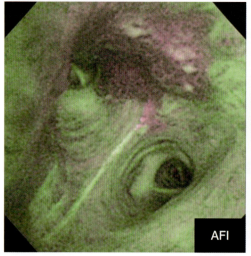
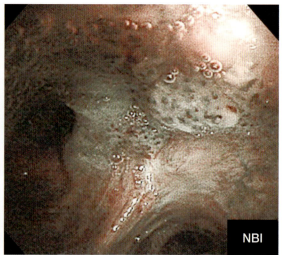

AFI：病変部位で自家蛍光の減弱があり，病変の境界を追うことが可能であった．
NBI：左上区支入口部に灰色調の病変部の境界に demarcation line を認める．また病変部では縦走襞が見えず，病変の一部は縦走襞より浅い領域に存在していると推測された．病変の全体に，**褐色の点状血管を認め，それぞれの点状血管は拡張あり・蛇行あり・口径不同あり．複数の血管の比較から形状が明瞭に不均一，分布も明瞭に不均一**であり，上皮内癌より上皮下浸潤した扁平上皮癌を疑った．

3 中枢病変アトラス―10 steps method による診断

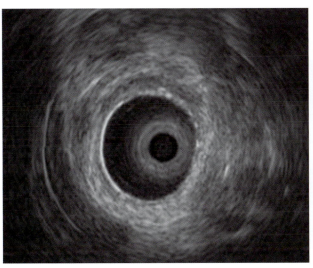 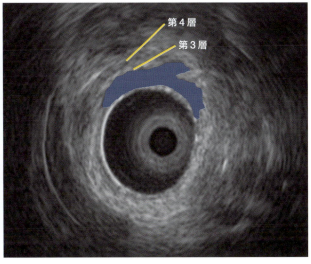

EBUS
バルーンシースに挿入した細径超音波プローブを使用した．左上区入口部でバルーンを膨らませ，左上区入口部上壁の病変を観察した．病変はバルーンに接する低エコー領域（右図で紺色領域）であった．第3層（気管支軟骨内腔側の境界に生じる境界エコー），第4層（第3層を除いた気管支軟骨）からなる気管支軟骨より浅いものの，病変が第3層の近くまで存在し上皮下組織への浸潤を疑った．

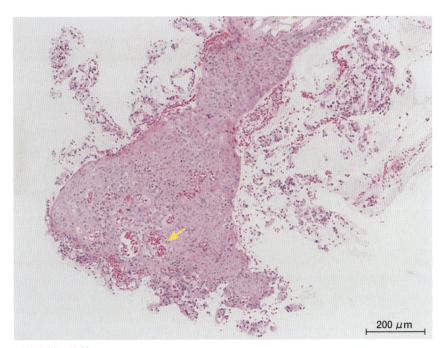

気管支鏡下生検
気管支上皮の表面に平行に切れてしまっている病理組織像である．上皮内を腫瘍細胞が増生し，その上皮内に円形の上皮下組織が存在している．その上皮下組織内に血管の増生を認め IPCL を輪切り（→）にしていると考えられる．

Ⅱ編　中枢病変の気管支鏡診断

診断プロセス

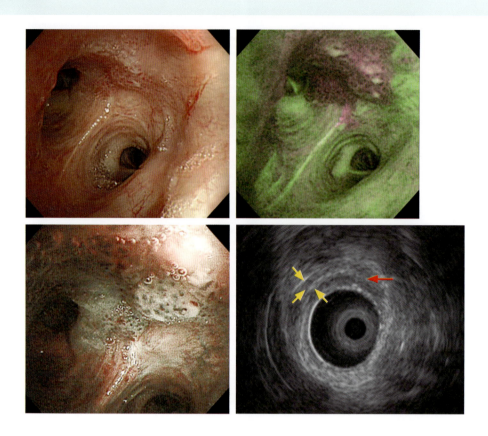

読影 step	本症例
1. 病変の場所	左上葉気管支から左上区気管支入口部
2. 背景上皮	肥厚軽度，萎縮なし
3. 病変の大きさ	左上区気管支の1/2周
4. 病変の形態	平坦性
5. 病変の境界	明瞭（demarcation line あり）
6. 病変の色調	発赤
7. 病変の表面	滑沢なし
8. 既存構造の変化	病変部で縦走襞見えず，輪状襞見えず，軟骨による凹凸も見えず
9. 血管の変化（1本の血管形態の変化）	拡張あり，蛇行あり，口径不同のある点状血管
10. 血管の変化（複数本の血管形態の変化）	形状不均一，分布不均一

　肺内気管支の上皮型病変であり，上皮下組織浅層の血管に影響を与えている．腫瘍は上皮側から上皮下組織方向に乳頭状に増生し，その病変の乳頭間（上皮下組織）に血管がループを形成していると考えられる．そのループの先端の点状血管は拡張し，蛇行し，口径不同あり，複数血管の比較では形状不均一，分布不均一のため，上皮型悪性腫瘍（扁平上皮癌）を疑った．EBUS 所見からの深達度は，上皮下組織まで浸潤していると診断した．

　「左上葉支から上区支に拡がる上皮型病変で，不規則な IPCL を呈し，EBUS で上皮下浸潤を疑った扁平上皮癌の1例」である．

症例 3　左 B³a の病変

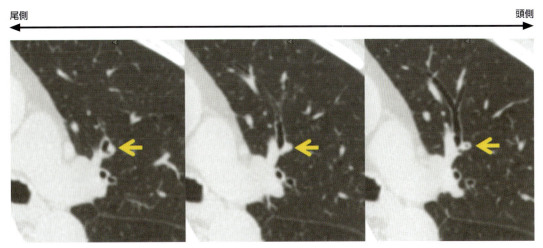

CT 水平断画像　左 B³a 入口部を閉塞させる病変あり．

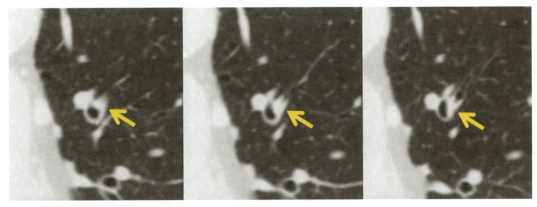

CT 冠状断画像　左 B³a 入口部を閉塞させる病変あり．

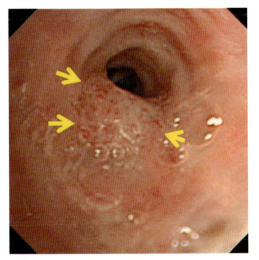

白色光
左 B³ 入口部からの観察．B³a 入口部を閉塞させる上皮型隆起性病変を認める．色調は血管を除くとわずかに白色調で，**境界は demarcation line を追うことができる**（→）．表面に滑沢なく，縦走襞・輪状襞は病変部では見えない．多発する点状血管を認める．

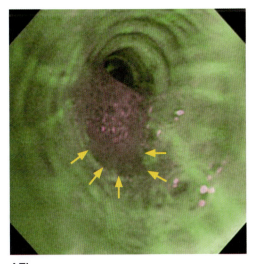

AFI
病変部で蛍光は減弱し，血管ではない部位はマゼンタ調を呈している．隆起性部分の**口側の辺縁に境界明瞭な蛍光の減弱部があり**，上皮内進展を疑った．

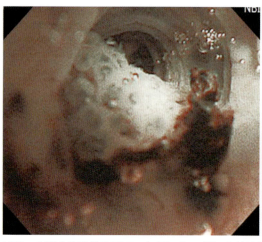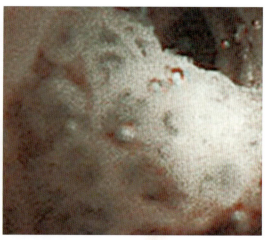

NBI 生理食塩液注入下で，左B³a入口部に多結節性上皮型隆起性病変を認め，その多結節のうち1つの盛り上がりの中心に斑状血管を認める．1つの結節の辺縁部は白色の縁取りがあり，幅の比較的均一な層が覆っていると推測される〔papilloma症例でのwhite zoneに類似している（⇒ p54参照）〕．病変部の境界は明瞭である．1つの結節の中心部に斑状血管があり，それぞれの血管は拡張あり・蛇行あり・口径不同があり，複数の血管を比較すると形状不均一・分布不均一であった．厚い腫瘍上皮の下にIPCLの血管が毛糸玉状に絡み，斑状に見えているものと考えられた．

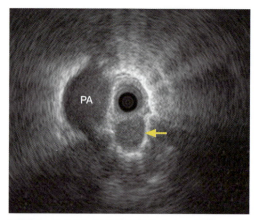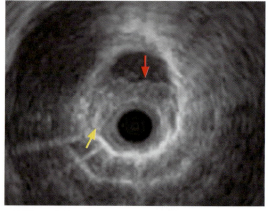

EBUS 左B³入口部の隆起性病変の位置で，細径超音波プローブ（UM-BS20-26R，オリンパス）に装着したバルーンを膨らませた．左B³の左側壁外に肺動脈（pulmonary artery：PA）を認めた．B³の6時方向（→）に，B³入口部を閉塞させている隆起性病変を，echogenic lesionとして観察できた．

EBUS 閉塞した左B³aに超音波プローブを挿入し走査した．病変はB³aの8時から3時方向にかけて上壁の壁肥厚（→）を観察できる．**低エコーを呈する病変は気管支軟骨（→）を越えて浸潤している**と推測した．

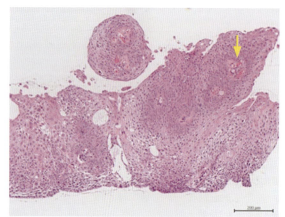

気管支鏡下生検
気管支上皮の表面に平行に切れてしまっている組織像である．上皮内を腫瘍細胞が増生し，その上皮内に円形の上皮下組織が存在し血管を認めている（→）．腫瘍細胞の核は大きくなり，極性を失って増生しており，squamous cell carcinomaと診断された．

3 中枢病変アトラス―10 steps method による診断

診断プロセス

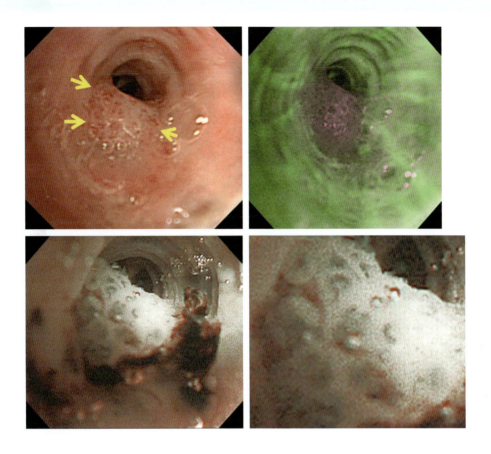

読影 step	本症例
1. 病変の場所	左 B^3a 入口部
2. 背景上皮	肥厚なし，萎縮なし
3. 病変の大きさ	左 B^3a 入口部全周
4. 病変の形態	隆起性
5. 病変の境界	明瞭（demarcation line あり）
6. 病変の色調	白色調
7. 病変の表面	滑沢なし
8. 既存構造の変化	縦走襞・輪状襞は病巣の表面では見えず，軟骨による凹凸も見えず
9. 血管の変化（1本の血管形態の変化）	拡張あり，蛇行あり，口径不同のある斑状血管
10. 血管の変化（複数本の血管形態の変化）	形状不均一，分布不均一

　肺内気管支の上皮型隆起性病変である．多発する結節の中心に斑状血管があり，それぞれの血管には拡張・蛇行・口径不同あり，複数の血管を比較すると形状不均一，分布不均一を認めた．上皮型悪性病変であり，扁平上皮癌を疑い，EBUS では軟骨外浸潤を疑う所見であった．
　「左 B^3a を閉塞し，斑状血管を認め，EBUS で軟骨外浸潤を疑った扁平上皮癌の1例」である．

症例 4　左 B^8a の病変

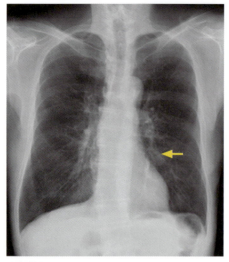

胸部単純正面写真　左中肺野の左肺門尾側に，辺縁が比較的明瞭な結節影（→）を認める．

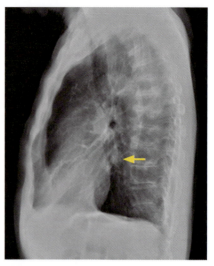

胸部単純側面写真　心陰影背側に結節影（→）を認めた．

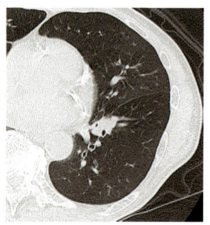

胸部単純 CT（肺野条件）　左下葉，B^8a 入口部に結節影を認める．

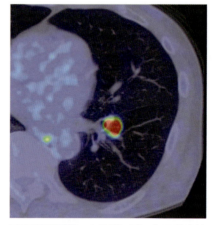

PET/CT 画像　左下葉，B^8a 入口部の結節影に集積を認める．

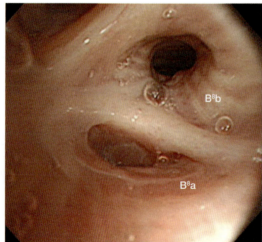
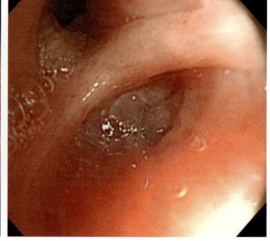

白色光　左 B^8a 入口部を閉塞させる上皮型結節性隆起性病変を認める．口側上皮への浸潤は不明瞭であった．色調は軽度発赤調で，病変の基部は見えず，境界の demarcation line は不明である．表面に滑沢なし，縦走襞・輪状襞は病変部では見えない．

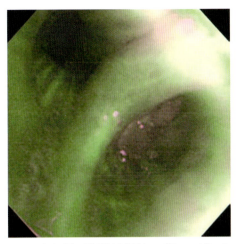

AFI 病変部で蛍光は減弱し，薄いマゼンタ調を呈している．

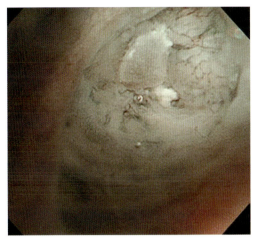

NBI（浸水下） 病変が気管支内腔に露出した部位を見ており，隆起の結節の表面に**モザイク構造の血管（モザイク状血管）**を認めている．

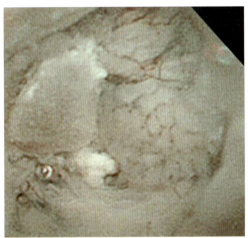
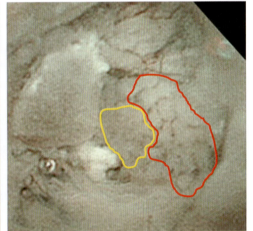

NBI（浸水下）を拡大．病変口側端の表面血管を見ている．血管は**拡張わずかあり，蛇行あり・わずかに口径不同があるモザイク状血管（━範囲）**である．**複数の血管からは形状不均一，分布不均一であり，無血管野（━範囲）も認める**．他の症例でモザイク構造の血管は上皮・上皮下組織までの浸潤の場合に経験してきた．

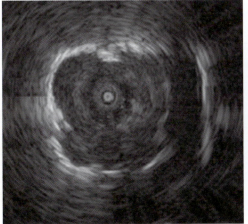
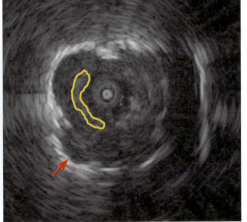

EBUS 病変内にプローブを誘導した．病変は気管支を中心に周囲に膨張性に浸潤している．**高エコーを呈する気管支軟骨（黄色線範囲）を越え，さらに一部は外膜を越えて（→）浸潤している**と推測した．

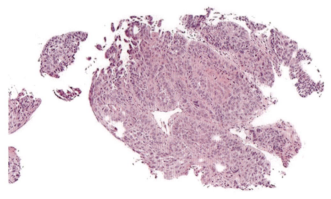

気管支鏡下生検
上皮内を増生する腫瘍細胞を認め，squamous cell carcinoma と診断した．

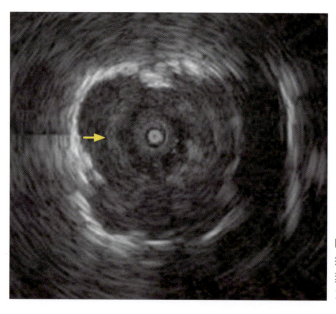

EBUS
病変は全体に低エコーを呈しており，病変内に気管軟骨の表面を示す弧状の高エコー層（→）を認めた．

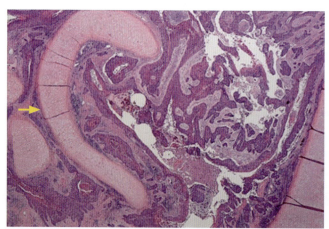

手術標本病理所見
腫瘍は気管支軟骨（→）を越えて浸潤しており，上図の弧状の高エコー層は気管支軟骨に一致していると考えられた．腫瘍により肥厚した上皮の下で，既存の血管が腫瘍に圧排され，押しやられた血管がモザイクに見えたものと推測した．

診断プロセス

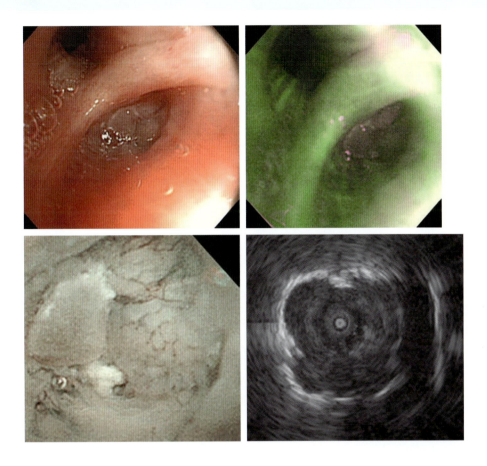

読影 step	本症例
1. 病変の場所	左 B^8a 入口部
2. 背景上皮	肥厚あり，萎縮なし
3. 病変の大きさ	左 B^8a 入口部閉塞
4. 病変の形態	隆起性
5. 病変の境界	基部が見えないため境界見えず
6. 病変の色調	軽度発赤調
7. 病変の表面	滑沢なし
8. 既存構造の変化	縦走襞・輪状襞は病巣の表面では見えず，軟骨による凹凸も見えず
9. 血管の変化（1本の血管形態の変化）	わずかに拡張あり，蛇行あり，わずかに口径不同があるモザイク状血管
10. 血管の変化（複数本の血管形態の変化）	形状不均一，分布不均一

　肺内気管支（左 B^8a）を閉塞させる上皮型隆起性病変である．左 B^8a の病変の表面にモザイク状血管があり，それぞれの血管にはわずかに拡張あり，蛇行あり，わずかに口径不同があり，複数の血管を比較すると形状不均一，分布不均一を認めた．上皮型悪性病変であり，扁平上皮癌を疑い，EBUS では壁外浸潤を疑う所見であった．

　「左 B^8a を閉塞する上皮型隆起性病変で，モザイク状血管を認め，EBUS で壁外浸潤を疑った扁平上皮癌の1例」である．

症例5　気管の病変

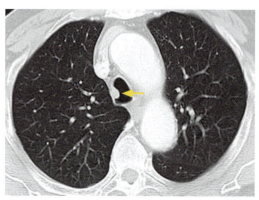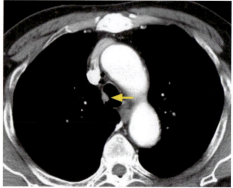

胸部造影CT　肺野条件（**左**）では，気管中部右壁軟骨部に隆起性病変（→）を認める．縦隔条件（**右**）では，上記の病変は若干の造影効果を認める（→）．病変はほぼ壁内に限局しているように見え，壁外への浸潤は明瞭ではない．

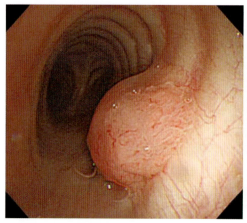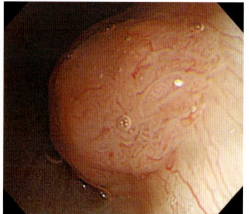

白色光　気管中部右壁．背景粘膜は正常．大きさは1cm程度．隆起性で**境界は明瞭**．色調は軽度発赤調で，表面は滑沢でない．絨毛様．病変部で縦走襞，輪状襞，軟骨の凹凸は見えず，**松笠様の構造をした上皮型隆起性病変**である．

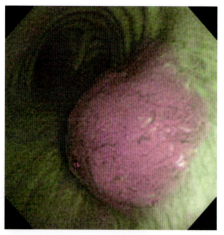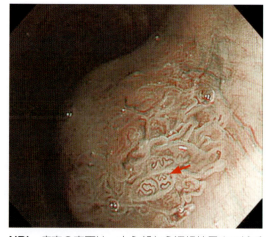

AFI　気管中部の隆起性病変は，全体がマゼンタ調で境界明瞭であった．

NBI　病変の表面は，中心部から辺縁境界まで絨毛様構造を示した．**1つずつの絨毛様構造の辺縁には，幅の均等な白色の縁**（→）を認める．光の方向に並んだ上皮層の反射による，白色の縁（white zone）と考えられる[5]．

---

5) 八木一芳：胃の拡大内視鏡診断，第2版．医学書院，2014

3 中枢病変アトラス―10 steps method による診断

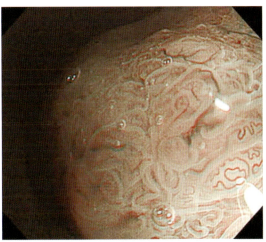
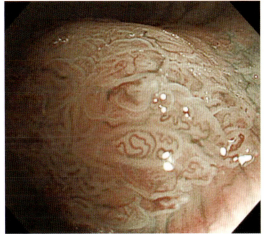

NBI 絨毛辺縁部は白色の縁（white zone）を有しており，胃幽門腺領域の腺窩辺縁上皮自体が示す白色の縁に酷似していた．1つの絨毛内の血管は，蛇行はするものの，拡張なく，口径不同を認めず，複数の血管を観察すると形状均一，分布均一であり，良性病変を疑った．

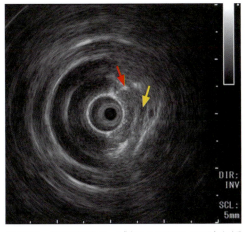
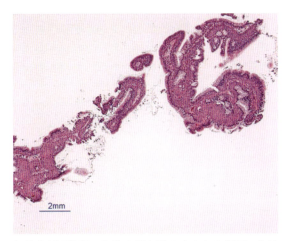

EBUS 超音波プローブ（UM-BS20-26R）を挿入したバルーンシースに，生理食塩液を注入し，シース先端のバルーンを膨らませ走査した．気管軟骨部の軟骨（→）より浅い領域に比較的低エコーの領域（→）を認める．病変の主座は，気管軟骨を越えていないと判断した．

気管支鏡下生検 気管中部右壁の病変を直視下に生検を行った．

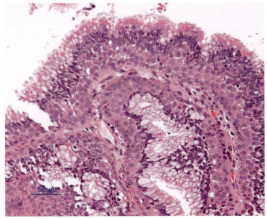
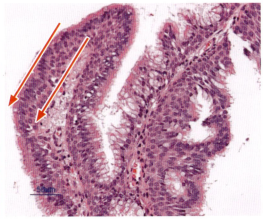

気管支鏡下生検 重層扁平上皮の乳頭状増殖を認め乳頭腫と考えられた．上皮は均一な厚さでありNBIの光が矢印（→）の方向に進むことで，後方散乱の集積のため白色の縁（white zone）が生じたと推測した．

II編　中枢病変の気管支鏡診断

診断プロセス

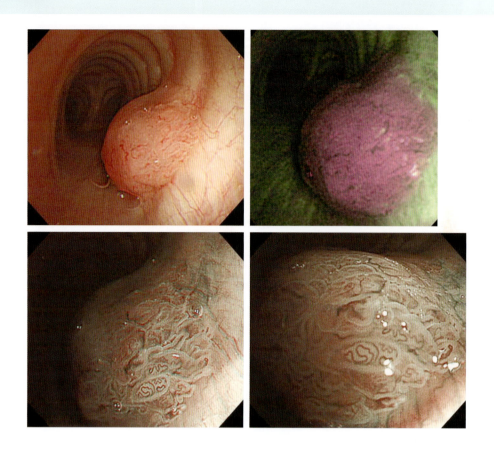

読影 step	本症例
1. 病変の場所	気管右壁
2. 背景上皮	肥厚なし，萎縮なし
3. 病変の大きさ	気管の1/3周
4. 病変の形態	隆起性
5. 病変の境界	明瞭(demarcation line あり)
6. 病変の色調	発赤
7. 病変の表面	滑沢なし
8. 既存構造の変化	縦走襞・輪状襞は病巣の表面では見えず，軟骨による凹凸も見えず
9. 血管の変化(1本の血管形態の変化)	大小の絨毛様構造の辺縁に白色の縁(white zone)あり．1つの絨毛様構造内の血管は，蛇行はするものの，拡張なく，口径不同を認めず
10. 血管の変化(複数本の血管形態の変化)	形状均一，分布均一

　気管の上皮型隆起性病変である．境界は明瞭である．絨毛様構造の辺縁部は白色の縁(white zone)を有しており，胃幽門腺領域の腺窩辺縁上皮自体が示す白色の縁に酷似していた．1つの絨毛様構造内の血管は，蛇行はするものの，拡張なく，口径不同を認めず，形状均一，分布均一であり，上皮型の良性疾患を疑った．絨毛様構造が集合して松笠様の形態を示す病変で，乳頭腫が考えられた．
　「気管右壁に存在した，white zone のある絨毛様構造と良性血管パターンを呈した乳頭腫の1例」である．

症例 6　左下葉切除後，気管支断端部に生じた病変

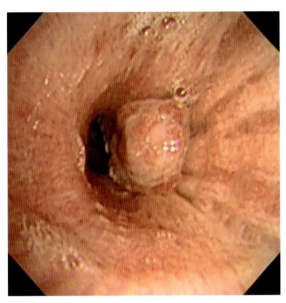

白色光
左下葉支入口部・膜様部（手術による切除断端近傍）．背景上皮に浮腫・肥厚あり．隆起性病変である．病変の立ち上がり部位は見えず，色調は**まだら状に発赤**，表面は滑沢あり．病変部では既存構造は観察できない．

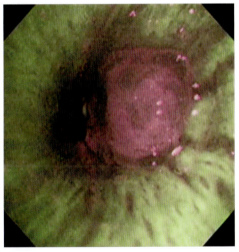

AFI
隆起性病変で，上皮が厚い部分はマゼンタ調，白色光観察で血管が増生している発赤部はAFIでは濃い緑色調を呈していた．

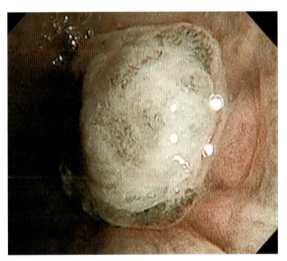

NBI
隆起性病変の上皮が厚いと推測される部分は白色調で血管は見えにくい．白色光観察での発赤部には血管の増生を認めた．その血管は軽度拡張，直線状，口径不同なし，血管全体では形状均一，分布不明瞭であり，良性病変を疑った．

Ⅱ編　中枢病変の気管支鏡診断

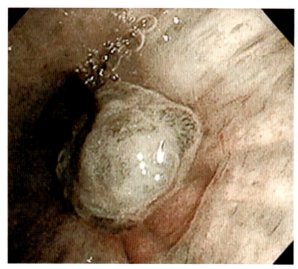
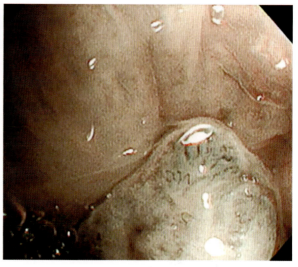

NBI
隆起性病変の白色調の領域は上皮が厚く血管が見えず，**上皮が薄い領域では血管の増生が見えていると考えられた**．その上皮の薄い領域の血管は**軽度拡張あり，軽度蛇行あり，口径不同なし，血管全体では形状均一，分布不明瞭であり，良性病変を疑った**．

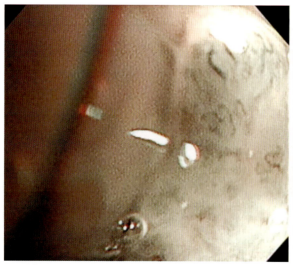
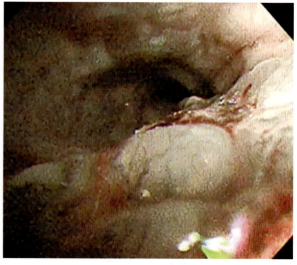

NBI
隆起性病変の上皮下血管は**軽度拡張あり，軽度蛇行あり，口径不同なし，血管全体では形状均一，分布不明瞭であり，良性病変を疑った**．

3 中枢病変アトラス―10 steps method による診断

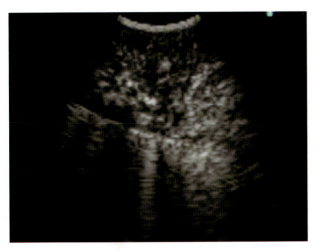

EBUS
コンベックス型超音波内視鏡でのEBUS画像．病変の全体は低エコーが主体であるが高エコー領域が散在していた．

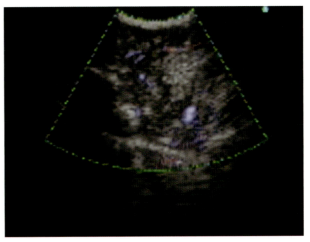

EBUS
コンベックス型超音波内視鏡によるドプラモード（H-Flow mode）のEBUS画像．高エコー領域内に血管が多く，直線状に走行していた．

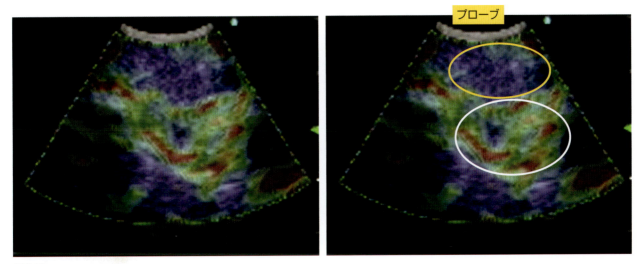

EBUS
コンベックス型超音波内視鏡によるエラストグラフィ（elastography）のEBUS画像．病変基部（緑色を呈している，プローブ表面から離れている白丸囲み内）は病変頂部（青色を呈している，プローブの近くの〇内）に比べ軟らかく見える．気管支周囲における**エラストグラフィは，心拍動などによる圧排から画像をつくっていると考えられている**．病変頂部をプローブで固定された状態で病変基部を気管支壁外から心拍動で圧排されるため，病変全体の硬さが均一であっても病変基部のほうが圧排による移動が大きく，緑色（軟らかいよう）に描出されていると推測した．

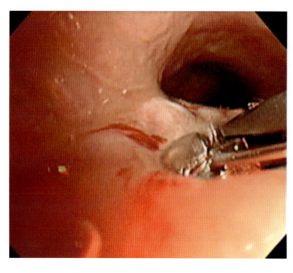

隆起性病変の中央部を生検した．病変は非常に軟らかかった．

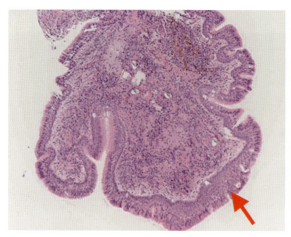
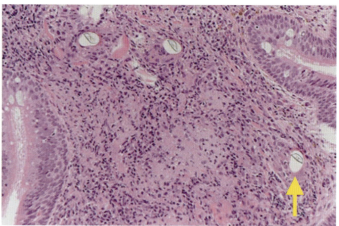

気管支鏡下生検
表層の上皮は過形成性変化で厚くなっている（→）．上皮下組織内に糸（手術時の縫合糸と考えられる）の断面（→）を多数認めており，糸などに対する異物反応を疑った．

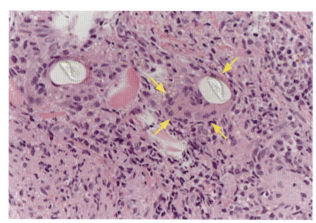
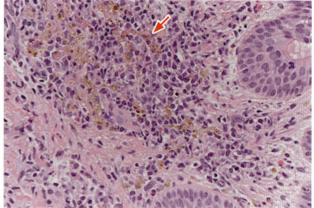

気管支鏡下生検
人工物（糸）を取り込む異物巨細胞（→）を認める．異物巨細胞の周りに，類上皮細胞，リンパ球の増生を認める．また，マクロファージ内にヘモジデリンがあり（→），古い出血の存在を疑った．

診断プロセス

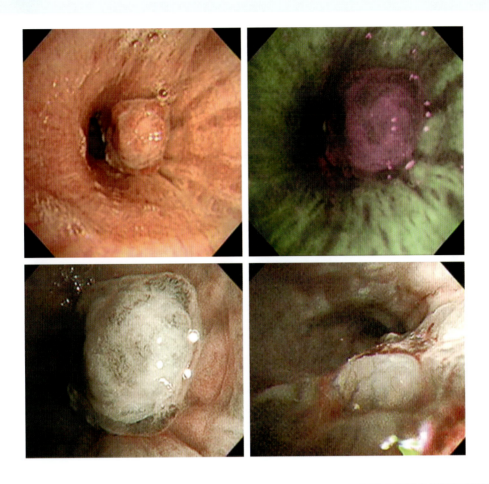

読影 step	本症例
1. 病変の場所	左下葉気管支断端部
2. 背景上皮	肥厚あり，萎縮なし
3. 病変の大きさ	左主気管支の1/2周
4. 病変の形態	隆起性
5. 病変の境界	立ち上がりが見えないため境界見えず
6. 病変の色調	周囲上皮と同等
7. 病変の表面	滑沢あり
8. 既存構造の変化	縦走襞・輪状襞は病巣の表面では見えず，軟骨による凹凸も見えず
9. 血管の変化（1本の血管形態の変化）	軽度拡張あり，軽度蛇行あり，口径不同なし
10. 血管の変化（複数本の血管形態の変化）	形状均一，分布不明瞭

　肺外気管支の上皮型隆起性病変である．隆起性病変の表面で，散在する上皮の薄いと考えられる部位で血管の増生を観察できた．その血管は軽度拡張あり，軽度蛇行あり，口径不同なし，複数の血管では形状均一であり，良性上皮型病変を疑った．気管支鏡所見での上皮の厚さの違いは，上皮の過形成性変化による厚さの違いによると考えられた．

　「左下葉気管支断端に生じ，発赤がまだら状に見えた，縫合糸異物反応による肉芽の1例」である．

症例 7　左 B³ci の病変

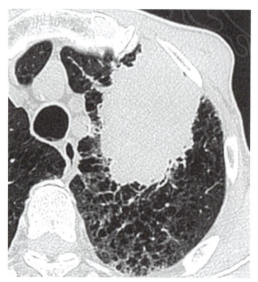

胸部単純 CT（肺野条件）　左上区に 67×61 mm の巨大な腫瘤影を認める．

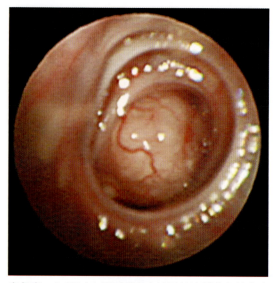

白色光　左 B³ci をほぼ閉塞させる結節性隆起性病変を認める．口側上皮への浸潤は不明瞭であった．色調は退色で，病変の基部は見えず，境界（demarcation line）は不明である．縦走襞・輪状襞は病変部では見えない．表面に滑沢あり，**ハレーションを見ると凹凸不整あり**．

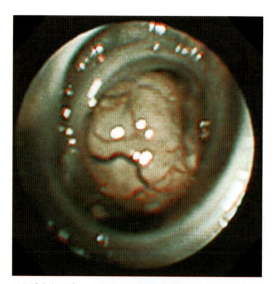

NBI（空気下）　左 B³ci の結節性隆起性病変の表面は滑沢あり．空気下では病変の形が立体的に把握できる．数か所でハレーションが生じているが，その位置は不規則で，表面に凹凸不整があることがわかる．上皮下組織の深層の血管（緑色）と上皮下組織浅層の褐色の血管の両者が持ち上げられており，病変は上皮下組織深層から圧排性に隆起してきていると考えられる．

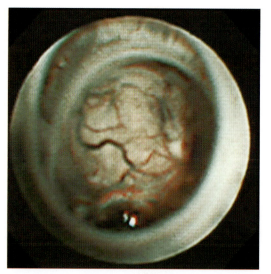

NBI（浸水下）　浸水下では病変の形が立体的に把握しづらく病変の表面は平坦のようにみえる．ハレーションは生じず，上皮下組織の深層の血管（緑色）と上皮下組織浅層の褐色の血管の両者がきれいに観察される．

3 中枢病変アトラス—10 steps method による診断

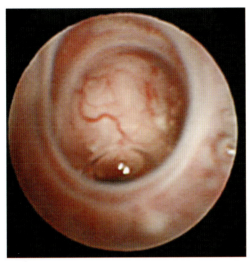

白色光(浸水下) 病変の表面の血管では，少しピントがあまい状態である．

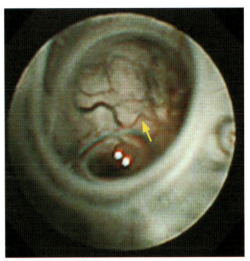

NBI(浸水下) 白色光で上皮下組織浅層の細い血管は不明瞭であったが，NBI では比較的明瞭に観察できた．

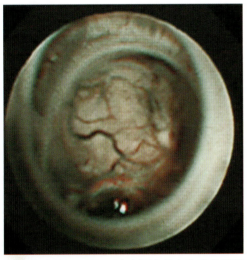

NBI(浸水下) NBI で上皮下血管を比較的明瞭に観察できた．

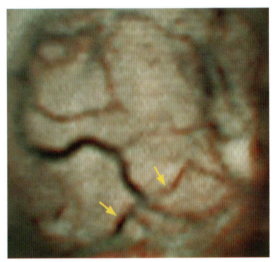

NBI(浸水下) 左図を拡大すると，NBI で上皮下組織浅層の血管の走行を追うと，その口径が不同であることがわかる．

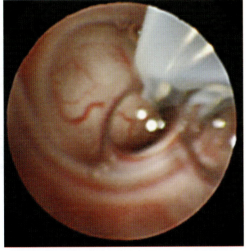

ガイドシースを被せた超音波プローブを病変と気管支壁の間から挿入する．

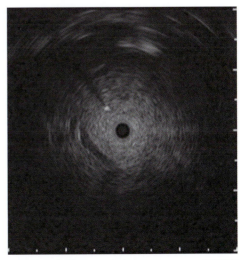

EBUS 内部エコーは heterogeneous で減衰が強く，線状高エコーを認めないため，Type Ⅲb に分類した．

63

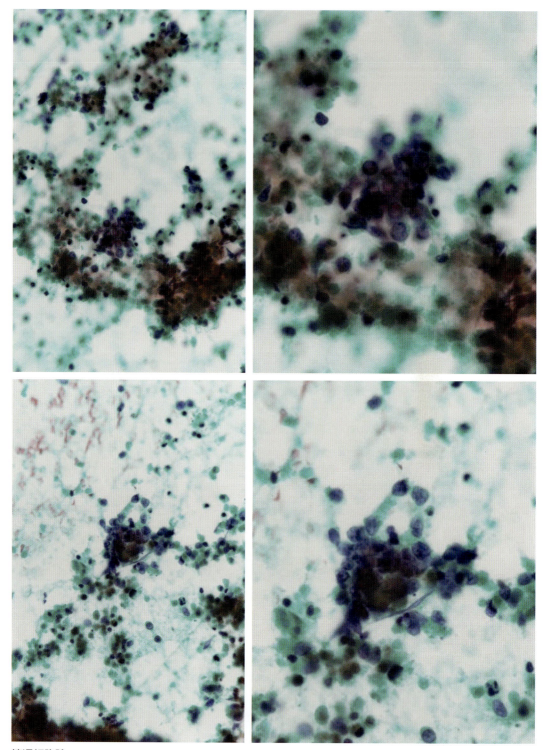

擦過細胞診
裸核状でクロマチン増量，核内構造不明瞭で核線を引く所見があり，small cell carcinoma と考えられた（生検組織の病理組織所見で壊死が多い所見があり，CD56，synaptophysin が陽性であり，細胞診の所見を合わせて small cell carcinoma と診断された）．

診断プロセス

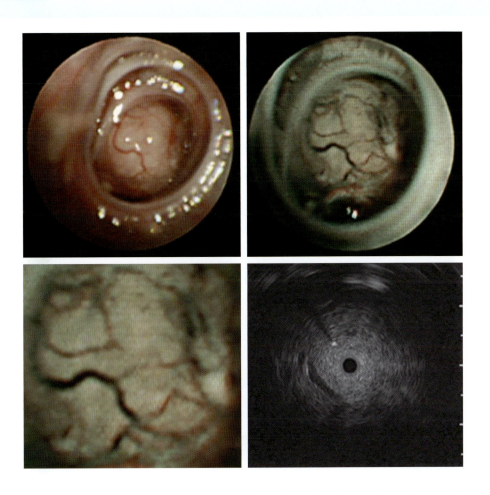

読影 step	本症例
1. 病変の場所	左 B³ci
2. 背景上皮	肥厚なし，萎縮なし
3. 病変の大きさ	左 B³ci を閉塞
4. 病変の形態	隆起性
5. 病変の境界	立ち上がりが見えないため境界見えず
6. 病変の色調	退色調
7. 病変の表面	滑沢あり
8. 既存構造の変化	縦走襞・輪状襞は病巣の表面では見えず，軟骨による凹凸も見えず
9. 血管の変化（1本の血管形態の変化）	軽度拡張あり，蛇行あり，口径不同あり
10. 血管の変化（複数本の血管形態の変化）	形状不均一，分布不均一

　肺内気管支において，肺末梢にある巨大腫瘤が左 B³ci にポリポイド様に突出していた．表面は滑沢あるが凹凸あり，上皮下組織深層の血管（緑色）と上皮下組織浅層の褐色の血管の両者が持ち上げられており，病変は上皮下組織深層から圧排性に隆起してきていると考えられる．血管は軽度拡張あり，蛇行あり，口径不同あり，複数の血管からは形状不均一，分布不均一であり，悪性のパターンであった．

　「左 B³ci にポリポイドに突出し，上皮下組織血管に口径不同を認めた小細胞癌の1例」である．

症例 8　左主気管支の病変

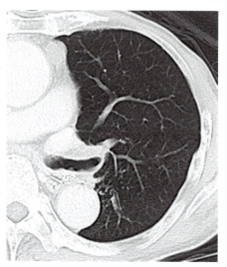

胸部単純 CT(肺野条件)
左主気管支の壁自体の肥厚と内腔に凹凸不整を認める．

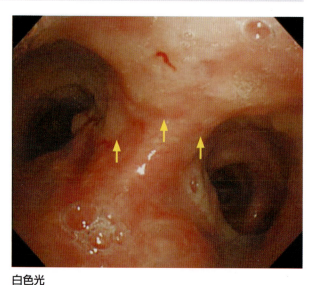

白色光
左主気管支を中心に気管分岐部から右主気管支に，滑沢のある(上皮を被っている)平坦性病変が主体であるが，多発する丈の低い隆起性病変が混在する．上皮を被っている病変で境界は不明瞭であるが，白色調の領域の境界の一部（→）はかろうじて認識することが可能である．

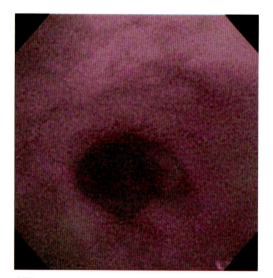

AFI
左主気管支は全周において蛍光の減弱を認め，マゼンタ調を呈していた．左主気管支の全周に病変の浸潤があると考えられる．

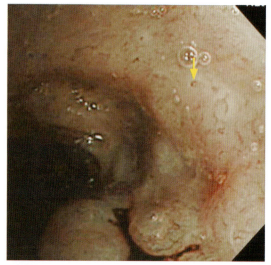

NBI
左主気管支の内側壁を示しているが，縦走襞は見えず，かろうじて気管支軟骨の凹凸は観察できる．NBIで褐色調の部位と白色調の部位がまだら状に存在している．血管は増生しており，わずかな拡張あり，蛇行あり，**口径不同がある血管**（→）が多発していた．複数の血管から，明らかな**形状不均一，明らかな分布不均一**を認める．

3 中枢病変アトラス—10 steps method による診断

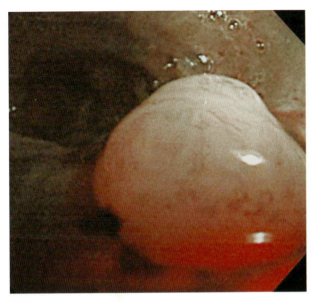

NBI
左主気管支の結節部で，上皮下の血管は拡張あり，蛇行あり，口径不同のある血管が多発している．

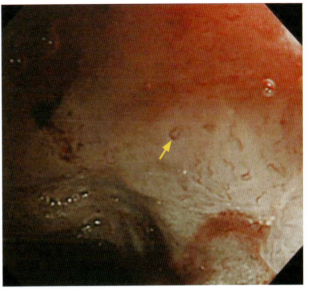

NBI
左主気管支の肥厚部で，上皮下組織の血管は拡張あり，蛇行あり，口径不同のある血管（→）が多発している．複数の血管を観察し，形状不均一，分布不均一であり，血管所見から悪性病変を疑う．

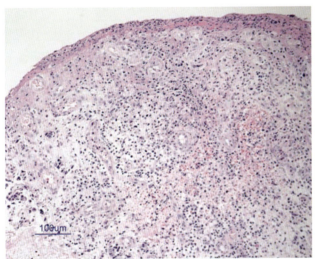

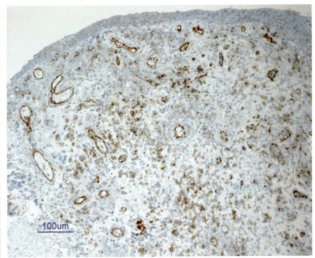

気管支鏡下生検
左主気管支の隆起部を生検した．病理組織所見で，以前に大細胞癌で左下葉切除を行っており，手術検体の病理組織と比較することで同様の悪性細胞が上皮下組織に浸潤していた（**左**）．腫瘍浸潤している上皮下の間質に，著明な血管の増生（**右**：CD34 による免疫染色）を認め，気管支鏡で観察できた拡張あり，蛇行あり，口径不同のある上皮下組織の血管に一致するものと考えた．

67

診断プロセス

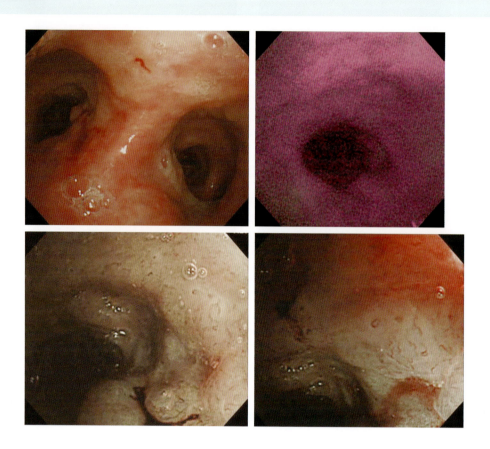

読影 step	本症例
1. 病変の場所	左主気管支を中心に気管分岐部から右主気管支
2. 背景上皮	肥厚あり，萎縮なし
3. 病変の大きさ	左主気管支全周
4. 病変の形態	平坦性（一部に隆起性の部位あり）
5. 病変の境界	白色調の上皮下病変を追える領域はあるが明確ではない（demarcation line 決められず）
6. 病変の色調	白色調
7. 病変の表面	滑沢あり
8. 既存構造の変化	縦走襞・輪状襞は病巣の表面では見えず，かろうじて気管支軟骨の凹凸が見える
9. 血管の変化（1本の血管形態の変化）	わずかな拡張あり，蛇行あり，口径不同あり
10. 血管の変化（複数本の血管形態の変化）	形状不均一，分布不均一

　肺外気管支において，主体は平坦性病変を呈している上皮下型病変である．病変部の血管はわずかな拡張あり，蛇行あり，口径不同あり，複数の血管では形状不均一，分布不均一であり，血管に悪性所見を呈し，悪性上皮下型病変を疑った．

　「左主気管支の平坦性病変で，上皮下血管に明確な悪性所見を呈した大細胞癌（再発）の1例」である．

3 中枢病変アトラス—10 steps method による診断

症例 9　右上葉気管支の病変

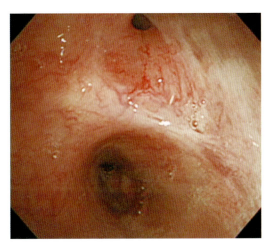

白色光　右上葉入口部の中間幹寄りの壁の上皮下に平坦性病変を認める．臨床経過からは，#11s 葉間リンパ節転移の上皮下浸潤を疑っている．

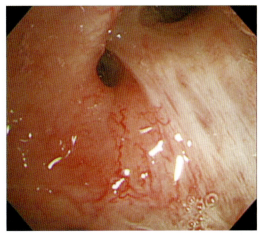

白色光　背景上皮は肥厚なし，萎縮なし．右上葉気管支内側壁に平坦性病変あり．**病変の境界は，上皮を被っており不明瞭である**．病変の色調は発赤調で，病変の表面は滑沢あり．既存構造の変化では，縦走襞・輪状襞見えず，気管支軟骨の凹凸も見えない．

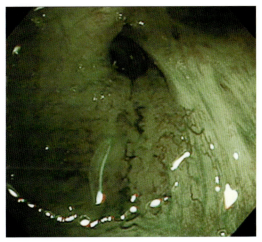

NBI　病変部の色調の変化はあるが，demarcation line を追うことは困難であった．

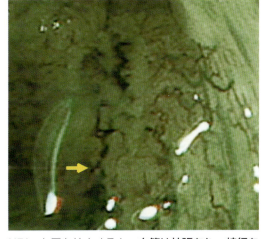

NBI　左図を拡大すると，**血管は拡張あり，蛇行あり，口径不同ある血管（→）が多発していた．複数の血管から，明らかな形状不均一，明らかな分布不均一を認め**，悪性の血管所見である．

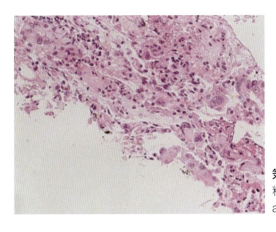

気管支鏡下生検
粘液を含む腫瘍組織が生検されており，adenocarcinoma と診断された．

II編　中枢病変の気管支鏡診断

診断プロセス

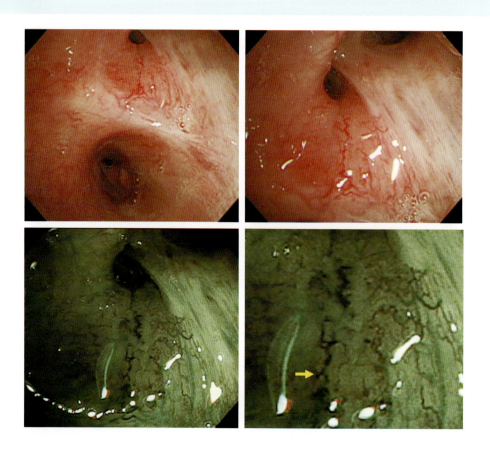

読影 step	本症例
1. 病変の場所	右上葉気管支
2. 背景上皮	肥厚なし，萎縮なし
3. 病変の大きさ	右上葉気管支内側壁
4. 病変の形態	平坦性
5. 病変の境界	発赤調の上皮下病変を追えるが明確ではない demarcation line を明確には決められず
6. 病変の色調	発赤調
7. 病変の表面	滑沢あり
8. 既存構造の変化	縦走襞・輪状襞は病巣の表面では見えず，気管支軟骨の凹凸も見えない
9. 血管の変化（1本の血管形態の変化）	拡張あり，蛇行あり，口径不同あり
10. 血管の変化（複数本の血管形態の変化）	形状不均一，分布不均一

　肺内気管支（葉気管支から軟骨は敷石状になり，形態からは肺内気管支になる）において，平坦性病変を呈している上皮下型病変である．病変部の血管は拡張あり，蛇行あり，口径不同あり，複数の血管では形状不均一，分布不均一であり，明らかな悪性の所見であり，悪性上皮下型病変を疑った．

　「右上葉気管支の上皮下平坦性病変で，上皮下組織血管に明確な悪性所見を呈した，腺癌転移リンパ節の気管支浸潤の1例」である．

症例 10　左主気管支の病変

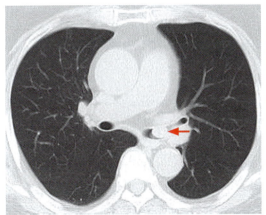
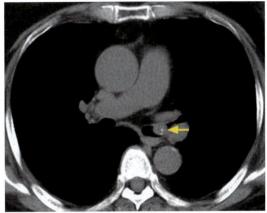

胸部単純CT　肺野条件(**左**)では，左主気管支に隆起性病変(→)を認めた．縦隔条件(**右**)では，上記の病変内(→)に小さな石灰化あり．壁外への浸潤は明確でない．

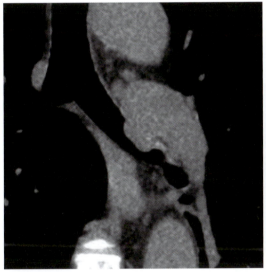
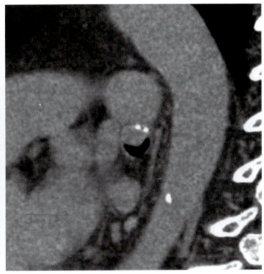

胸部単純CT(縦隔条件，MPR)　左主気管支の長軸に沿う冠状断(**左**)で，双瘤様の細長い隆起性病変を認める．左主気管支の短軸方向の矢状断(**右**)で，壁外への浸潤はほとんどないように見える．

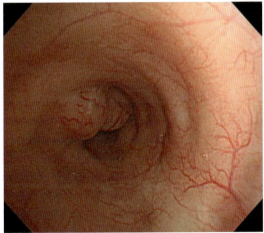
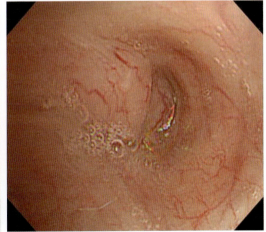

白色光　左主気管支下部．背景上皮は正常．大きさは1cm大．多結節隆起性で境界は不明瞭．色調は周囲の気管支と変わらず．表面は滑沢あり．病変部が縦走襞を持ち上げている所見があり，病変部での軟骨の凹凸が見えなくなっている．

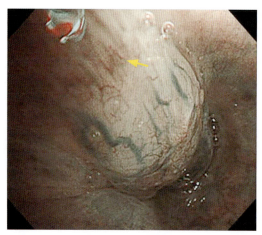 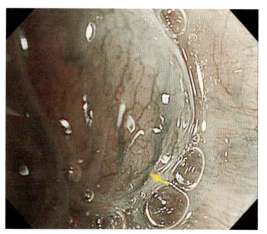

NBI 表面は滑沢である．病変の中央部の隆起部で**縦走襞は押し上げられ不明瞭になり（→）**，病変は縦走襞より深層から隆起し，縦走襞より浅い領域まで病変が存在していると考えられる．周囲に比べ縦走襞が不明瞭な領域では，上皮下組織の太い緑色血管・細い茶色血管が増生していた．病変は気管支の長軸方向に進展しており，**細長い病変**である．

NBI 上皮下組織浅層の細い茶色の血管と，それより深い（→：青色血管が茶色血管より深層にある）青色の太い血管を病変が持ち上げており，**上皮下深層から押し上げてきていると推測される**．血管は拡張が目立つものの，蛇行なし，口径不同なし，複数本の血管形態の変化から形状均一，分布均一であった．

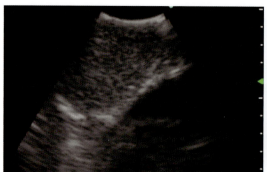 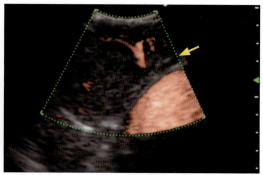

EBUS コンベックス型超音波気管支鏡で病変を観察した．パワードプラモードでは蛇行しないスムースな血管を認めた．気管軟骨部の軟骨（→）の深さまでの領域に病変を認め，病変の主座は，気管支壁を越えていないと判断した．

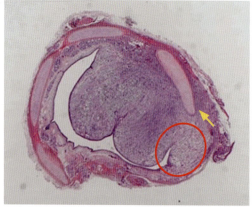 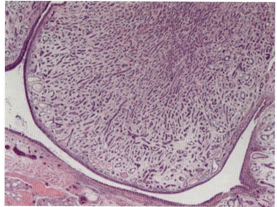

手術標本病理組織所見 手術の提出標本で，腫瘍が気管支軟骨の外側縁を越えている領域（→）があり，外膜までの浸潤と判断した．**腫瘍は正常上皮を被っており，辺縁では上皮下組織内を側方に浸潤（○内）して**いた．

手術標本病理組織所見

腫瘍は，異型性の比較的少ない上皮細胞が蜂窩状構造を示すが，細胞は細く索状に配列しており，adenoid cystic carcinoma と診断された．

診断プロセス

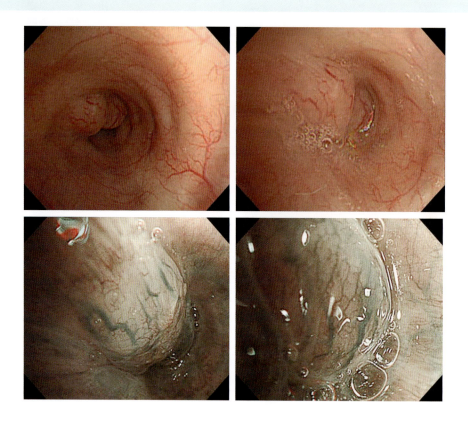

読影 step	本症例
1. 病変の場所	左主気管支
2. 背景上皮	肥厚なし，萎縮なし
3. 病変の大きさ	左主気管支 1/2 周，気管支長軸方向に細長い病変
4. 病変の形態	隆起性（双瘤様）
5. 病変の境界	不明瞭(demarcation line なし)
6. 病変の色調	周囲上皮と変わりなし
7. 病変の表面	滑沢あり
8. 既存構造の変化	口側縁で病変が縦走襞を押し上げ，中心部に近づくと縦走襞途絶，輪状襞見えず，気管支軟骨の凹凸は病変部で不明瞭になっている
9. 血管の変化（1本の血管形態の変化）	拡張あり，蛇行なし，口径不同なし．中心部の縦走襞途絶しているところで拡張した緑色血管と茶色血管が増生されている
10. 血管の変化（複数本の血管形態の変化）	形状均一，分布均一

　肺外気管支の上皮下型病変である．病変部の血管には拡張あり，蛇行なし，口径不同なし．病変の隆起部で拡張した青色血管，茶色血管が押し上げられていた．血管全体では形状均一，分布均一であり，良性の血管パターンであった．EBUS では上皮下から外膜までの間に存在する腫瘍性病変であった．気管支長軸方向に細長い双瘤様隆起性病変で，口側縁では縦走襞を持ち上げ，縦走襞より深層に病変が拡がっている．病変の中心に近づくと縦走襞は途絶し縦走襞より浅い上皮下組織浅層まで病変が波及しており，その領域に太い緑色血管が出現しており，典型的な良性腫瘍ではないと推測された．

　「左主気管支の細長い上皮下型隆起性病変で，上皮下浅層まで進展し血管が目立つ腺様囊胞癌の1例」である．

3 中枢病変アトラス—10 steps method による診断

症例 11　気管の病変

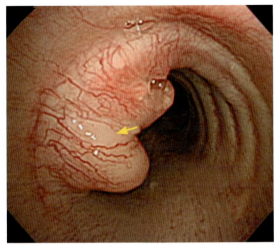

白色光
気管下部に存在する気管軟骨部の約 1/2 周の大きさの双瘤様の隆起性病変．境界は不明瞭（demarcation line なし）．白色調で，表面全体は平滑で滑沢あり．10〜12 時方向の腫瘤は発赤があり平坦な部位あり（生検された影響と考えている）．既存の上皮下組織の血管が押し上げられている．正常気管上皮から病変に入る境界部で急に血管は拡張し，隆起部で蛇行あり，口径不同を認めた．複数の血管で形状不均一，分布不均一で悪性を疑う所見であった．また，一部に血管のない領域（→）があり，上皮直下まで病変が浸潤している所見と考えた．

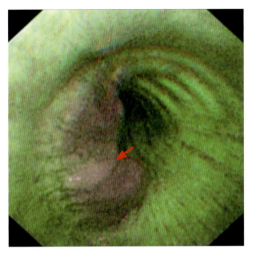

AFI
病変隆起部の血管がない領域（→）でマゼンタ調が目立ち，上皮下組織が薄くなっていると考えられる．

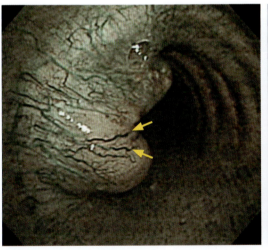
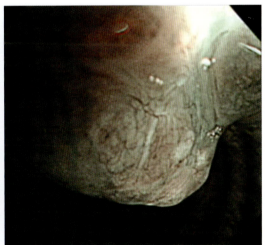

NBI
表面全体は平滑で滑沢あり．既存の上皮下組織深層血管・上皮下組織浅層血管が両者とも病変により押し上げられている．特に病変背側で拡張あり，蛇行あり，口径不同ある血管（→）が目立つ．

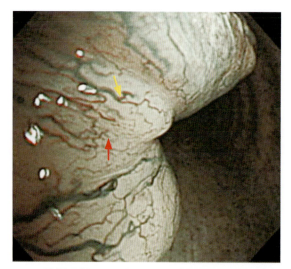
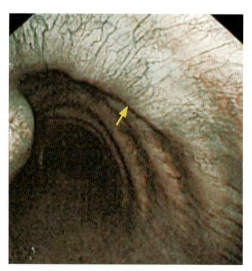

NBI　隆起頂部では，太い緑色血管が急に細い茶色血管になり（→），血管周囲からの圧排などが強まっている状態を示していると考えた．また茶色血管が急に途絶している（→）所見もあった．

NBI　隆起部から気管軟骨に沿って上皮下を伸展していた．この部位の色調はNBIで緑色を呈し，周囲の正常部位の色調とは異なっていた．

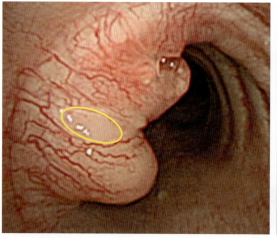
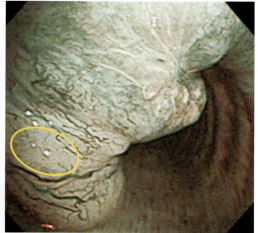

白色光観察（左）で無血管野と考えた領域（〇内）は，NBI（右）では細い血管があり（〇内），無血管野とはいえないと考えられる．血管が見えない場合，白色光なのかNBIによる評価なのかを念頭に置き，無血管野というにはNBIの評価が必要であると考える．

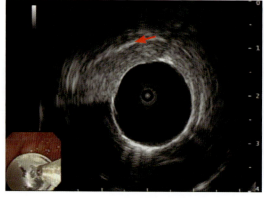
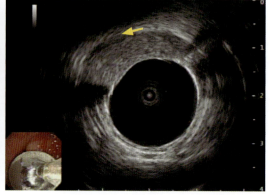

EBUS（20 MHz，ラジアルプローブ，バルーンシース使用）．気管ではバルーンで完全に気腔を閉塞させることが困難であり，気管の内腔の7割程度を占めるようにバルーンを膨らませ，観察した．病変は比較的均一（homogeneous）な低エコー領域として描出され，気管軟骨（→）を押し下げている．深達度では，**気管軟骨の外側縁までの病変であり**，気管軟骨輪間で外膜（→）まで浸潤していると判断した．

3 中枢病変アトラス―10 steps method による診断

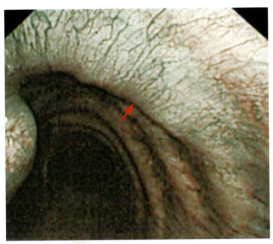
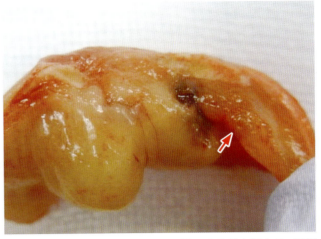

主病変から気管右壁の軟骨輪に沿って丈の低い隆起が続いており，上皮下浸潤を疑った．手術による摘出標本で，同部位の気管軟骨に沿う気管内腔側に肥厚があり上皮下浸潤を認めた．

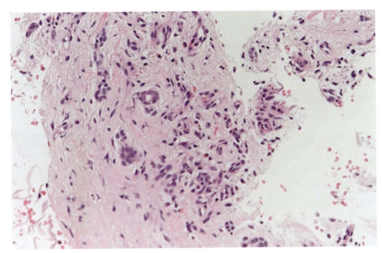

気管支鏡下生検
腫瘍は，異型性の比較的少ない上皮細胞が蜂窩状構造を示し，細胞は細く索状に配列する．

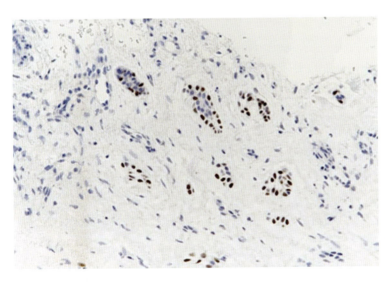

蜂窩状構造を示す細胞の中には，p40 で染まる基底細胞からの分化した細胞が交じっており，adenoid cystic carcinoma を示唆する所見であった．

II編　中枢病変の気管支鏡診断

診断プロセス

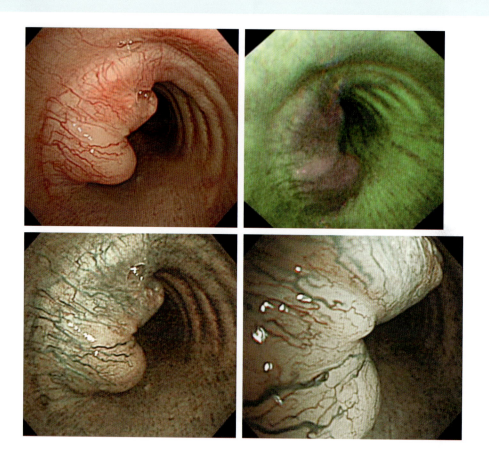

読影 step	本症例
1. 病変の場所	気管左壁
2. 背景上皮	肥厚なし，萎縮なし
3. 病変の大きさ	左主気管支 1/2 周
4. 病変の形態	隆起性（双瘤様）
5. 病変の境界	不明瞭（demarcation line なし）
6. 病変の色調	白色調
7. 病変の表面	滑沢あり
8. 既存構造の変化	病巣表面で，縦走襞・輪状襞見えず，気管支軟骨の凹凸も見えず
9. 血管の変化（1 本の血管形態の変化）	拡張あり，蛇行あり，口径不同あり
10. 血管の変化（複数本の血管形態の変化）	形状不均一，分布不均一

　気管の上皮下型隆起性病変である．その血管は拡張あり，蛇行あり，口径不同あり．複数の血管では形状不均一，分布不均一であり，悪性の血管パターンであり悪性上皮下型病変を疑う．主病変からその周囲の上皮下組織に浸潤があり，adenoid cystic carcinoma の可能性を疑った．

　「気管左側壁の上皮下型隆起性病変で，血管が悪性所見を呈し，周囲に上皮下進展を示した腺様嚢胞癌の 1 例」である．

症例 12　左舌区支の病変

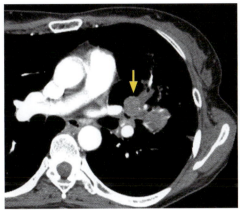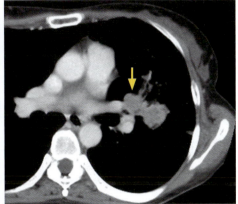

胸部造影 CT（縦隔条件）　左舌区気管支に腫瘤性病変（→）があり，この病変は若干造影効果あり．腫瘍は圧排性の増殖をしながら，壁外への浸潤を疑った．

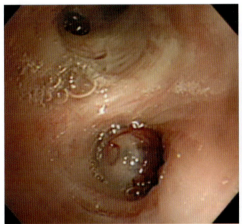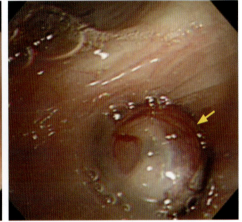

白色光　舌区支を閉塞させる上皮下型隆起性病変あり．背景粘膜は正常．大きさは舌区支を閉塞させる約1cm大．隆起性で，ポリポイドの基部は見えず境界は不明．白色調（真珠様）で表面形状は滑沢あり．軟骨の凹凸は見えず．**隆起した腫瘍が上皮下組織の血管を辺縁に圧排（→）しており，硬い腫瘍が上皮下組織を強く圧排しながら増大してきたものと推測する．**

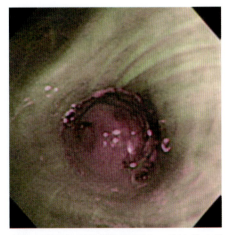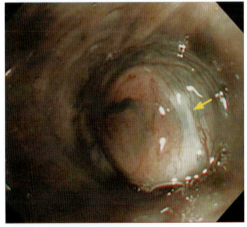

AFI　舌区支の隆起性病変は，ポリポイドの形態で，その境界はポリポイドの基部が隠れているため不明である．病変全体はマゼンタ調であった．

NBI　ポリポイド腫瘍は，病変の表面で縦走襞（→）と上皮下組織の血管網を持ち上げており，**縦走襞より深層から生じた腫瘍であることがわかる．**

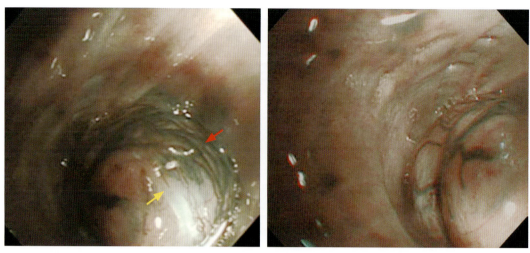

NBI 病変は縦走襞（→），上皮下組織血管網を持ち上げている．**上皮下組織血管網は腫瘤の側方に目立ち，腫瘤の増大により側方にずれてしまっているように見える**（→）．舌区支の隆起性病変の境界は，その基部が隠れるため不明瞭である．

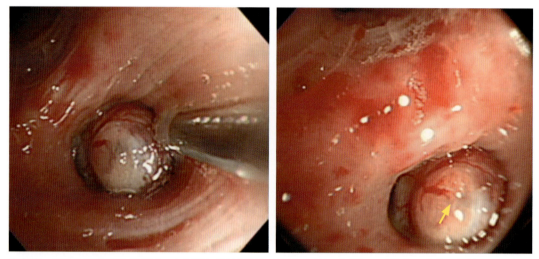

白色光 舌区支の隆起性病変は，中枢側からはこけしの頭のようにくびれて見える．病変と気管支壁の間のわずかな空間に細径超音波プローブを挿入した．血管は拡張あり，蛇行あり，口径不同（→）を認めた．

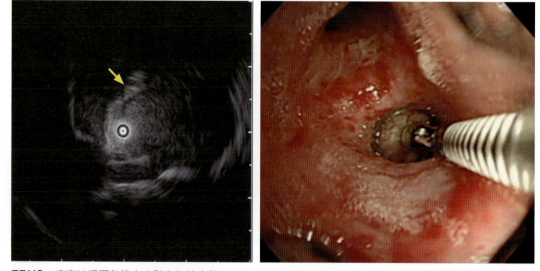

EBUS 病変は舌区気管支の壁を気管支壁外の方向に押しており，気管支壁を示す高エコー（→）を押し拡げている．病変の内部エコーは heterogeneous のため，プローブから離れると減衰が強い．ポリープの正面から直角に生検鉗子を押しあて，生検を行った（**右**）．

3 中枢病変アトラス―10 steps method による診断

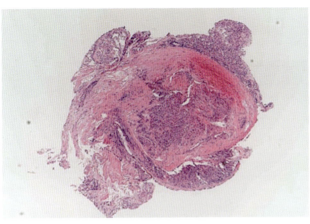
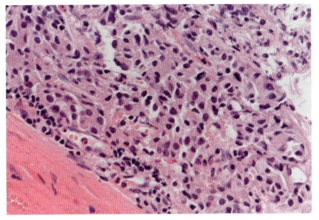

気管支鏡下生検 温存された気管支上皮の直下に腫瘍性病変を認めた．核クロマチンは，繊細な，ごま塩様で，小型の核小体があり，細胞質は好酸性顆粒状である．

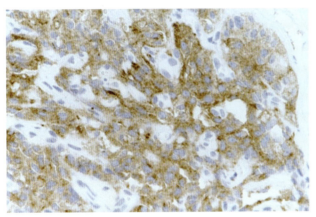

気管支鏡下生検 腫瘍細胞は synaptophisin 陽性であった．

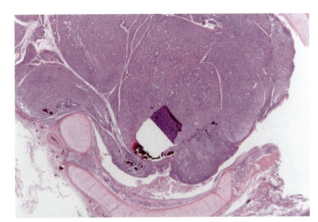

手術標本病理組織所見 温存された気管支上皮の直下に腫瘍性病変を認めた．

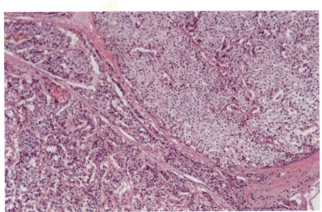
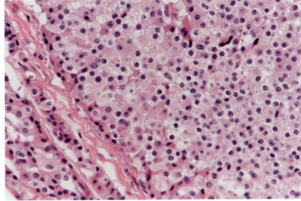

手術標本病理組織所見 腫瘍は上皮下に分葉状の結節からなり，豊富な血管線維束に囲まれた胞巣を認める．腫瘍細胞は類円形ないし立方状で，ほぼ均等な大きさの核を持つ．腫瘍細胞は胞巣状に増生し，間質は乏しい．核クロマチンは，繊細な，ごま塩様で，小型な核小体があり，細胞質は好酸性顆粒状である．以上の所見から carcinoid と診断された．

診断プロセス

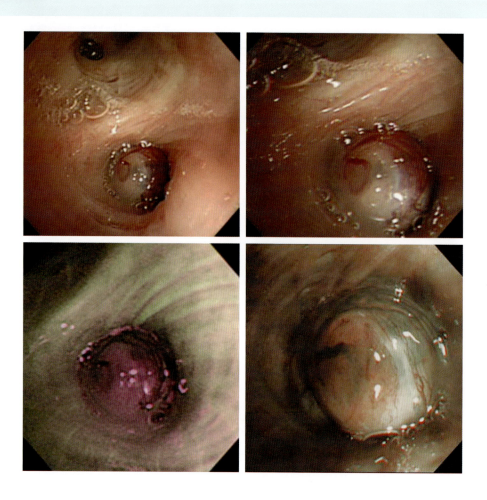

読影 step	本症例
1. 病変の場所	左舌区気管支
2. 背景上皮	肥厚なし，萎縮なし
3. 病変の大きさ	左舌区支閉塞
4. 病変の形態	隆起性
5. 病変の境界	不明瞭
6. 病変の色調	白色調
7. 病変の表面	滑沢あり
8. 既存構造の変化	縦走襞は押し上げられる，輪状襞見えず，気管支軟骨の凹凸見えず
9. 血管の変化（1本の血管形態の変化）	拡張あり，蛇行あり，口径不同あり
10. 血管の変化（複数本の血管形態の変化）	形状・分布は多くの血管が存在しないため評価が困難

　肺内気管支の上皮下型隆起性病変である．病変は縦走襞を持ち上げており，縦走襞より深層から生じた病変であることがわかる．その血管は拡張あり，蛇行あり，口径不同ありで悪性病変を疑った．
「左舌区の上皮下型隆起性病変で，縦走襞を病変頂部まで持ち上げた carcinoid の 1 例」である．

症例 13　右底区支の病変

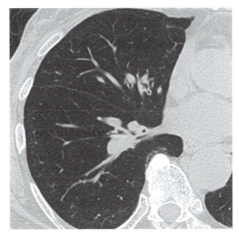

胸部単純 CT
右 B^9+B^{10} を閉塞させる病変を認める．

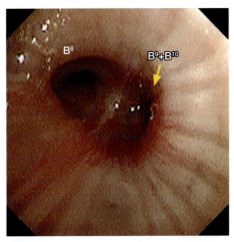

白色光　右 B^9+B^{10} を閉塞する病変があり，B^9+B^{10} 入口部全周性に発赤が強く血管増生を認めた．

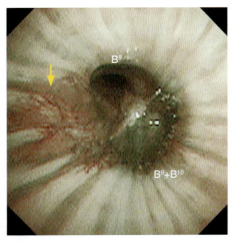

NBI　右 B^9+B^{10} 入口部の血管増生は B^8 手前まで拡がっている状態（→）がよくわかる．背景上皮は正常．病変の境界は明瞭．

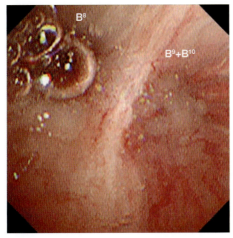

白色光（生理食塩液注入下）　気管支鏡の鉗子口から生理食塩液を注入して観察した．右 B^9+B^{10} の閉塞病変の表面に白色調の小顆粒結節の集簇を認める．病変は発赤調．滑沢なし．縦走襞・輪状襞は見えず，気管支軟骨の凹凸見えない．

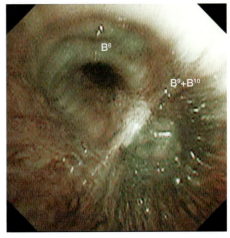

NBI　右 B^9+B^{10} 入口部の増生した血管は緑色で太い血管であり，B^8 手前の血管は茶色で細い血管であった．複数の血管の評価では，形状不均一，分布不均一であった．

Ⅱ編　中枢病変の気管支鏡診断

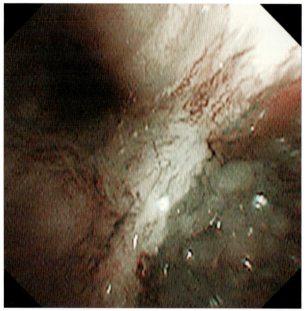

NBI（空気下）
B^8 と B^9+B^{10} の間の spur の中央部は薄緑色で周辺に比べ血管が少なく，上皮直下まで病変が浸潤していると推測した．血管は，拡張あり，蛇行あり，口径不同あり．

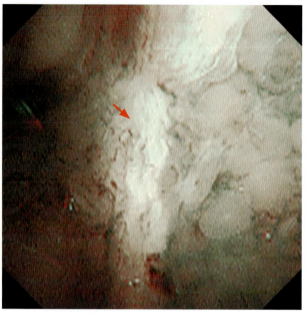

NBI（生理食塩液注入下）
B^8 と B^9+B^{10} の間の spur 中央部で血管の途絶（→）を認めた．右 B^9+B^{10} の病変の表面に顆粒性変化を認めた．

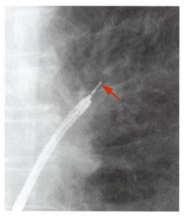

EBUS-GS 施行
閉塞している B^9+B^{10} にプローブ/ガイドシース（GS）（→はプローブの先端）を挿入しているところである．

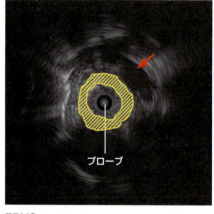
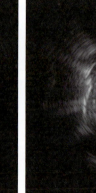

EBUS
病変は B^9+B^{10} の気管支壁（▩部分）を越え壁外まで浸潤し，気管支壁外の肺動脈（→）の周囲にも浸潤している．

3 中枢病変アトラス—10 steps method による診断

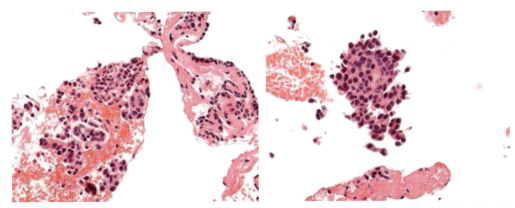

擦過細胞診 大型の細胞で，細胞質は淡く泡沫状，核は偏在傾向を示し，核クロマチンは細顆粒状に増生した異型細胞が小集塊を形成し出現している．

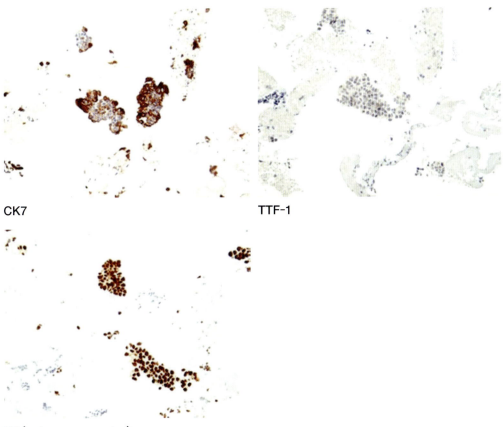

経気管支生検 小型でクロマチンの濃い円形核を持ち，比較的小型の腫瘍細胞の小集塊を認める．腺系と推察される，異型のあまり強くない細胞が集簇している．免疫染色では CK7 陽性，TTF-1 陰性，ER（estrogen receptor）陽性であり，既往の乳癌の転移が最も考えられた．

CK7　　　　　　　　　　　　　TTF-1

ER（estrogen receptor）

診断プロセス

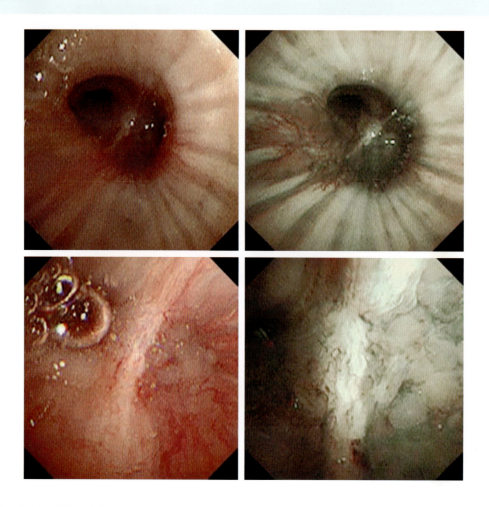

読影 step	本症例
1. 病変の場所	右 B^9+B^{10}
2. 背景上皮	肥厚なし,萎縮なし
3. 病変の大きさ	右 B^9+B^{10} 閉塞
4. 病変の形態	隆起性
5. 病変の境界	明瞭（demarcation line あり）
6. 病変の色調	発赤
7. 病変の表面	滑沢なし
8. 既存構造の変化	縦走襞見えず,輪状襞見えず,気管支軟骨の凹凸見えず
9. 血管の変化（1本の血管形態の変化）	拡張あり,蛇行あり,口径不同あり
10. 血管の変化（複数本の血管形態の変化）	形状不均一,分布不均一

　肺内気管支の上皮型隆起性病変である．病変の表面には白色の小顆粒多発結節を認めた．病変の境界は明瞭で,血管は拡張あり,蛇行あり,口径不同あり．複数の血管で形状不均一,分布不均一であり,悪性を疑った．

　「左 B^9+B^{10} の上皮型隆起性病変で,小顆粒結節が集まり,悪性を疑う血管を呈した気管支内転移（乳癌）の1例」である．

症例 14　気管，右上葉気管支の病変

● 右上葉気管支の病変

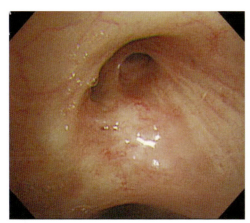
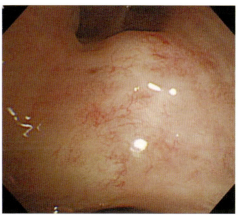

白色光　右上葉気管支の中間幹に近い気管支壁に病変が存在．滑沢のある（上皮を被っている）丈の低い平坦性病変．白色光では境界ははっきりしないが，中心部は白色調で，病巣辺縁部で血管が目立つ．

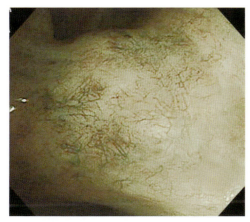

NBI
病巣直上部では，軽度拡張，比較的直線状，口径不同のない血管が多い．**中心部では血管がない領域があり，上皮直下まで病変が存在するため上皮下の血管が追いやられた状態**を疑った．

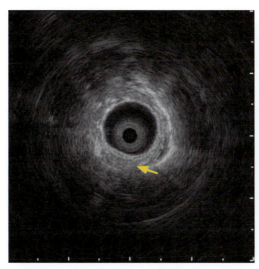
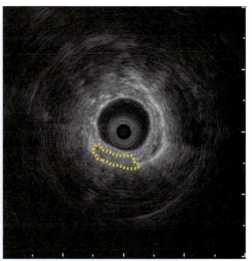

EBUS　右上葉気管支内で，超音波プローブを入れたバルーンシース内に生理食塩液を注入し，シース先端のバルーンを膨らませる．右上葉気管支内腔を閉塞させるまで，バルーンを膨らませる．病変は，**正常の上皮下に境界明瞭な低エコーの領域**（→，……内）として描出されている．

● 気管の病変

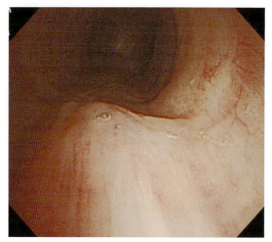
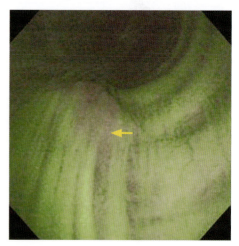

白色光 気管中部の膜様部に上皮を押し上げる境界不明瞭な平坦性病変を認める．境界は不明瞭で，色調は白色調である．

AFI 病変に一致して蛍光の減弱を認めた．境界は不明瞭である．**縦走襞は病変により持ち上げられ，途絶している（→）**．

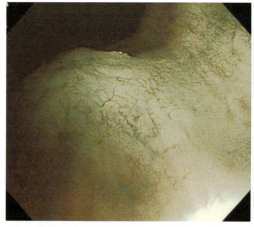
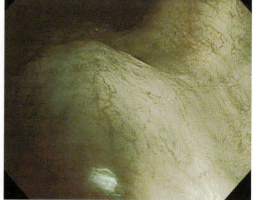

NBI 病変の表面は滑沢あり．縦走襞・輪状襞見えず．病変直上の上皮下組織浅層の血管は，拡張なし，蛇行なし，口径不同もなく，形状均一，分布均一であり，悪性の所見はない．

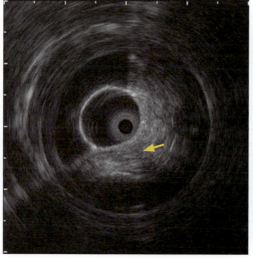
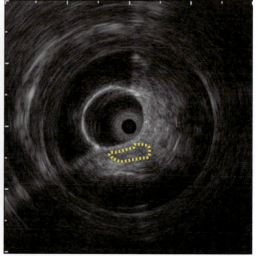

EBUS 呼吸に必要な気管の内腔を保ちながら，シース先端のバルーンを少し膨らませ，バルーンを病巣に接触させる．病変は**上皮下組織に境界明瞭な低エコーの領域**（→，……内）として描出されている．

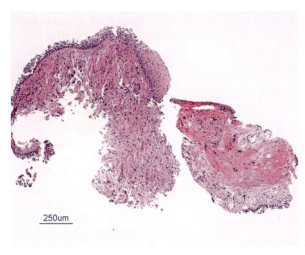

気管支鏡下生検
気道上皮を被った病変が生検されている．

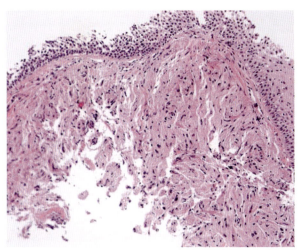 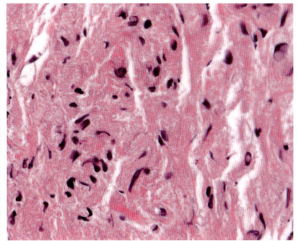

気管支鏡下生検
正常上皮を被った上皮下組織に病変は存在する．NBIで血管のない領域があり，正常上皮を被った上皮直下まで病変が存在している状態を予想した．病理で上皮直下に病変が存在していることが確認でき，一致する所見であった．小型円形の核を有する大型細胞の胞体に，その名の起源になった多数の好酸性，PAS陽性顆粒を認め，ジアスターゼ消化試験に抵抗性である．granular cell tumorと診断した．

診断プロセス

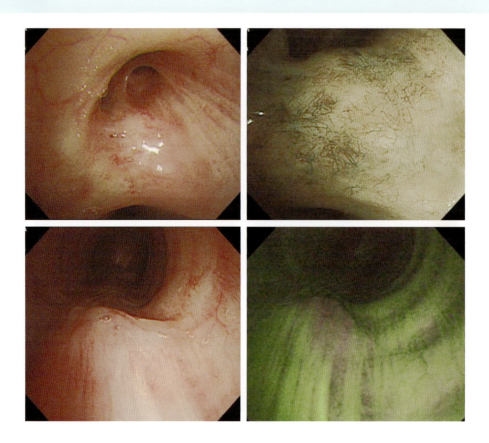

読影 step	本症例
1. 病変の場所	左上葉入口部,気管膜様部
2. 背景上皮	肥厚なし,萎縮なし
3. 病変の大きさ	右上葉気管支の1/3周,気管膜様部の右半分
4. 病変の形態	平坦性
5. 病変の境界	不明瞭(demarcation line なし)
6. 病変の色調	白色調
7. 病変の表面	滑沢あり
8. 既存構造の変化	縦走襞途絶,輪状襞見えず
9. 血管の変化(1本の血管形態の変化)	軽度拡張,直線状,口径不同なし
10. 血管の変化(複数本の血管形態の変化)	形状均一,分布均一

　気管,肺内気管支に多発する上皮下型平坦性病変である.病変表面で,樹枝状血管を認め,その血管は軽度拡張,直線状(蛇行なし),口径不同なし,複数の血管では形状均一,分布均一であり,良性の血管パターンであった.多発しやすい病変の1つとして,granular cell tumor も挙げられる.

　「右上葉気管支・気管の2か所の上皮下型平坦性病変で,良性血管パターンを呈した granular cell tumor の1例」である.

3 中枢病変アトラス―10 steps method による診断

症例 15　右 B³ の病変

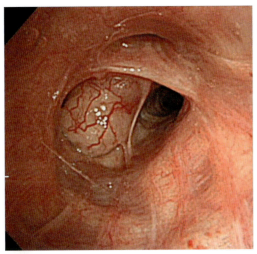
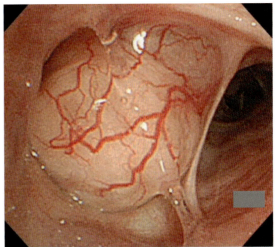

白色光　右 B³a 入口部に存在する病変．背景粘膜は正常．1 cm 弱の隆起性で，境界は不明．周囲に比べ白色調で，表面は滑沢あり．病変部で，縦走襞・輪状襞見えず．10 時方向に気管支と病変間に空間を認める．

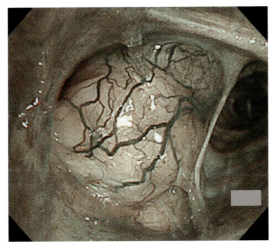
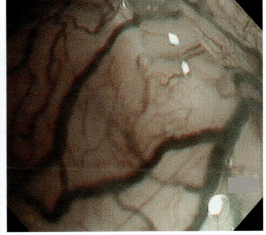

NBI　NBI によっても白色調で，表面は滑沢である．上皮下組織浅層の細い茶色血管と，それより深層の太い濃い青色血管を病変が持ち上げている．**血管は拡張はあるものの，蛇行・口径不同は認めなかった．複数の血管から，形状均一，分布均一であり，良性の血管パターンであった．**

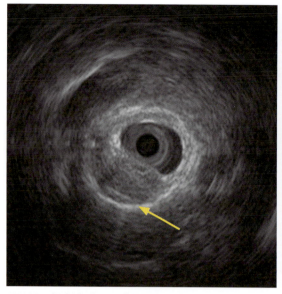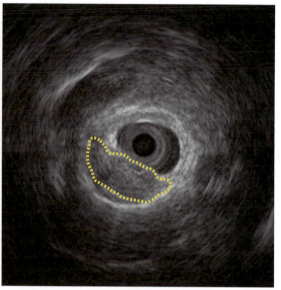

EBUS 超音波プローブを入れたバルーンシースを B³ と気管支壁の間に入れ，生理食塩液を注入しシース先端のバルーンを膨らませ，手前の病変に向けに引いてくる．病変部で，**病変部の気管支軟骨（→）より浅い領域に比較的低エコーの領域（黄色点線内）を認める．病変は気管軟骨を越えていないと判断した．** 病変の内部エコーは homogeneous であった．

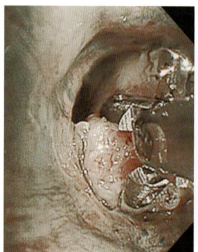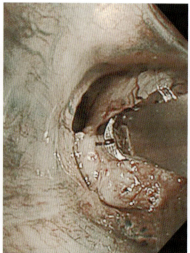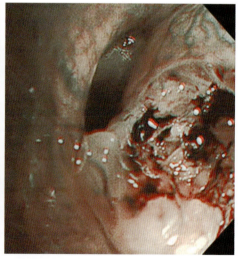

気管支鏡下で生検を行っているところ．生検鉗子の cup を開いて，気管支鏡自体を動かすことで生検したいポイントに cup を押しあてる．生検鉗子の cup を病変に少し押しながらゆっくり閉じ，cup の中に組織を包み込む．気管支鏡自体を手前に引いてきて，生検鉗子に入っている組織をちぎってくる．

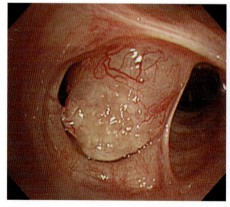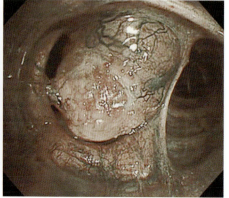

白色光(左)，NBI(右)
最初の白色光観察・生検時から 7 か月経過．生検部は上皮と上皮下組織の一部がなくなり，病変が露出している．

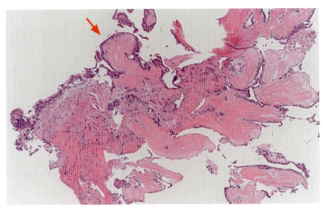

気管支鏡下生検
正常上皮（→）を被った上皮下組織に病変は存在する．

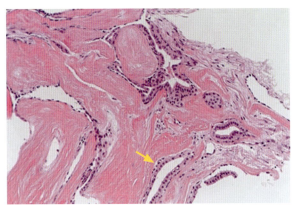

上皮下には，腺管形成（→）と，線維性結合組織が種々の程度に増生しており，気管支腺由来の腺腫が疑われた．

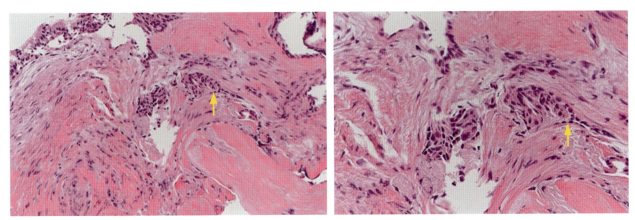

上皮下で，腺管形成の境界は一部不明瞭（→）であり，pleomorphic adenoma の可能性が疑われた．

II編　中枢病変の気管支鏡診断

診断プロセス

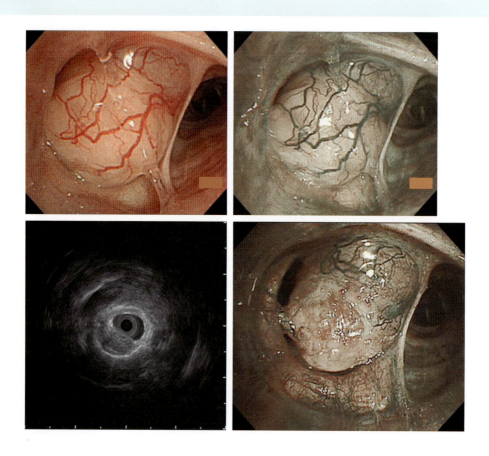

読影 step	本症例
1. 病変の場所	右 B^3 入口部
2. 背景上皮	肥厚なし，萎縮なし
3. 病変の大きさ	右 B^3 入口部閉塞
4. 病変の形態	隆起性
5. 病変の境界	隆起性病変で基部は見えず
6. 病変の色調	白色調
7. 病変の表面	滑沢あり
8. 既存構造の変化	縦走襞見えず，輪状襞見えず
9. 血管の変化（1本の血管形態の変化）	拡張あり，蛇行なし，口径不同なし
10. 血管の変化（複数本の血管形態の変化）	形状均一，分布均一

　肺内気管支の上皮下型隆起性病変である．病変表面の血管は拡張はあるものの，蛇行なし，口径不同なし．血管全体では形状均一，分布均一であり，良性上皮下型病変を疑う．白色調であり，EBUSでは上皮下から軟骨までの間（上皮下組織）に存在する病変と考えられた．

　「右 B^3 を閉塞する上皮下型隆起性病変で，白色調で，良性血管パターンを呈した多形腺腫疑いの1例」である．

症例 16　左主気管支に多発する病変

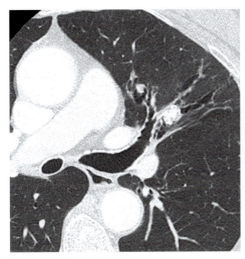
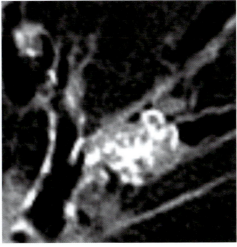

胸部造影 CT
左 B^{5}a の気管支内腔に病変あり．縦隔条件で内部に明瞭な石灰化があり，気管支結石を強く疑った．

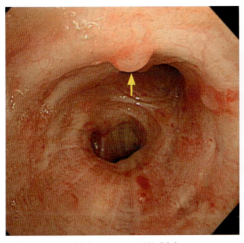
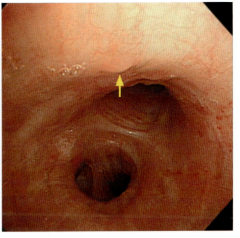

白色光：初回(左)，2.5 か月後(右)
左 B^{5}a の病変に対して気管支鏡検査を行ったが，左主気管支に多発する隆起性病変あり．背景上皮は正常．病変は気管支軟骨輪の幅より少し小さい印象で 3 mm 程度．隆起性で，**隆起部の立ち上がりが緩やかで境界不明瞭，demarcation line なし**．色調は周囲の上皮と同様．初回と 2.5 か月後の気管支鏡所見の比較で，2.5 か月の経過で小さくなっていた．

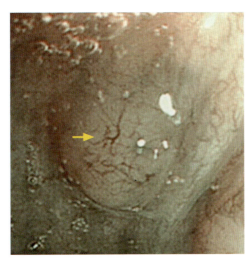

NBI(初回)
表面形状は滑沢あり，縦走襞見えず，輪状襞見えず，軟骨の凹凸は見えず．隆起部では上皮下樹枝状血管が目立っている．この上皮下樹枝状血管は若干拡張あり，蛇行なし，口径不同なく，形状均一，分布均一と判断した．上皮下組織浅層の血管を示す褐色調の血管(→)を持ち上げており，**上皮下組織浅層血管の位置より深層から組織を圧排しながら増大してきたものと推測する**．

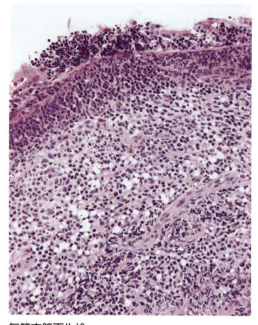

気管支鏡下生検
単核球の上皮下進展が高度であり，上皮を被った病変である．

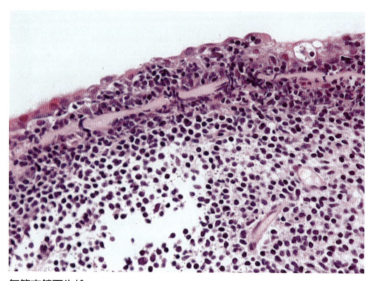

気管支鏡下生検
基底膜を貫通して上皮進展する単核球が見られる．

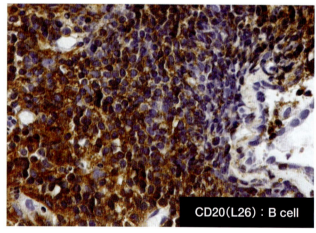

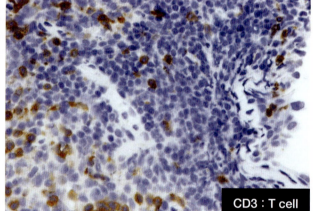

気管支鏡下生検
follicular lymphoma, MALT lymphoma を否定するための免疫染色の追加となった．CD20(L26)陽性の B cell, CD3 陽性の T cell が混在しており，反応性リンパ濾胞と考えられる．また，follicular lymphoma で陽性の可能性が高い CD10 は陰性であった．follicular lymphoma や低悪性度の MALT lymphoma で検出されることが多く，反応性の胚中心細胞では陰性とされる bcl-2 は陰性であり，反応性の可能性が高いと考えられた．

3 中枢病変アトラス―10 steps method による診断

診断プロセス

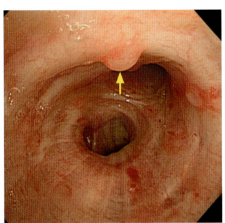
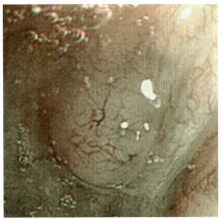

読影 step	本症例
1. 病変の場所	左主気管支（多発）
2. 背景上皮	肥厚なし，萎縮なし
3. 病変の大きさ	約 3 mm 大
4. 病変の形態	隆起性
5. 病変の境界	不明瞭（demarcation line なし）
6. 病変の色調	周囲の上皮と同様
7. 病変の表面	滑沢あり
8. 既存構造の変化	縦走襞見えず，輪状襞見えず，気管支軟骨の凹凸見えず
9. 血管の変化（1 本の血管形態の変化）	上皮下樹枝状血管は若干拡張あり，蛇行なし，口径不同なし
10. 血管の変化（複数本の血管形態の変化）	形状均一，分布均一

　肺外気管支における多発する上皮下型隆起性病変である．病変の表面で縦走襞は見えず，通常認める樹枝状の上皮下組織浅層の血管（NBI で褐色）が持ち上げられ，上皮下組織浅層以深に病変の主体があり持ち上げていると推測した．病変部の樹枝状の上皮下組織の浅層血管はわずかな拡張あり，蛇行なし，口径不同なし，複数の血管では形状均一，分布均一で，良性所見であった．

　「左主気管支に，多発する上皮下型隆起性病変で，継時的に縮小した lymphoid follicule の 1 例」である．

症例 17　右中間幹から右中葉支の病変

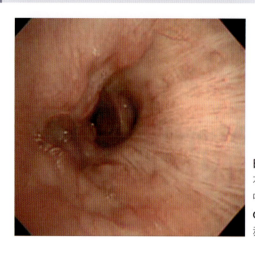

白色光
右中間幹の腹側に隆起性病変あり．背景粘膜は正常．右中間幹の1/2周の大きさ．隆起性で**境界は不明瞭，demarcation line なし**．色調は周囲の上皮に比べ若干発赤．

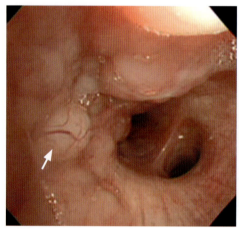
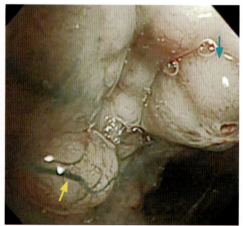

白色部分あり（⇨）．表面形状は滑沢あり，縦走襞・輪状襞・軟骨の凹凸は見えず．NBI（**右**）では**隆起部全体で微細血管が増生している**（→）．この微細血管は拡張なし，蛇行なし，口径不同なく，形状均一，分布均一と判断した．一部では，上皮下組織浅層・深層の血管（→）を持ち上げており上皮下組織を圧排しながら増大してきたものと推測する．

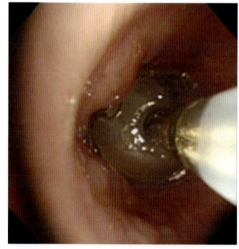
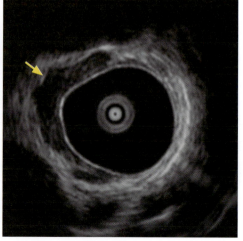

EBUS　バルーンシースを被せた超音波プローブを使用．生理食塩液でバルーンを膨らませ，中間幹下部の横断像を描出した．EBUS 画像では，病変は中間幹下部・中葉支入口部手前の気管支壁全層を置換する，かなり輝度の低い低エコー領域（→）を呈した．

3 中枢病変アトラス—10 steps method による診断

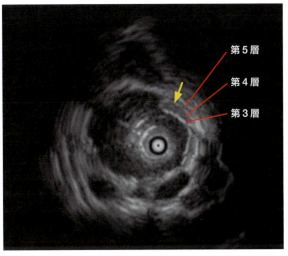

EBUS 超音波プローブを右中葉支（⇨）に挿入し走査した．**病変は全体として低エコー領域であり，第3・4層である気管支軟骨（→）をわずかに越えるように存在していた**．第3層は気管支軟骨の内腔側の境界で生じる境界エコーで境界から超音波の進行方向に存在する高エコー層であり，第4層は気管支軟骨自体から第3層（境界エコー）を差し引いた領域を示す．第5層は，気管支軟骨の外側の境界で生じる境界エコーであり，やはり境界から超音波の進行方向に存在する高エコー層で，気管支軟骨外に存在する[6]．

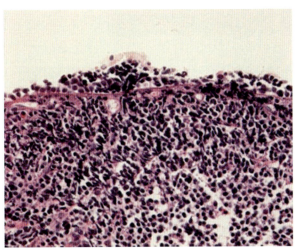
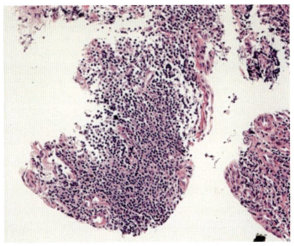

気管支鏡下生検
上皮下組織に異型リンパ球の増生・浸潤がある．異型リンパ球の上皮内浸潤（lymph-epithelial lesion）を認めた．

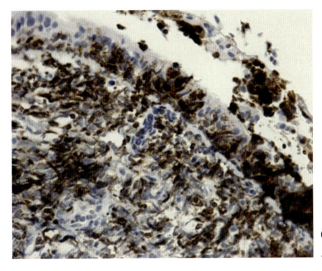

CD-20 免疫染色（B 細胞性マーカー）
上皮下・上皮内に小型異型リンパ球の増生・浸潤がある．

6) Kurimoto N, Murayama M, Yoshioka S, et al：Assessment of usefulness of endobronchial ultrasonography in determination of depth of tracheobronchial tumor invasion. chest 115：1500-1506, 1999

診断プロセス

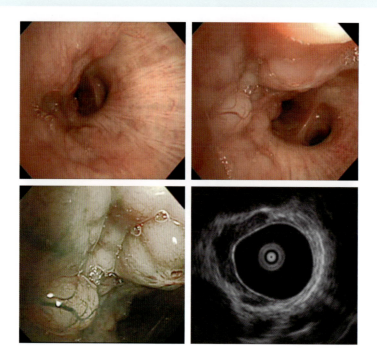

読影 step	本症例
1. 病変の場所	右中間幹から右中葉気管支
2. 背景上皮	肥厚なし，萎縮なし
3. 病変の大きさ	右中間幹（2/3周）から右中葉気管支（閉塞）
4. 病変の形態	隆起性
5. 病変の境界	不明瞭（demarcation line なし）
6. 病変の色調	軽度発赤から白色調
7. 病変の表面	滑沢あり
8. 既存構造の変化	縦走襞見えず，輪状襞見えず，気管支軟骨の凹凸見えず
9. 血管の変化（1本の血管形態の変化）	微細な血管が増生．拡張なし，蛇行なし，口径不同なし
10. 血管の変化（複数本の血管形態の変化）	形状均一，分布均一（全般には微細な血管が増生，一部では上皮下血管が持ち上げられており，分布均一と考えた）

　肺外気管支の上皮下型隆起性病変である．病変の表面には縦走襞は見えず，通常認める樹枝状の上皮下組織血管が見えない領域では微細血管が増生しており，上皮下組織浅層まで病変が存在していると考えられる．また，樹枝状の太い上皮下組織の血管が持ち上げられている部位があり，その部位の病変は上皮下組織深層に病変の主体があり持ち上げているものと推測した．微細血管，樹枝状の太い上皮下血管の両者とも拡張なし，蛇行なし，口径不同なし，複数の血管では形状均一，分布均一であった．血管所見から軟らかい病変を疑い，EBUSではエコー輝度のかなり低い低エコー領域（均一の組織構造を示唆）であり，悪性リンパ腫を強く疑う所見であった[7]．

　「右中間幹から中葉気管支における，多結節状の上皮下型隆起性病変で，EBUS でエコー輝度がかなり低い内部エコーが特徴的である BALToma の 1 例」である．

---

7) 長南明道, 望月福治, 池田 卓, 他：胃悪性リンパ腫の超音波内視鏡所見の検討．Gastroenterol Endos 34：1833-1843, 1992

症例 18　気管の病変

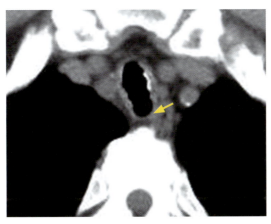

胸部単純 CT（縦隔条件）
気管軟骨部に丈の低い隆起性病変が多発している．隆起部分に石灰化を認める．

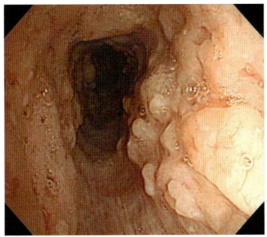 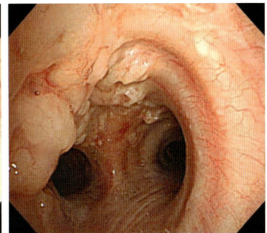

白色光　気管軟骨部（膜様部は温存されている）．背景上皮は正常．気管軟骨部の全周に多発している．多発する隆起性病変が集簇しており，隆起の上にさらに隆起を認める．境界は不明瞭，demarcation line なし．色調は周囲の上皮と同様．表面形状は滑沢あり，病変の表面で縦走襞，輪状襞，軟骨の凹凸はいずれも見えず．

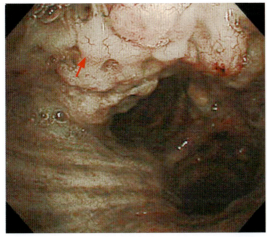 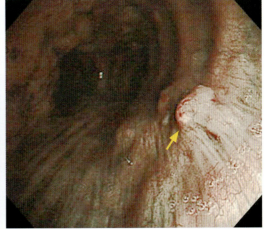

NBI　病変は，病変部で縦走襞（→），上皮下組織浅層にある褐色を呈する血管網（→）を持ち上げている．この上皮下組織浅層の血管は，拡張なく，蛇行なし，口径不同なし，複数の血管では形状均一，分布均一にて良性病変の血管パターンであった．

II編　中枢病変の気管支鏡診断

診断プロセス

読影 step	本症例
1. 病変の場所	気管，左右主気管支
2. 背景上皮	肥厚なし，萎縮なし
3. 病変の大きさ	気管軟骨部を広範に占める
4. 病変の形態	多発する隆起性病変．隆起の上に隆起あり
5. 病変の境界	不明瞭(demarcation line なし)
6. 病変の色調	軽度白色調
7. 病変の表面	滑沢あり
8. 既存構造の変化	縦走襞途絶，輪状襞見えず，気管支軟骨の凹凸見えず
9. 血管の変化(1 本の血管形態の変化)	拡張なし，蛇行なし，口径不同なし
10. 血管の変化(複数本の血管形態の変化)	形状均一，分布均一

　気管，肺外気管支の軟骨部のみに存在する上皮下型隆起性病変である．縦走襞は病変により持ち上げられ途絶している．褐色の上皮下組織浅層の血管も病変に持ち上げられている．以上から上皮下浅層以深を占拠する病変で，病変に持ち上げられた上皮下組織浅層の血管は拡張なく，蛇行なし，口径不同なし，複数の血管では形状均一，分布均一であり，上皮下型の良性病変と考えられた．膜様部は温存され軟骨部のみに生じている．上皮下型で石灰化を伴う病変である．

　「気管軟骨部に多発する上皮下型隆起性病変を呈した tracheobronchopatia osteochondroplastica の 1 例」である．

COLUMN

気管支鏡検査の質を上げる

　気管支鏡検査の質とは何であろうか．気管支鏡検査で得ることのできる結果を最も良い形にすること，また患者を気管支鏡検査のリスクから守り安全に検査を終えることと考えられる．また，1 つの施設での質を考えるのではなく，国内・海外も含め，多施設の全体での質を考えるべきである．

　気管支鏡検査で得ることのできる結果には，診断では細胞診診断，病理組織診断，細菌学的診断などの結果を明確に得ること，治療ではステント挿入などによる計画したとおりの状態に誘導することである．そのためには，手技の標準化に続き，問題解決を繰り返すカイゼンを行う体制が必要である．

　気管支鏡検査のリスクから守り安全に検査を終えるためには，検査前の検査に携わるスタッフ全員におけるブリーフィング，タイムアウト，検査後の振り返りなどにおいて，チェックリストを用いた医療安全の考えが必要である．

症例 19　右 B^{10} の病変

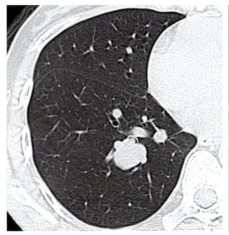
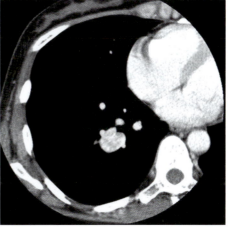

胸部造影 CT（肺野・縦隔条件）　右 B^{10} 内腔に突出する腫瘤性病変がある．この病変は縦隔条件で造影効果あり．腫瘤は周囲の肺を圧排していた．

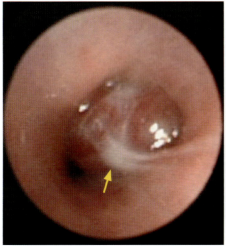
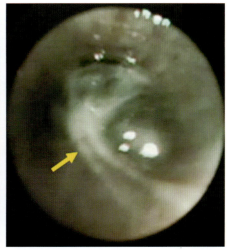

白色光（左），NBI（右）　右 B^{10}．背景上皮は正常．右 B^{10} 内腔の 90％ 程度を占める．隆起性のポリポイド病変で基部がほとんど見えないが，口側端は境界不明瞭であった．色調は赤色で血豆様．表面形状は滑沢あり．**病変部で縦走襞を明瞭に持ち上げている（→），**輪状襞見えず，軟骨の凹凸は見えず．

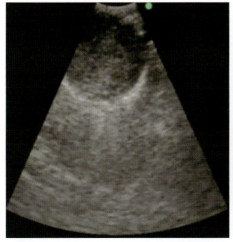
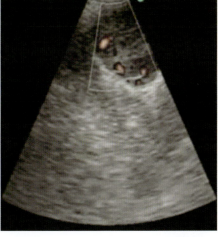

EBUS　コンベックス型超音波気管支鏡で B^{10} を閉塞させる病変を観察した．**病変全体は比較的高エコーである**が，病変内部に小円形の低エコー領域が散在している．パワードプラモードでは病変辺縁部に点状血管を認める．

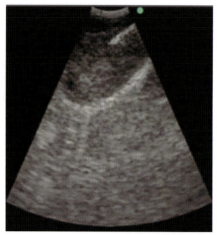

EBUS コンベックス型超音波気管支鏡でB¹⁰に突出する病変を描出し，EBUS-TBNAを施行したが，血液のみの回収であり，有意な所見を得ることができなかった．

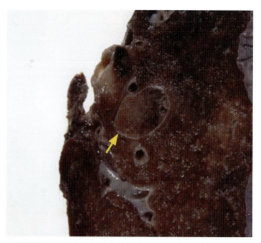

手術標本 右肺下葉切除術による切除標本では，明瞭な境界（→）を有する病変であった．

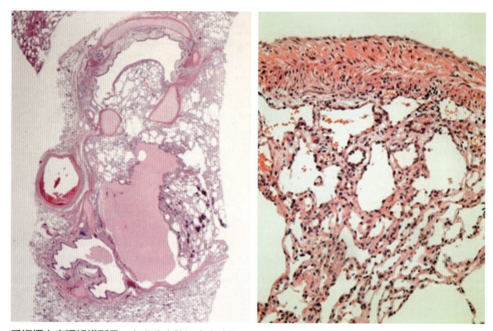

手術標本病理組織所見 右B¹⁰内腔に突出するcapillary hemangiomaを認める．

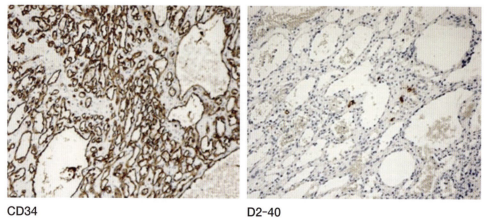

CD34   D2-40

病変はCD34で陽性，D2-40で陰性である微細な血管が増生しており，capillary hemangiomaと診断された．

3 中枢病変アトラス—10 steps method による診断

診断プロセス

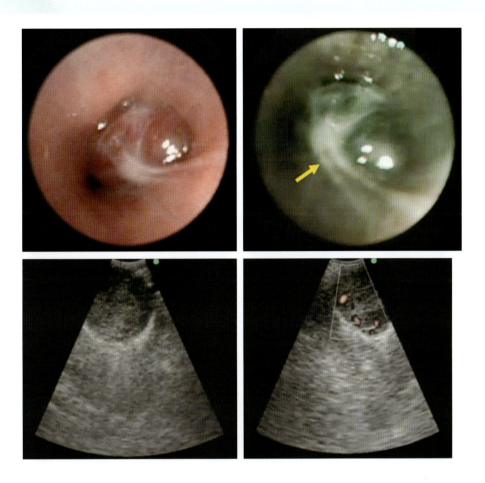

読影 step	本症例
1. 病変の場所	右 B^{10}
2. 背景上皮	肥厚なし，萎縮なし
3. 病変の大きさ	右 B^{10} 内腔の 90% 程度を占める
4. 病変の形態	隆起性
5. 病変の境界	不明瞭（demarcation line なし）
6. 病変の色調	赤色
7. 病変の表面	滑沢あり
8. 既存構造の変化	縦走襞を持ち上げている，輪状襞見えず，気管支軟骨の凹凸見えず
9. 血管の変化（1本の血管形態の変化）	病変自体が赤色で，病変表面に微細な血管は見えず
10. 血管の変化（複数本の血管形態の変化）	病変自体が赤色で，病変表面に微細な血管は見えず

　肺内気管支の上皮下型隆起性病変である．病変は縦走襞を持ち上げており，縦走襞以深を占拠する病変と考えられる．白色光では血豆様であり血管病変を疑う所見で，EBUS で高エコーであり，病変内部の構造は不規則であることが推測される．

　「右 B^{10} を閉塞し，白色光で赤色，EBUS で内部エコーが高エコーを呈した capillary hemangioma の 1 例」である．

II編　中枢病変の気管支鏡診断

症例 20　右 B⁴ の病変

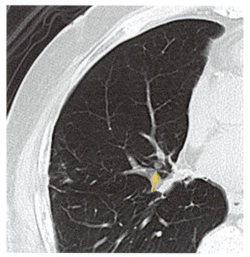

胸部単純 CT（肺野条件）
右 B⁴ の内腔を占拠するポリポイド病変（→）を認める．

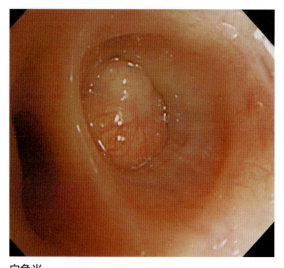

白色光
右 B⁴ 内腔を閉塞するポリポイド病変を認める．白色光で，病変は滑沢な上皮を被るため，上皮下病変である．**病変の色調は黄色**で特徴的であった．

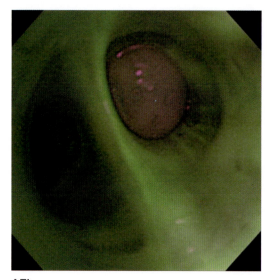

AFI
病変の色調は淡いマゼンタ調であった．病変の境界部は観察できず，見えている範囲で病変周辺への浸潤は認めなかった．

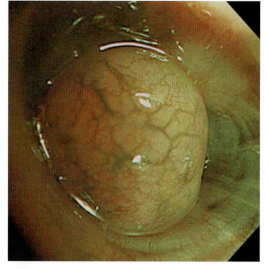

NBI
病変部の血管は，**褐色の上皮下組織浅層血管と緑色の上皮下組織深層血管が持ち上げられており**，これらの血管には拡張なし，蛇行なし，口径不同なしであった．

106

3 中枢病変アトラス—10 steps method による診断

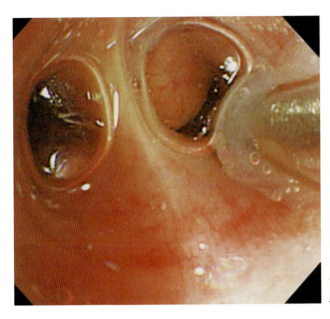

ラジアルプローブにバルーンシースを被せ，生理食塩液でバルーンシースを膨らませ，ラジアル走査を行った．

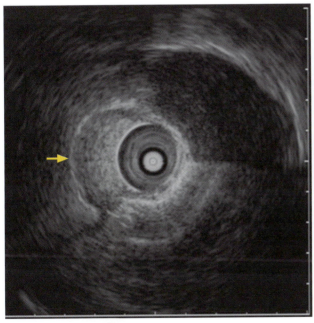
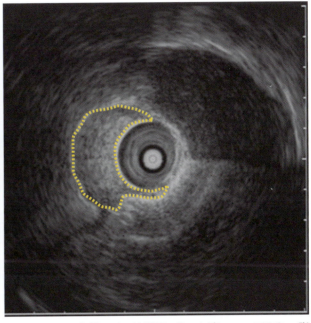

EBUS プローブの7〜11時方向に存在する丸い病変（→，……内）における**内部エコーは微細で均一な高エコー**であり，脂肪腫に合致する所見であった．

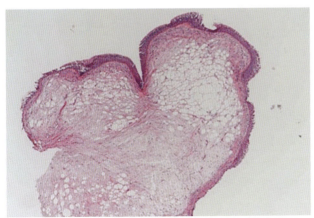
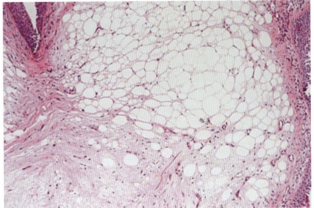

気管支鏡下生検
病変は正常の気管支上皮を被った上皮下組織に存在し，病変の全体は成熟した脂肪細胞が増生しており脂肪腫と診断された．

診断プロセス

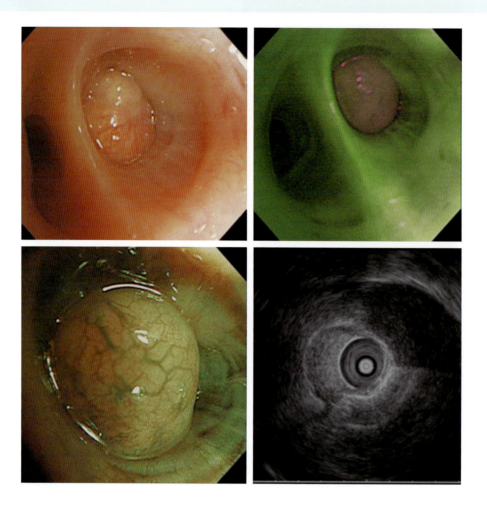

読影 step	本症例
1. 病変の場所	右 B⁴
2. 背景上皮	肥厚なし，萎縮なし
3. 病変の大きさ	右 B⁴ 閉塞
4. 病変の形態	隆起性
5. 病変の境界	不明
6. 病変の色調	黄色
7. 病変の表面	滑沢あり
8. 既存構造の変化	縦走襞見えず，輪状襞見えず，気管支軟骨の凹凸見えず
9. 血管の変化（1本の血管形態の変化）	上皮下組織血管に拡張なし，蛇行なし，口径不同なし
10. 血管の変化（複数本の血管形態の変化）	形状均一，分布均一

　肺内気管支の上皮下型隆起性病変である．病変は上皮下組織深層血管を持ち上げており，上皮下組織深層以深から生じた病変であることがわかる．その血管は拡張なし，蛇行なし，口径不同なし．複数の血管では形状均一，分布均一であり，良性の血管パターンであった．色調が黄色であり，EBUSで均一な高エコーの病変であり，脂肪腫を疑う所見であった．

　「右 B⁴a を閉塞する，黄色調で，EBUS で内部エコーが均一な高エコーを呈した脂肪腫の1例」である．

症例 21　左 B^{1+2}a の病変

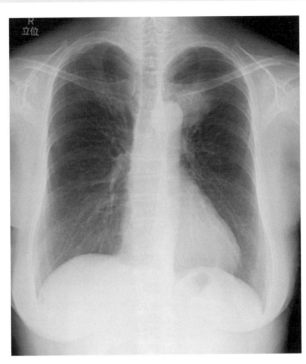

胸部単純正面写真
左上肺野の縦隔側に，大動脈弓に重なる濃度上昇を認める．病変と大動脈弓の重なりにおいて，大動脈弓の外側の線は追うことができる（シルエットサイン陰性）ので，大動脈弓外側から離れた病変であると考えられる．

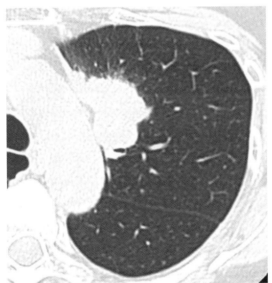
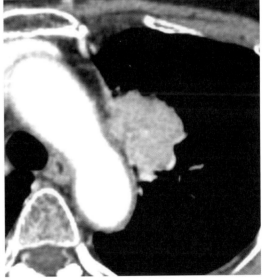

胸部造影 CT（肺野条件，造影縦隔条件）
上行大動脈から大動脈弓部に移行する部位の少し尾側のスライスである．左 S^{1+2}a の腫瘤は，臓側・縦隔胸膜を越え縦隔に浸潤していると考えられる．

II編　中枢病変の気管支鏡診断

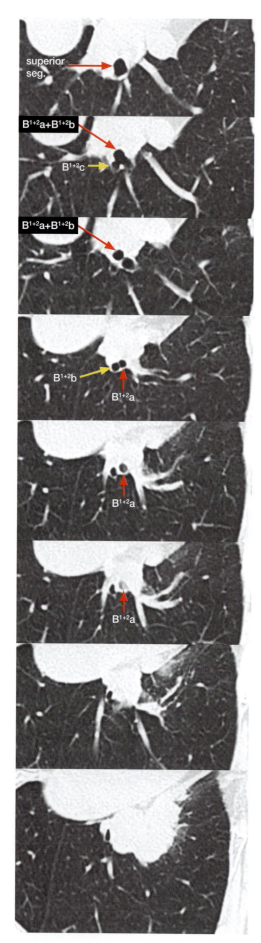

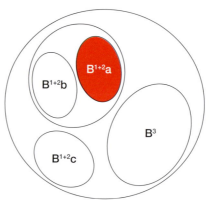

左上区気管支から7時方向にB^{1+2}cが単独で分岐し，10時方向にB^{1+2}a＋B^{1+2}b（共通幹）と4時方向にB^{3}を分岐する．
B^{1+2}a＋B^{1+2}b（共通幹）から頭側にB^{1+2}a，背側にB^{1+2}bを分岐する．B^{1+2}a内腔に病変が出現しており，ポリポイド病変の存在を疑った．

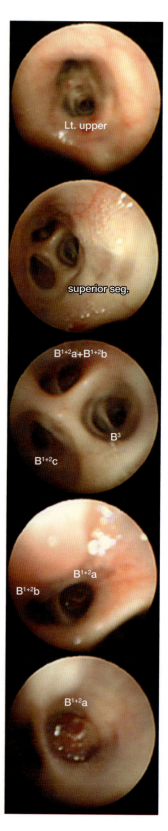

3 中枢病変アトラス—10 steps method による診断

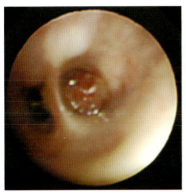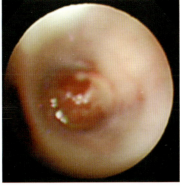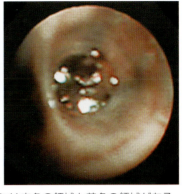

a | b | c

a, b：左 B^{1+2}a を閉塞させるポリポイド病変を認める．ポリポイドの表面には赤色の領域と黄色の領域がある．
c：NBI で生理食塩液注入前では，ポリポイド病変の表面に光の反射が多く，病変の表面の詳細がわかりにくい．

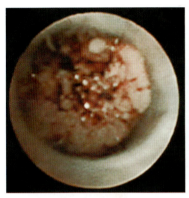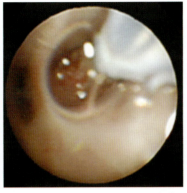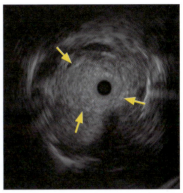

a | b | c

a：生理食塩液注入下 NBI では，空気下に比べピントが合い病変が近づいているように見える（屈折率の影響と考えられる）．**病変表面には肌色の多結節の集簇があり，上皮に病変が露出していると考えた**．扁平上皮癌などで散見される点状血管，斑状血管，横走血管などは見られない．
b：ポリポイド病変と気管支壁の間（3時方向）にプローブ/ガイドシース（GS）を挿入した．
c：EBUS で，病変内部で楕円状の高エコーを呈する気管支壁（→）を外方に圧排しており，気道内を圧排しながら浸潤してきていると推測した．

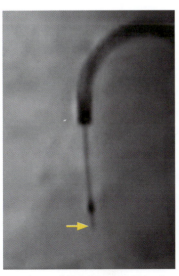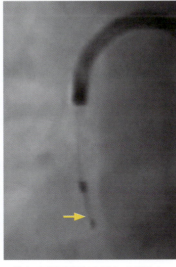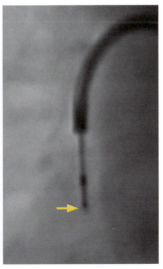

a | b | c

a：プローブ/GS（GS を被せたプローブ）を直視下病変の横から挿入し，病変が最も厚く描出される中心部から少し中枢側で走査する．**透視画面でその回転している超音波探触子の位置（→）を記憶しておく**．
b：プローブを抜き，記憶している探触子の位置（→）にブラシを誘導し，擦過細胞診を行った．
c：続いて探触子が走査した同じ位置（→）に生検鉗子を誘導し，鉗子を開き生検を行った．
気管支内に直接病変が観察できても，その表面から生検するのではなく，GS を被せたプローブを病変内に誘導し，擦過・生検を行うようにしている．出血を少しでも少なくすることができるように感じている．また，病変の表面に壊死を伴う場合は，病変内部からの生検は有効である．

111

II編　中枢病変の気管支鏡診断

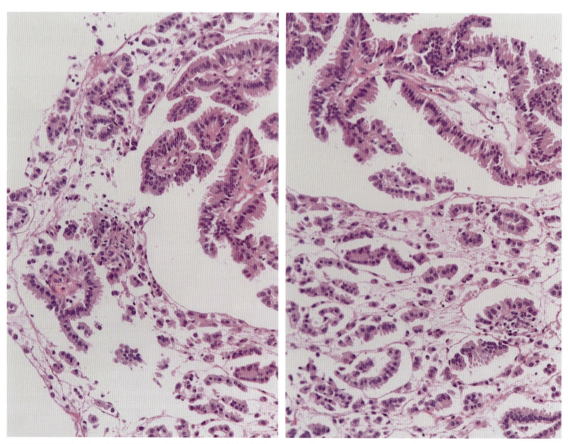

擦過細胞診　核腫大，クロマチン増量，乳頭状増殖があり，adenocarcinoma と考えられた．

気管支鏡下生検　非粘液性の細胞が乳頭状に増生し，一部 micropapillary の所見もあり，adenocarcinoma（papillary が主体）と診断された．

3 中枢病変アトラス—10 steps method による診断

診断プロセス

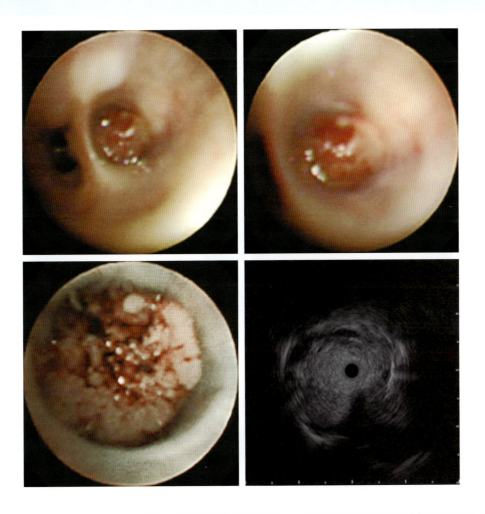

読影 step	本症例
1. 病変の場所	右 $B^{1+2}a$
2. 背景上皮	肥厚なし，萎縮なし
3. 病変の大きさ	右 $B^{1+2}a$ 閉塞
4. 病変の形態	隆起性．表面は不均一な顆粒状で凹凸不整が目立つ
5. 病変の境界	不明
6. 病変の色調	発赤
7. 病変の表面	滑沢なし
8. 既存構造の変化	縦走襞見えず，輪状襞見えず，気管支軟骨の凹凸見えず
9. 血管の変化（1 本の血管形態の変化）	血管は見えず
10. 血管の変化（複数本の血管形態の変化）	血管は見えず

　肺内気管支の上皮型隆起性病変である．病巣表面の血管が見えないため評価不可であった．EBUS で病変が気管支壁を外方に圧排している所見を認め，腫瘍が気管支腔内にポリポイドに増生し，周囲組織を圧排している状態を示したものと考えた．腺癌が気管支腔内にポリポイドに増殖し，細顆粒状の表面を呈した珍しい症例であった．

　「左 $B^{1+2}a$ の上皮型隆起性病変であり，浸水下 NBI 観察で表面が細顆粒状で，EBUS で気管支壁の外方圧排を呈した腺癌の 1 例」である．

症例 22　$B^{1+2}a$ の病変

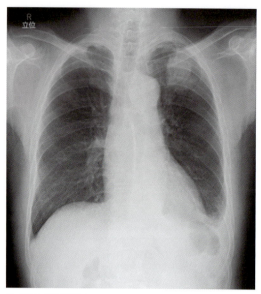

胸部単純正面写真
左肺上肺野に明瞭な腫瘤影を認める．

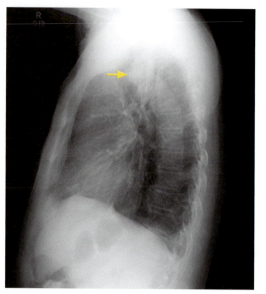

胸部単純側面写真
左肺上肺野で，大動脈弓に重なる明瞭な腫瘤影（→）を認める．

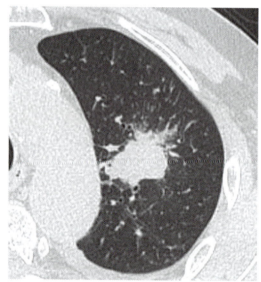

胸部単純 CT（肺野条件）
左 $S^{1+2}a$ の腫瘤は，$B^{1+2}a$ を閉塞させている．

3 中枢病変アトラス―10 steps method による診断

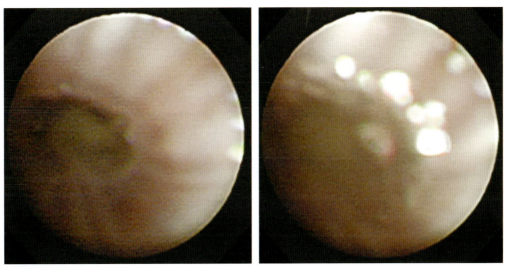

白色光(空気下)　B^{1+2}a を閉塞させる褐色のポリポイド病変を認めた．細径気管支鏡(BF-P260F)による空気下観察のため，ピントがあまい画像になっている．

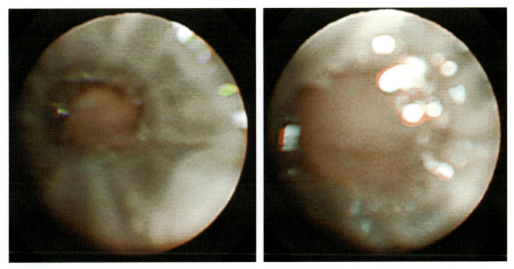

NBI(空気下)　B^{1+2}a を閉塞させる表面がスムースなポリポイド病変を認めた．細径気管支鏡(BF-P260F)による空気下観察であるが，NBI 画像のほうが白色光より若干ピントが合っている．

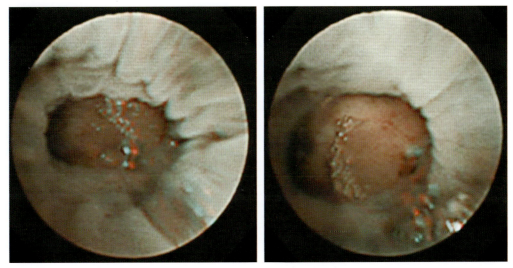

NBI(浸水下)　細径気管支鏡(BF-P260F)による**浸水下 NBI 観察が最もピントが合っていた**．NBI 観察(浸水下)で褐色，境界は不明，滑沢なし，縦走襞・輪状襞見えず．病変表面の血管は見えなかった．

115

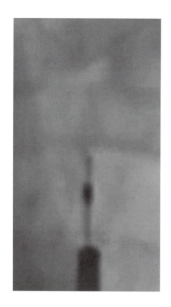
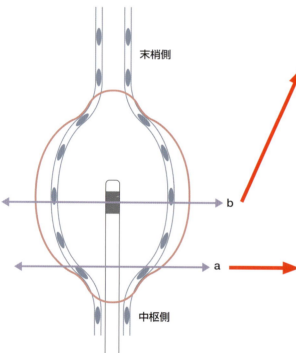
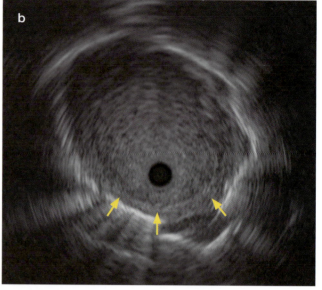

EBUS（病変中央部）
B^{1+2}a を閉塞させる病変の中央部で走査すると**気管支壁（→）を外方に圧排している所見**を認める．気管軟骨より浅い層から発生する病変は本例のように気管支壁を外方に圧排しながら増殖していることが多い．

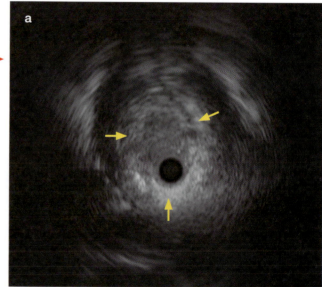

EBUS（病変入口部）
B^{1+2}a を閉塞させる病変の入口部で走査すると，病変による気管支壁（→）の圧排は軽度であり，病変は気管支内腔に存在することがわかる．

3 中枢病変アトラス―10 steps method による診断

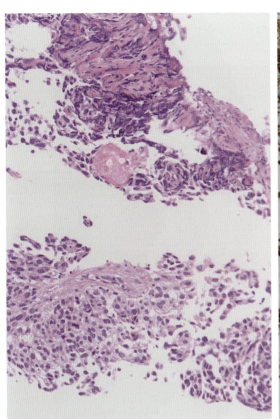
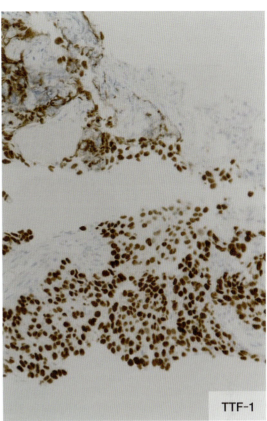

気管支鏡下生検
腫大した核を有する腫瘍細胞の領域は，TTF-1 陽性であった．

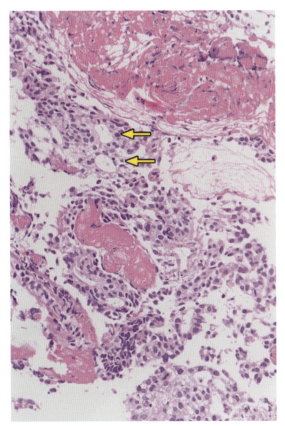
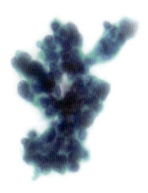

気管支鏡下生検
腺腔形成を認める領域（→）があり，TTF-1 陽性であり，non-small cell carcinoma, favor adenocarcinoma と診断された．

擦過細胞診
核腫大，クロマチン増量した多角形細胞が増殖しており，adenocarcinoma が推測された．

117

診断プロセス

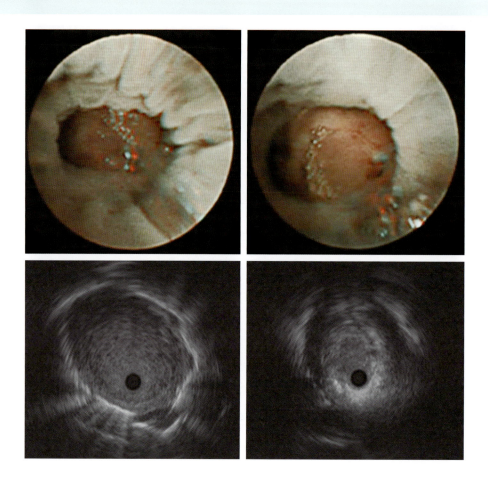

読影 step	本症例
1. 病変の場所	右 B^{1+2}a
2. 背景上皮	肥厚なし，萎縮なし
3. 病変の大きさ	右 B^{1+2}a 閉塞
4. 病変の形態	隆起性
5. 病変の境界	不明
6. 病変の色調	褐色（NBI にて）
7. 病変の表面	滑沢なし
8. 既存構造の変化	縦走襞見えず，輪状襞見えず，気管支軟骨の凹凸見えず
9. 血管の変化（1 本の血管形態の変化）	血管は見えず
10. 血管の変化（複数本の血管形態の変化）	血管は見えず

　肺内気管支の上皮型隆起性病変である．NBI（浸水下）が大変有用で，病変の表面は滑沢なく，褐色（NBI にて）であった．NBI でも病変表面の血管は見えず評価できなかった．EBUS で気管支壁を内腔から外側に圧排しながら増殖していた．

　「左 B^{1+2}a の上皮型隆起性病変で，NBI（浸水下）観察で褐色を呈し，EBUS で気管支壁の外方圧排を認めた腺癌の 1 例」である．

Ⅲ編

末梢病変の
気管支鏡診断

1 肺末梢病変診断の基礎

1 肺末梢病変に対する EBUS using a guide sheath(EBUS-GS)

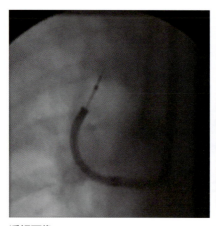
透視画像

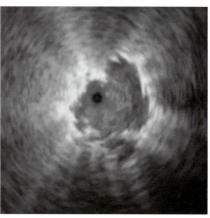
EBUS

　肺末梢病変の気管支鏡診断において，EBUS（ラジアルプローブ）を使用する以前は，透視で病変の位置を観察しながら行っていた．EBUSを使用できるようになり，枝読みまたはナビゲーションで病巣に通じる気管支ルートに気管支鏡を誘導し，病巣に向けラジアルプローブを挿入し，病変の描出を行うようになった．上図のように，小型病変など透視で病変の位置がわかりにくい場合でも，EBUS（ラジアルプローブ）は病変を明瞭に描出することができ，病変の位置の決定には大変有用であることがわかった[1]．

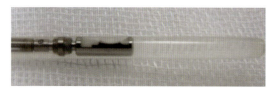

細径超音波プローブの先端の拡大図
ラジアル走査の探触子（凹面振動子）がプローブ内の媒体の中に存在する．凹面振動子の表面の媒体内に気泡が存在すると超音波画像が描出できない．

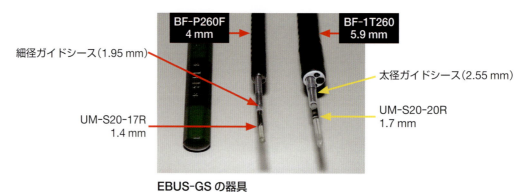

EBUS-GS の器具

---

1) Kurimoto N, Miyazawa T, Okimasa S, et al : Endobronchial ultrasonography using a guide sheath increases the ability to diagnose peripheral pulmonary lesions endoscopically. Chest 126 : 959-965, 2004

1 肺末梢病変診断の基礎

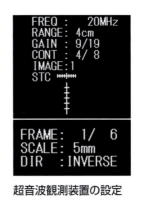

EBUS

超音波観測装置の設定

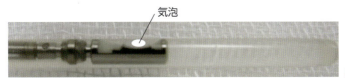

探触子表面の気泡のイメージ

　ガイドシース(GS)には，太径(外径2.5 mm)と細径(2.0 mm)の2種類がある．GSの開発当初は太径のGSのみであり，外径6 mm前後のスコープ(鉗子口2.8 mm)が必要であり，太いために末梢病変への誘導が困難な症例が存在した．細径のGSが登場すると外径4 mmのスコープ(鉗子口2.0 mm)を用いて，より末梢気管支での操作が可能になり，現在は標準手技として細径のGSを用いたEBUS-GSをほとんどの症例で施行している．GSの太さにより生検鉗子の太さ・先端のcupの大きさが変わるため，大きな生検組織を回収したい場合，太径のGSの使用を考慮することがある．

　超音波観測装置の設定ではRANGE(画面の幅)を一定にしておく(われわれの施設では4 cmにしている)．Gain, Contrastも一定にしておく(われわれの施設では中央値に近いGain 9/19, Contrast 4/8にしている)．Imageは1にしておく．STCはプローブからの距離ごとでの輝度の調整であり，中央に合わせておく．DIR(direction)をInverseにする．DIRのNormalでは，超音波画像の観察方向がプローブの先端からプローブの接続部に向いている．DIRのInverseは，超音波画像の観察方向がプローブの接続部からプローブの先端に向いている(気管支の中枢側から末梢側に向いた画像)．気管支鏡検査時，中枢側(手前)から内視鏡画像を観察しており，Inverseにすることで内視鏡像と超音波画像の左右の位置関係が一致する．

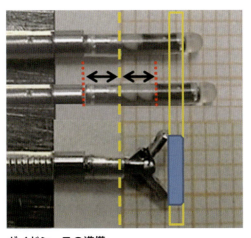

ガイドシースの準備

〔浅野文祐，宮澤輝臣(編)：気管支鏡ベストテクニック，初版．p98，中外医学社，2012より一部改変〕

　GSに生検鉗子を入れcupを開き生検鉗子を引いてきて，cupがGSからちょうど出た位置に合わせておき，生検鉗子に装着したストッパーをGS手前出口に接触するように調整する．

　また，GSに生検鉗子を入れcupを開くと，cupの手前のヒンジの部分が飛び出るため，GS先端から4 mm離れた部位を生検することになる．生検する部位を超音波画像で観察しておきたいため，超音波プローブの探触子中央部がGS先端から4 mm離れた部位に位置するように，プローブに装着したストッパーをGS手前出口に接するように調整する．GSの金属マーカーの先端寄りの縁とGS先端の間の距離が2.5 mmであり，探触子の

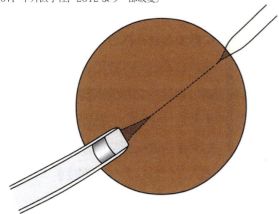

EBUS-GS（プローブで走査）
CT（できれば1mm程度のスライス）で気管支が病変内もしくは病変に接する場合，EBUS-GSの適応になる．GSを被せた超音波プローブを病変内，もしくは病変に接する気管支まで誘導する．生検したい部位にプローブを誘導する．たとえば，病変中央部が壊死している可能性が高い場合，プローブを手前の病変辺縁に引いてくる．壊死などがなく病変内の腫瘍細胞の存在が均一に近いなら，**プローブは病変の中央でなく病変の長さの1/3程度入った部位に誘導し，**病変の中枢側を生検するようにしている．GSは呼吸性移動などで末梢に移動しやすく，また，GSが病巣を越えていると細胞・組織の回収はできないからである．

〔イラスト：浅野文祐，宮澤輝臣（編）：気管支鏡ベストテクニック，初版．p97，中外医学社，2012より一部改変〕

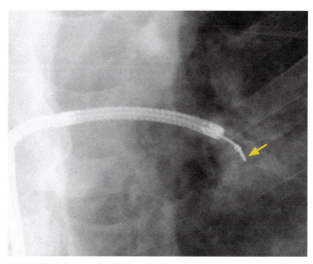

X線透視（プローブの先端の位置の同定）
プローブで走査しながら**生検したい位置が透視画面上のどの位置かを記憶する．**術者と助手の間で「透視画面上のこの肋間の中央部」などのように話し合う．当院ではX線透視の画面を180°回転して用いている．気管支鏡のup/down angleの手の動きとスコープ先端の動きが一致するため理解しやすい．

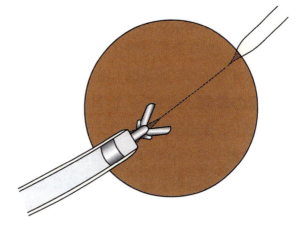

EBUS-GS（プローブの抜去）
プローブを手前に引いてくるとき，引き始めの2～4mm引き**プローブの探触子がGS内に完全に入るとEBUS画像が暗くなり，**再度プローブを押し探触子の一部がGSから出るとEBUS画像が明るくなる．この現象と透視画像を用いてGSの位置を確認しながらプローブを抜去する．

〔イラスト：浅野文祐，宮澤輝臣（編）：気管支鏡ベストテクニック，初版．p97，中外医学社，2012より一部改変〕

EBUS-GS（生検を行う）
第1助手が生検鉗子をGSに入れ生検鉗子を開くようにした状態で，術者がGS越しに生検鉗子を5mm程度前後させ生検鉗子を開き，少し（5mm程度）病変を押すようにする．少しでも大きな組織を生検するためには，次の3か所での固定が大切である．

① 第2助手は気管支鏡を鼻または口の入口部で固定する
② 術者がworking channel入口部でプローブ/GSを固定する
③ 第1助手がGS手前の出口でGSと生検鉗子のストッパーを固定する

第1助手は生検鉗子のcupを3～5秒かけて**ゆっくり**生検する．

〔イラスト：浅野文祐，宮澤輝臣（編）：気管支鏡ベストテクニック，初版．p97，中外医学社，2012より一部改変〕

手前の縁がGS先端から同じ2.5 mm離れるようにすると，探触子の中央が生検部位に一致するようになる．

ブラシは，ブラシの外筒がGS先端のギリギリになるように，ブラシに装着したストッパーをGS手前出口に接するように調整する．

プローブの凹面振動子の表面の媒体内に気泡が存在すると，超音波が気泡により反射するため，超音波画像がきれいに描出できず暗くなる．検査開始前にプローブを空気下で走査し，図（⇒p121，EBUS）のようなプローブを中心とする多重の円（高エコー）が描出できることを確認しておくべきである．この多重の円はプローブ自身のプラスチックシースにおけるアーチファクトであり，見えるのが正常である．もし，この多重の円が見えないとき，探触子の表面に気泡がある場合があり，水銀体温計を振る要領でプローブを振り，媒体を先端に動かし，凹面振動子の表面の気泡を手前に移動させる．

2　末梢気管支に気管支鏡を誘導する方法

① 枝読み図またはナビゲーションで，到達すべき気管支を確認しておく．
② **枝読み図では，図を気管支内視鏡画像のモニターのすぐ傍に掲げ**，気管支内視鏡画像のモニター上で次の気管支を指差し，術者に指示する．
③ ナビゲーションでも，ナビゲーション画像をなるべく気管支内視鏡画像のモニターの近くに見えるように調整する（できれば同じモニター内に気管支内視鏡画像とナビゲーション画像を並列したい）．ナビゲーション画像を1分岐先に進ませ，それに追従するように気管支鏡を奥に誘導する．術者と誘導する医師が"1分岐ずつ進みお互いを確認する"という原則に沿って進むのであれば，同時に移動していく場合もある．
④ 気管支分岐部のspurに軟骨（下図左，→）が存在していることが多く，スコープがspurで引っかかる可能性が高い．スコープが気管支分岐部を通過するとき，**spurの反対側を押しながら（下図右，→）通過することで，奥の気管支に誘導できる**ことをよく経験する．

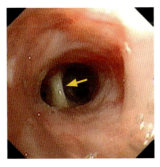
spurに存在する軟骨

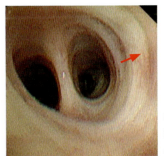
spurの反対側を押しながらspurを越える

⑤ スコープがかなり末梢に入り，これ以上奥に入りにくい状態になったとき，ゆっくり気管支鏡のup/down angleを少しかけたり，スコープを少し回転させ少しでも奥に入らないかどうか試みる．
⑥ 気管支鏡先端が気管支内に楔入したら，すりガラス影主体の病変でなければ，生理食塩液（以下，生食）7〜8 mLを鉗子口からworking channelを介して気管支内に注入する．生食をworking channelに注入していくとBF-P260Fでは約3 mL入ったところから気管支内に出てくるので，それ以降1 mLずつフラッシュするように入れていき計7〜8 mL程度を目標に入れることが多い．次頁図のように，**生食を入れると気管支内腔を拡げ，痰を排除でき，気管支を観察しながらプローブ/GSを挿入することができる**．すりガラス影主体の病変に生食を入れると，病変の局在がわからなくなるので，生食の注入は行わないようにしている．

III編　末梢病変の気管支鏡診断

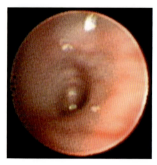
生食注入前

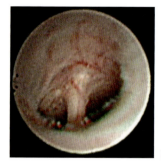
生食注入後

⑦ 術者もしくは助手がプローブ/GS を鉗子口から working channel に挿入し，目標とする気管支に挿入してラジアル走査を行い病変の描出を試みる．EBUS 画像で病変を描出できる状態（visible と呼んでいる）において，プローブと病変の位置関係を表す言葉として，within（プローブの周囲 360°に病変を認める），adjacent to〔プローブと病変は接しており，プローブの周囲で病変を認めない領域（→）が存在する状態〕を使い分けている．また，EBUS 画像が描出できない状態を invisible と呼ぶようにしている．

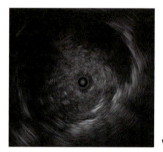
within

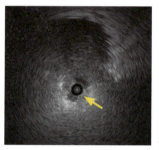
adjacent to

3　EBUS 画像を基にしたプローブ/GS の誘導方法

1）invisible の場合

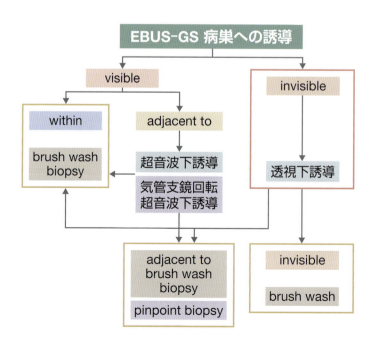

1 肺末梢病変診断の基礎

A   B   C

透視下誘導

A：EBUS で病変を描出できない．

B：X 線透視下で，気管支鏡の up/down angle レバーを用いて超音波プローブを病変の方向に向ける．気管支鏡の up/down angle レバーを用いて超音波プローブを病変の方向に向けた状態のまま，X 線透視を見ながら超音波プローブ /GS を手前に引いてくる．

C：その途中で気管支分岐があれば，手前に引いた超音波プローブ /GS を再挿入すると，病巣に向かう気管支に入ることがある．

 EBUS 画像で病変が見える（visible）場合と EBUS 画像で病変が見えない（invisible）場合がある．visible の場合，プローブと病変の位置関係において，「プローブの周囲 360°に病変がありプローブが病変内に位置する（within）」と「プローブが病変に接しておりプローブ周囲の一部に病変が存在しない部位がある（adjacent to）」に分けられる．invisible は，プローブが病変に接しておらず EBUS 画像で描出できない状態である．

invisible の場合の透視下誘導

 invisible の場合，プローブは病変に接していない．透視画像にて病変とプローブの位置を見ながら，気管支鏡先端を屈曲させ，プローブが病変に向かうようにする．その気管支鏡の屈曲角度を保ちながら，プローブ /GS を手前に引き，再度挿入する．さっきまで入っていた気管支の少し口側から病変に入る気管支が存在していると，その気管支に入り病変に到達することがある．

 invisible でプローブが病変に接していない（図 a）．透視画像にて病変とプローブの位置を見ながら，気管支鏡先端を down angle に屈曲させ，プローブが病変に向かうようにする．その気管支鏡の down angle の屈曲角度を保ちながら，プローブ /GS を手前に引き，再度挿入する．さっきまで入っていた気管支の少し口側から外側に走行し，病変に入る気管支が存在しており，その気管支に入り病変に到達したと考えられる（図 d）．

 透視画像で病変に向かう気管支ルートが背腹方向に近いと重なりが多くなるので，C-arm の回転，もしくは患者の体位の回転でプローブと病変が最も離れるようにすると，観察が容易になり，透視下誘導を行いやすくなる．

 どうしても up/down angle の調整でうまくいかないときは，検査前の枝読み術で作成した枝読み図で，プローブがどの気管支に入り invisible になっているか推測する．続いて，プローブを GS から抜き，誘導子を挿入し，誘導子先端を病変に向けて軽く屈曲させ，手前にゆっくり引いてきて誘導子先端が病変の方向に若干動くかどうか観察する．若干動きがあればそのままゆっくり押すと，病変に入る気管支に誘導できる場合がある．

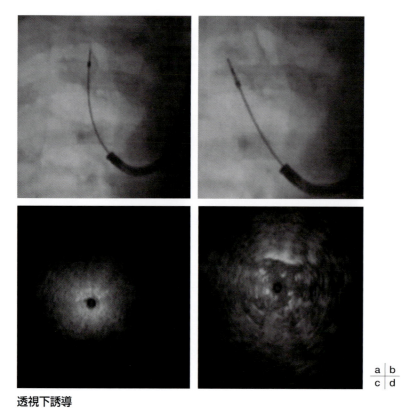

透視下誘導

〔浅野文祐, 宮澤輝臣(編):気管支鏡ベストテクニック, 初版. p100, 中外医学社, 2012 より一部改変〕

2) visible, within の場合

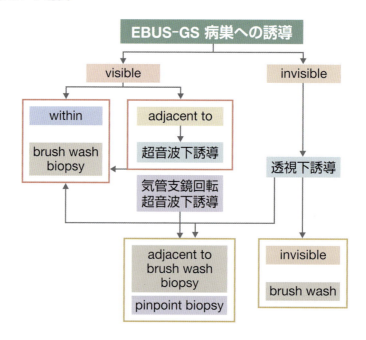

visible で within の場合,その状態で擦過,生検を行い,細胞・組織を回収する.

3) visible, adjacent to の場合

① 超音波下誘導

　visible で adjacent to の場合，気管支鏡先端を up/down angle レバーを使って屈曲させ，超音波画像にてプローブが病変に近づくかどうか行ってみる．たとえば，超音波画像にて up angle で病変に近づく場合，up angle をかけプローブを病変に近づけた状態で，プローブ/GS を引いてきて，気管支鏡が存在する気管支から病変に入る気管支があれば，再度挿入すると within にできる可能性がある（図）．

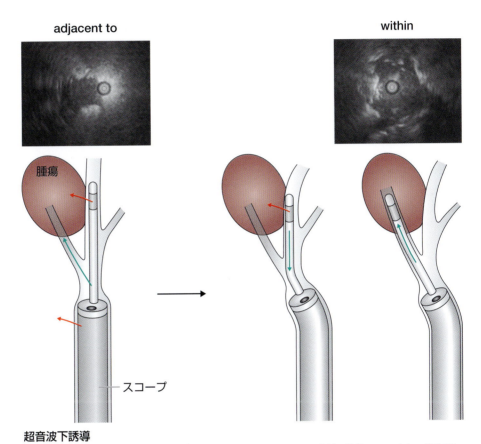

超音波下誘導
〔浅野文祐，宮澤輝臣（編）：気管支鏡ベストテクニック，初版．p101，中外医学社，2012 より一部改変〕

Ⅲ編 末梢病変の気管支鏡診断

● 超音波下誘導の代表例

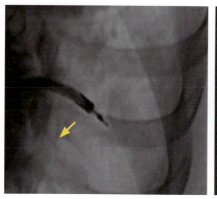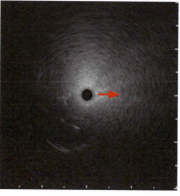

adjacent to にて，up angle をかけて気管支鏡先端を曲げる(→)と，EBUS 画像にてプローブは病変から離れた(→).

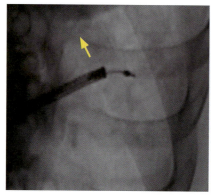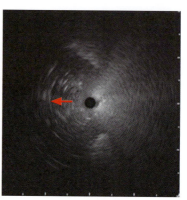

down angle をかけて気管支鏡先端を曲げると(→)，EBUS 画像にてプローブは病変に近づいた(→).

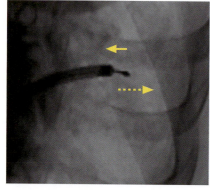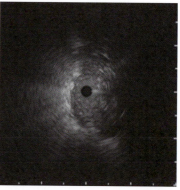

down angle をかけてプローブが病巣に近づいた状態で，プローブ/GS を中枢側に引き(→)，続いて末梢に押す(⇢)と，EBUS 画像にて within に誘導できた(超音波下誘導).

　検査前の枝読み術からの枝読み図に within になる枝と adjacent to になる枝であることを記載しておくと，この超音波下誘導を行うときに，adjacent to になっている気管支からの分岐状態を理解するのに有用なことがある．

② 気管支鏡回転＋超音波下誘導

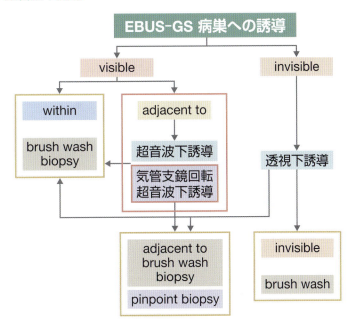

visible で adjacent to の場合，気管支鏡先端を up/down angle をかけて気管支鏡先端を屈曲させ，超音波画像にてプローブが病変に近づくかどうか行ってみる．しかし，気管支鏡先端を up/down angle をかけて屈曲させても，プローブが病変辺縁の接線方向に動く場合がある．この場合は，気管支鏡自体を直線化し，その長軸を中心として気管支鏡自体を回転させ，再度気管支鏡先端を up/down angle をかけて屈曲させ，超音波画像にてプローブが病変に近づくかどうか行ってみる．たとえば，気管支鏡を回転後，超音波画像にて up angle で病変に近づく場合，up angle をかけプローブを病変に近づけた状態で，プローブ/GS を引いてきて再度挿入すると，病変に入る気管支があれば within にすることができる可能性がある（図）．

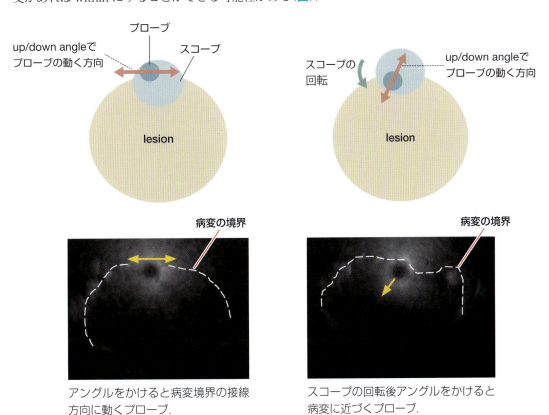

アングルをかけると病変境界の接線方向に動くプローブ．

スコープの回転後アングルをかけると病変に近づくプローブ．

③ pinpoint biopsy

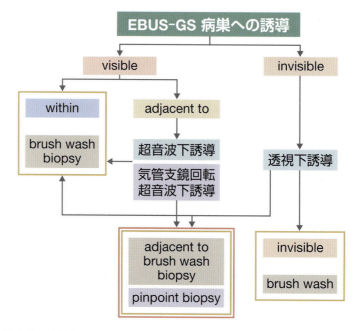

透視下誘導，超音波下誘導を行っても，どうしても adjacent to から抜け出せない場合もある．

この場合は，病変に接する気管支壁越しに生検する pinpoint biopsy を行う．たとえば，超音波画像にて up angle で病変に近づく場合，up angle をかけプローブ /GS を病変に近づけた状態で，プローブを GS 内にゆっくり引いてくる．探触子が GS に完全に入ると超音波画像が暗くなる現象から，GS 先端が病変の口側端に位置するように調整する．つまり，プローブを GS 内にゆっくり引いてきて探触子全体が GS に入り超音波画像が暗くなる位置が，超音波画像で病変の口側端であるように GS の位置を調整する（図）．その位置で，生検鉗子を開き，病変の方向に若干押すようにして生検する．

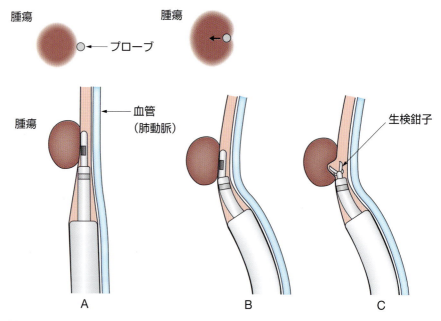

pinpoint biopsy
A：超音波プローブと病変が接している（adjacent to）．
B：気管支鏡の up angle をかけ気管支鏡先端を動かすことにつれてプローブが病変に近づき，また down angle をかけるとプローブが病変から離れ肺動脈に近づくとする．
C：この場合，気管支鏡の up angle をかけた状態を維持し，プローブと GS 先端を病変近位部に近づけた状態にして，プローブを抜き生検鉗子を入れ気管支に隣接する病変を生検する．
〔栗本典昭，森田克彦：末梢病変を捉える 気管支鏡"枝読み"術．p138, 医学書院, 2015 より〕

1 肺末梢病変診断の基礎

4 GSによる減衰を用いたGS先端の位置の同定

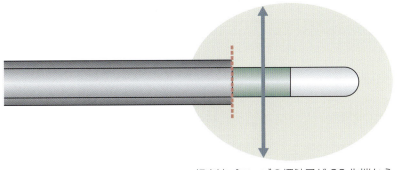
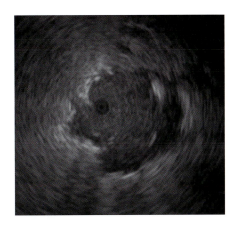

超音波プローブの探触子がGS先端から完全に出ているときは、病変をEBUSで明るい画像で観察できる.

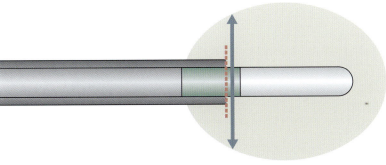
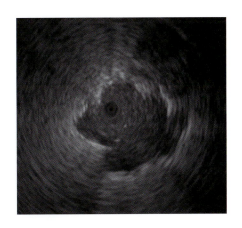

EBUSで観察しながら、プローブを引き探触子がGS内に引き込まれていくが、探触子の一部がGSから出ているときは、依然として病変をEBUSで明るい画像で観察できる.

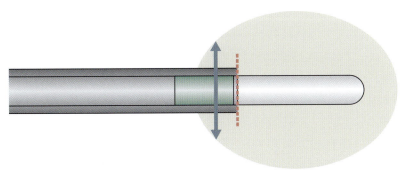
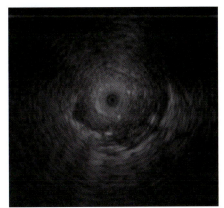

プローブを引き探触子がGS内に完全に引き込まれると、EBUS画像自体が急に暗くなる. 再度プローブを押し、探触子がGSから少しでも出ると上図のように明るい画像になる.

超音波画像からGS先端の位置を決める

　病変を超音波画像で描出しながら、プローブをGS内にゆっくり引きプローブの探触子がGS内に完全に入ったときに、超音波画像が暗くなる現象(dark phenomenon)が生じる. この暗くなる位置の超音波画像で病巣が見えていれば、GS先端は病巣内にあることを推測できる. なるべく病巣の口側端あたりに暗くなる位置を調整したほうがよいと考えている.

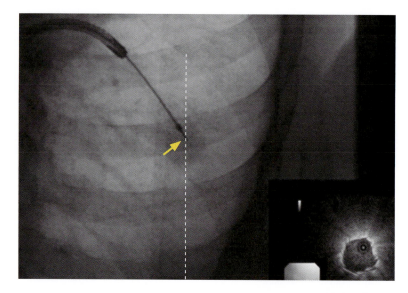

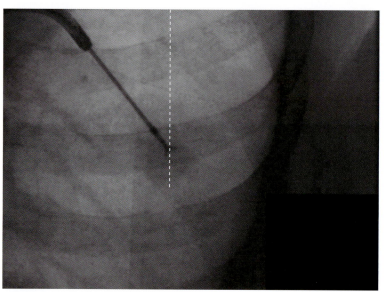

　EBUSにおいて，超音波プローブを病巣末梢端から口側端に引きながら病巣の全体を観察する．超音波プローブの先端(探触子)を病巣内の口側約1/3程度に位置するように調整する．その位置において，X線透視下に超音波プローブの先端の探触子(→)の位置が肋骨・肋間のどこに位置するかを，術者・助手の間で明確にしておく．X線透視画面のモニター表面の探触子の位置に付箋を付ける場合もある．図では，肋骨のほぼ中央が病巣内の口側1/3程度になり，その位置で(白色の点線)生検鉗子を開き病巣に押しつけ鉗子をゆっくり(5秒間程度かけて)閉じて生検する．

　われわれは擦過(ブラッシング)を最初に行い，以後交互に擦過と生検をそれぞれ3～5回程度行っている．

● 生検手技のコツ

1) 病変内で生検鉗子を開くことが
可能な場合(多くの場合可能である)

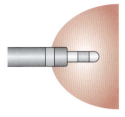

① 病巣内にプローブ/GSを誘導する．

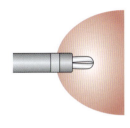

② GSからプローブを抜き，生検鉗子をGS内に挿入．

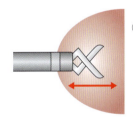

③ 助手が生検鉗子を開くようにし続けながら，術者が鉗子口手前でGS越しに生検鉗子を5mm程度進退(jabbing)させる．

2) 病変内で生検鉗子を開くことができない場合(病変が固い場合など)

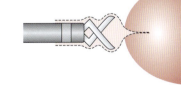

④ 病変内では生検鉗子が開かない場合，プローブ/GSを病変手前の気管支まで引いてくる．GS越しに生検鉗子を5mm程度進退(jabbing)させ鉗子を開く．

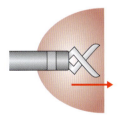

④ ゆっくり生検鉗子が開く．助手が生検鉗子を開いたまま，術者が鉗子口手前でGS越しに生検鉗子を5mm程度病変中央部に押す．

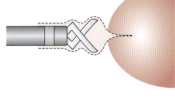

⑤ 術者が鉗子口手前でGS越しに生検鉗子を5mm程度押し，開いた鉗子を病変辺縁部を押した状態とし，助手が生検鉗子をゆっくり閉じる．

⑤ 術者が鉗子口手前でGS越しに生検鉗子を5mm程度病変中央部に押した状態で，助手が生検鉗子をゆっくり閉じる．

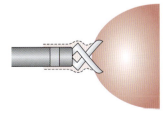

3）病変内にプローブ/GSが入りにくい場合（病変入口部が固い場合など）

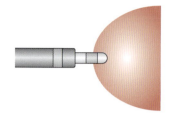

① 病巣内にプローブ/GSを誘導しようと押すが，病変への入口部が固く病変内までプローブが深く入らず，プローブ先端のみ入る場合がある．探触子の一部が病変内に入れば，EBUSでかろうじて病変の辺縁が観察できる（枝読み，ナビゲーションで，その気管支の末梢に病変が存在することが確かである場合に行う手技である）．

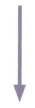

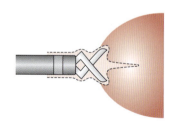

② GSからプローブを抜き，まずブラシをGS内に挿入し，無理のない程度に擦過する．

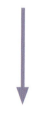

③ 助手が生検鉗子を開くようにして続けながら，術者が鉗子口手前でGS越しに生検鉗子を5mm程度進退（jabbing）させ鉗子を開き生検する．

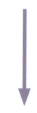

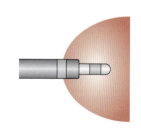 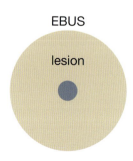

④ ブラシ，生検鉗子を挿入することで，病変入口部の気管支が少し開き，GS越しにプローブを奥に挿入できるようになる場合がある．プローブが奥に入りEBUSでは病変は大きく描出されるようになっている．続いて1），2)に沿って生検する．

1 肺末梢病変診断の基礎

● 擦過手技のコツ

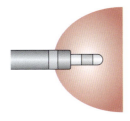

① 検査前に，GSの先端にブラシのシースがちょうど一致するように，ブラシのシースに付けたストッパーの位置を調整する．病巣内にプローブ/GSを誘導する．

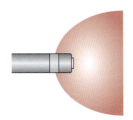

② GSからプローブを抜き，ブラシをGS内に入れる．ブラシに装着したストッパーがGS手前の端に当たるまで挿入．

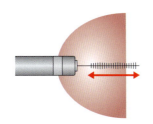

③ 術者が鉗子口手前でGSを固定し，助手がブラシを病変内に押し出す．大切なポイントは，ブラシを病変内に押し出すときに，病変の硬さを感じながら押すことである．ブラシが入る末梢端を決め，その末梢端と手前の間を擦過する．ブラシを進退する範囲（⟷）は一定であるべきである．

● 擦過，生検時の3か所固定

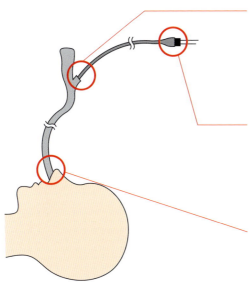

① 術者の片手（右利きの方は右手になることが多い）で，鉗子口の手前でGSとGS越しの生検鉗子を固定する．術者の残りの片手はスコープを把持している．

② 第1助手の片手（右利きの方は左手になることが多い）でGSの口側端に生検鉗子，ブラシに装着したストッパーを押しつけた状態で固定する．

③ 第2助手の片手で，スコープが入っている鼻・口の近傍でスコープを固定する．

上図の3か所の固定を確実に行う．3か所の固定が確実に行われていない場合，鉗子のcupを閉じるときに硬い病変の表面を滑り組織を回収できない可能性が高まる．

Ⅲ編　末梢病変の気管支鏡診断

5　EBUS画像の評価方法

1）きれいな内視鏡画像を得る方法

① 気管支鏡の観測装置の構造強調に気をつける．白色光観察のA1〜4，B1〜4では若干コントラストが弱い画像になるため，A5〜A8，もしくはB5〜B8にする．われわれの施設ではA5にしている．
② 末梢気管支にスコープを誘導するとき，なるべく気管支壁に接しないようにすることで，スコープ先端のレンズ表面が曇らないようにする．
③ レンズ表面が曇った場合，気管支壁にスコープ先端を接させた状態で吸引をかけたままスコープを動かす．または，亜区域支よりも末梢気管支にスコープを誘導し，吸引をかけたままスコープを引いてくる．いずれもスコープ先端のレンズ表面を吸引で気管支液が移動することで，レンズ表面をきれいにしていると思われる．特に末梢気管支では，吸引をかけながら手前に引く方法を多用している．
④ 病変が見えると，気管支鏡のup/down angleレバー，スコープ自体の回転を用いて，その病変の観察すべき部位がなるべく画面の中心にくるように調整をする．
⑤ 肺末梢病変につながる末梢気管支に気管支鏡を楔入させる状態まで気管支鏡を挿入し，その位置で白色光，生理食塩液（以下，生食）注入後（すりガラス影では注入しない）の白色光・NBI像を撮影しておく．病変がある場合の静止画撮影では，病変を取り囲む正常気管支を含む病変全体像である遠景像，少し病変に近づき病変の有意な所見を示す中間像，最も近くに寄って病変表面・血管構築を示す近接像を撮影しておく．同じ位置で，白色光による画像に続きNBI（われわれの施設では構造強調をB8に決めている）の画像をセットにして撮影しておく．

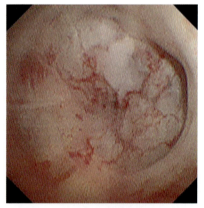

遠景像〜中間像（生食下白色光）
周囲の正常気管支も含める．

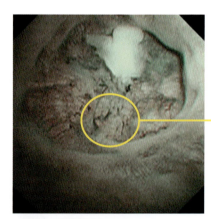

遠景像〜中間像（生食下NBI）
表面構造・血管構築で気になるところを抽出する．

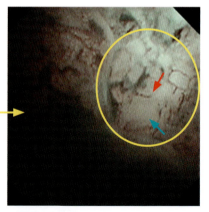

近接像（生食下NBI）
なるべく近接して血管構築を観察する．本例では，無血管野（→）があり，血管の途絶（→）も観察できる．

2）きれいなEBUS画像を得る方法

① 超音波観測装置のGain, Contrastを中央値程度に一定にしておく．EBUS画像の方向(Direction)はInverseに，Imageは1(Normal)にしておく．
② 検査前に一度freezeを解除し，プローブ周辺に多重円形高エコーを検出ことを確認する．多重円形高エコーが見えない場合，探触子の上に気泡がある場合が多い．プローブ先端を水銀体温計のように振ることで探触子の上に気泡を移動させ，解決できることが多い．
③ 同一病変でadjacent toで見えたEBUS画像よりwithinで見えたEBUS画像のほうが内部構造がきれいに見えるので，画像評価においてもwithinになるように試みる．
④ プローブを病変の遠位側まで誘導し，走査しながらゆっくり引きながら病変全体を観察する．
⑤ 病変内の内部エコーの輝度が均一・不均一，血管の開存の有無，点状高エコー・弧状高エコー（線状高エコーが長くなると弧状になる）・線状高エコーの有無を評価し，これらを最も描出している静止画を数枚撮影しておく．
⑥ EBUSに用いている20 MHzのラジアルプローブは，プローブから5〜10 mm離れた領域がきれいであり，その領域の内部エコーなどの評価を行う．
⑦ 特徴的な超音波所見・非典型的な所見があれば，観察・撮影しておく．
⑧ われわれの施設では，内視鏡画像・EBUS画像・透視画像を動画で記録・保存している．検査施行後に見直すことで気管支鏡検査中に気づいていないことがわかることがあり，動画の記録は大変有用である．

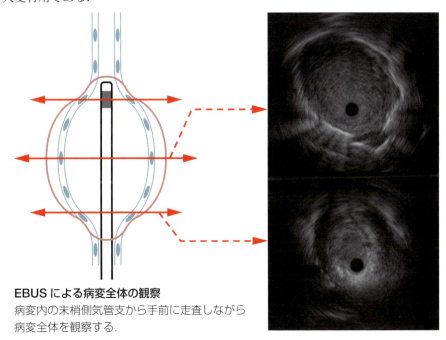

EBUSによる病変全体の観察
病変内の末梢側気管支から手前に走査しながら病変全体を観察する．

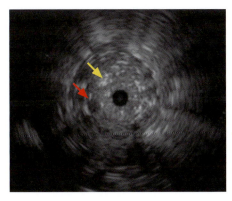

内部構造の評価
withinであり，病変内部に血管開存あり（→），点状高エコー（→）が散在しており，Type Ⅱbと判断した．

3) EBUS 画像の Type 分類

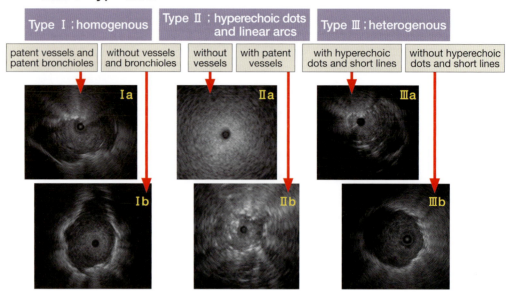

　EBUS で病変を描出できた場合，プローブを病変内の末梢側の縁から中枢側の縁まで動かしながら病変全体を走査し，病変全体の内部構造を観察し，内部エコーの均一さ，血管の開存状態，点状・線状エコーの状態を評価する．

　EBUS による肺末梢病変の Type 分類は，良性・悪性の鑑別，良性では肺炎・器質化肺炎の鑑別，悪性であれば高分化腺癌・低分化腺癌などの鑑別に有用と考えている．

　この Type 分類は，内部エコーが均一(homogeneous)なら Type Ⅰ，内部エコーが不均一(heterogeneous)なら Type Ⅲ，点状高エコーが主体の病変なら Type Ⅱにまず分ける．内部エコーが均一(homogeneous)である Type Ⅰでは，病変内に丸い血管が温存されているなら Type Ⅰa(肺炎などを疑う)，病変内に血管を指摘できないなら Type Ⅰb(器質化肺炎などを疑う)に分類する．内部エコーが不均一(heterogeneous)である Type Ⅲでは，線状高エコーを認めたら Type Ⅲa(悪性の多くの種類の病変がこの Type Ⅲaに入る)，病変内に線状高エコーを指摘できないなら Type Ⅲb(低分化腺癌を疑う)に分類する．病変内に点状エコーが散見される Type Ⅱでは，病変内に血管を認めない Type Ⅱa(点状高エコーが多く存在し超音波の penetration が浅く血管を描出できない)，病変内に開存した血管を認める Type Ⅱb(癌細胞の密度が高くなり含気が少なくなり超音波の penetration が深くなり血管を描出する)に分類する．pure GGO は，プローブ近傍に点状高エコーがあるのみで echogenic な領域は認めず，Type Ⅱaに含まれる．

　Type 分類で着目するポイントは，内部エコーの均一さと病変内部での血管の開存の有無である．内部エコーの均一さは，病変内のスペックルパターン(超音波画像を構成する微細な輝度)の揃い度を見る．スペックルパターンが均一であると，超音波の penetration がよく，プローブから 1 cm 以上離れた領域でも明るい画像になっていることが多い．スペックルパターンが不均一であると減衰が強いためプローブから 1 cm 程度離れた領域が暗くなる．病変内部での血管がきれいに開存している Type は，Type Ⅰa と Type Ⅱb であり，軟らかい病変であることが推測される．

　特殊な病変として，病変内部の無エコー領域(プローブを末梢・中枢に移動させて連続性がなく血管ではないと判断できる)は壊死を疑う所見であり，壊死を伴う病変は内部エコー不均一・線状エコーあり Type Ⅲaに分類していることが多く，原発性・転移性扁平上皮癌の可能性が高い．また，病変の位置が比較的中枢に近い亜々区域支から末梢に数分岐した気管支を中心とした病変の中には，プローブを中心にした円形高エコー(外方に圧排された気管支壁と考える)を認めることがある．気管支内から発生した病変が気管支壁を外方に押している所見(expanded bronchial wall と名づけている)と考えており，扁平上皮癌，小細胞癌を疑う所見である．

◆ EBUS 画像の Type 分類チャート

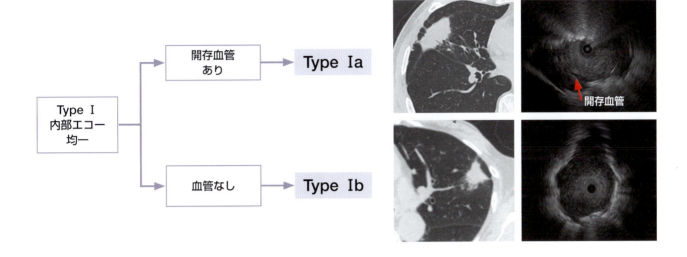

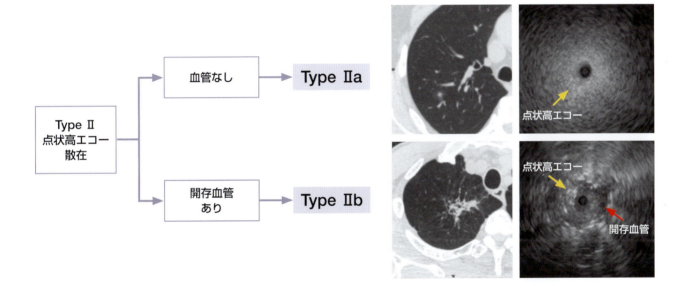

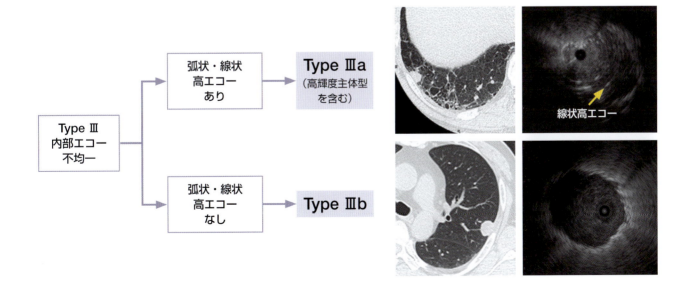

4) Type 別代表症例

1) Type Ia

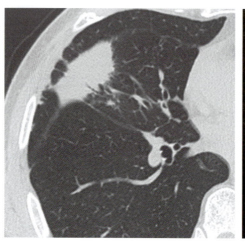
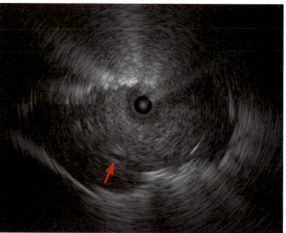

右中葉 S^{4}a の solid lesion に対し，GS を被せた細径超音波プローブ（UM-S20-17S, 1.7 mm, オリンパス）を右 B^{4}a に挿入した．病変は均一な内部エコー（homogeneous）であり，その内部に開存した血管（→）を認め，Type Ia に分類した．肺炎であった．

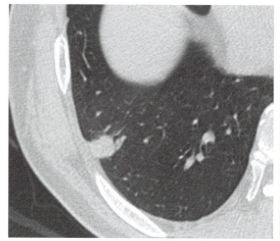
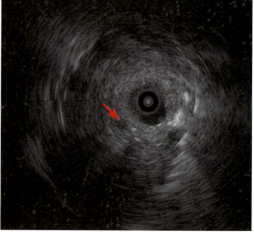

右下葉 S^{9}b 胸膜直下の結節病変に対し，GS を被せた細径超音波プローブを挿入し，病変内（within）に到達した．病変は均一な内部エコー（homogeneous）であり，その内部に開存した血管（→）を認め，Type Ia に分類した．器質化肺炎であった．

2) Type Ib

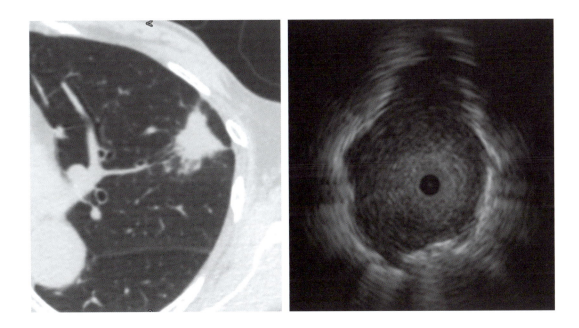

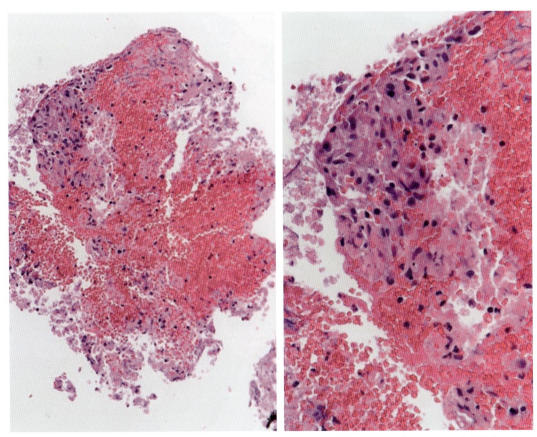

左上区 S³a の solid lesion に対し，GS を被せた細径超音波プローブを左 B³a に挿入した．病変は均一な内部エコー（homogeneous）であり，その内部に血管・点状・線状エコーは認めず，Type Ib に分類した．経気管支生検の病理組織所見では，類上皮細胞の増生と壊死性肉芽腫を認めた．気管支洗浄液の培養で *Mycobacterium avium* が検出され，非結核性抗酸菌症であった．

3）Type Ⅱa
● 症例1

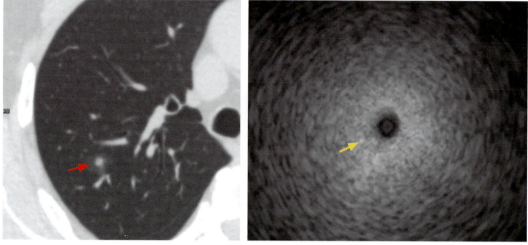

右上葉S²bのpart-solid lesion（→）に対し，GSを被せた細径超音波プローブを挿入した．病変は点状エコー（→）が散在し，echogenic な低エコーはほとんどなく血管も認めず，Type Ⅱaに分類した．

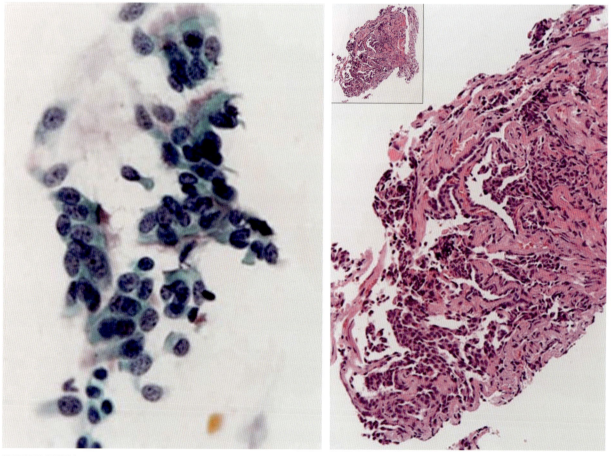

擦過細胞診陽性：adenocarcinoma，経気管支生検：異型の低い多角形から立方状Ⅱ型細胞が不規則に並び，重層化している．間質反応はなく浸潤を強く疑わせる所見はなかった．以上より，adenocarcinoma（lepidic growth を認める）と診断された．

● 症例2

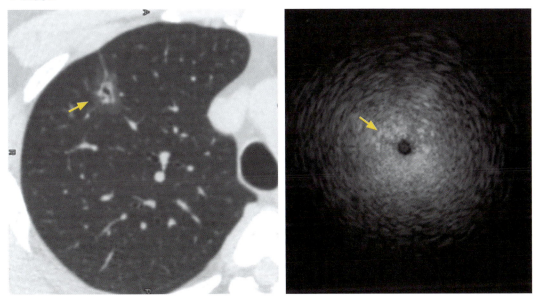

右上葉S³bのpart-solid lesionに対し，EBUS-GSを施行した．病変は点状エコー（→）が散在し，echogenicな低エコーはほとんどなく血管も認めず，Type IIaに分類した．

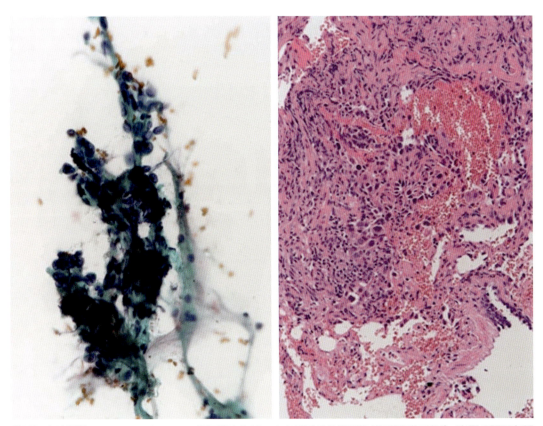

擦過細胞診陽性：adenocarcinoma，経気管支生検：大小不同のII型細胞が不規則に並び，胞隔の肥厚を認め，adenocarcinoma（lepidic growthを認める）であった．

4) Type Ⅱb
● 症例1

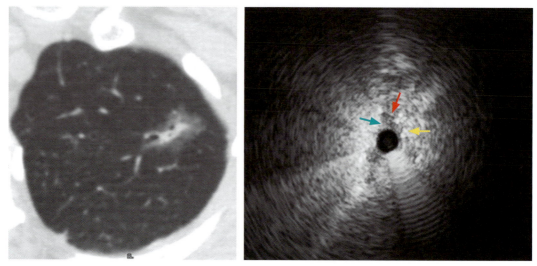

左上区 S^{1+2}a の part-solid lesion(23×14 mm)に対し，GS を被せた細径超音波プローブを挿入した．病変は点状エコー(→)が散在し，echogenic な低エコー(→)内に開存した血管(→)を認め，Type Ⅱb に分類した．

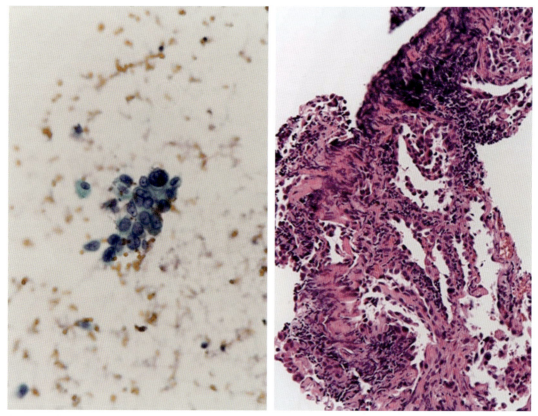

擦過細胞診陽性：adenocarcinoma，経気管支生検：異型の低い多角形から立方状Ⅱ型細胞が不規則に並び，重層化している．胞隔の肥厚が認められ，adenocarcinoma(lepidic growth を認める)と診断された．

● 症例 2

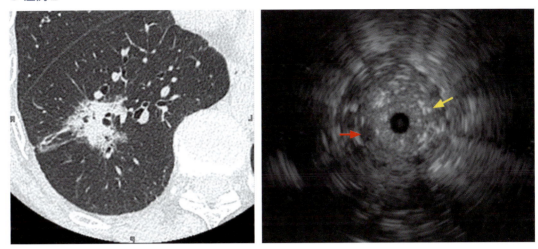

右下葉 S⁸b の，辺縁にすりガラス影を伴う結節影（28×20 mm）に対し，GS を被せた細径超音波プローブを挿入した．病変は点状エコー（→）が散在し，echogenic な低エコー内に開存した血管（→）を認め，Type IIb に分類した．

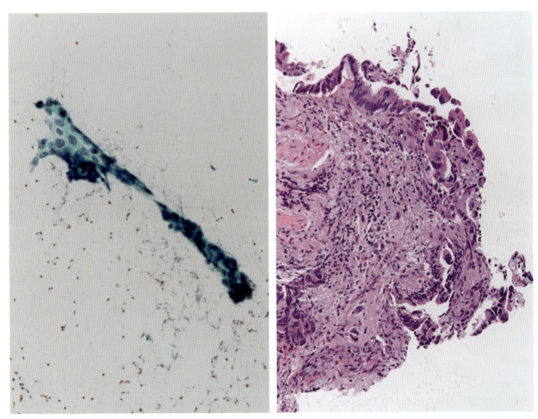

擦過細胞診陽性：adenocarcinoma，経気管支生検：立方状 II 型細胞が不規則に並び，間質に線維性増生が認められ，adenocarcinoma と診断された．

5) Type Ⅲa
● 症例 1

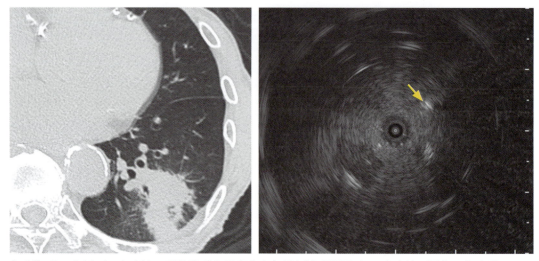

左 $S^{10}c$ の solid lesion に対し，EBUS-GS で病変内(within)に到達した．病変は，不均一な内部エコー(heterogeneous)内に線状エコー(→)が散在し，Type Ⅲa に分類した．

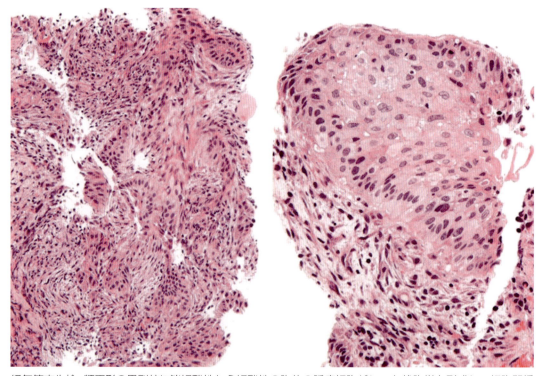

経気管支生検：類円形の異型核に淡好酸性から好酸性の胞体の腫瘍細胞がシート状胞巣を形成し，細胞間橋や一部に角化傾向が認められ，squamous cell carcinoma と診断された．

● 症例2

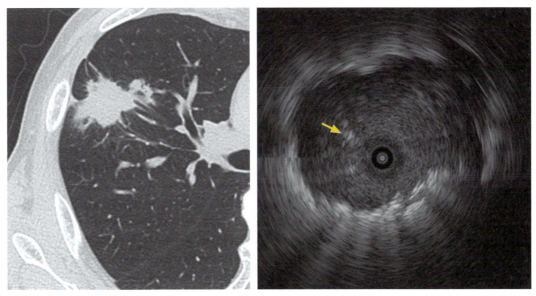

右上葉 S³a の solid lesion に対し，GS を被せた細径超音波プローブを挿入した．病変は，不均一な内部エコー（heterogeneous）内に線状エコー（→）が散在し，Type Ⅲa に分類した．

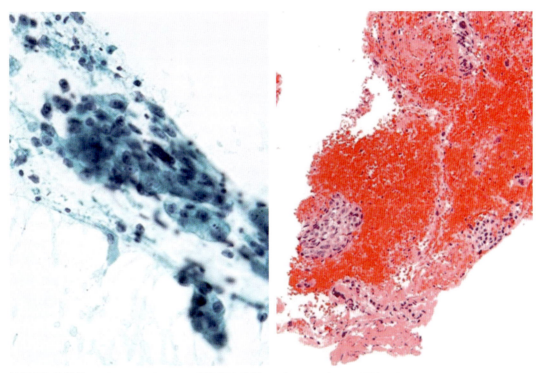

擦過細胞診陽性：adenocarcinoma，経気管支生検：adenocarcinoma であった．

6）Type Ⅲb
● 症例 1

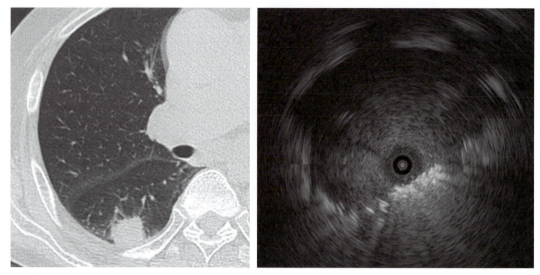

左下葉 S^6b の solid lesion に対し，EBUS-GS を施行し，病変内（within）に到達した．病変は，不均一な内部エコー（heterogeneous）内に線状・点状エコーなどを認めず，Type Ⅲb に分類した．

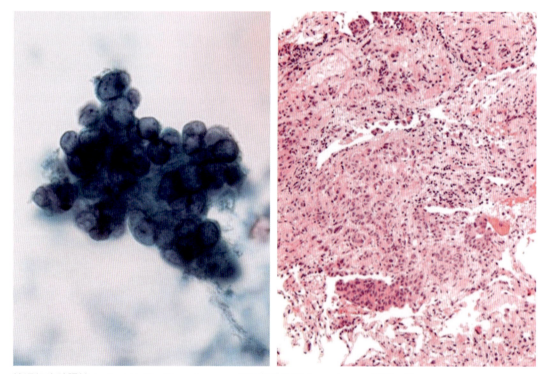

擦過細胞診陽性：non-small cell carcinoma，経気管支生検：carcinoma であった．

● 症例 2

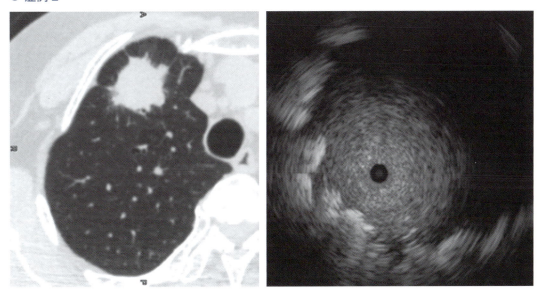

右上葉 S¹b の solid lesion（28×28 mm）に対し，GS を被せた細径超音波プローブを挿入し病変内（within）に到達した．病変は，不均一な内部エコー（heterogeneous）内に線状・点状エコーなどを認めず，Type Ⅲb に分類した．

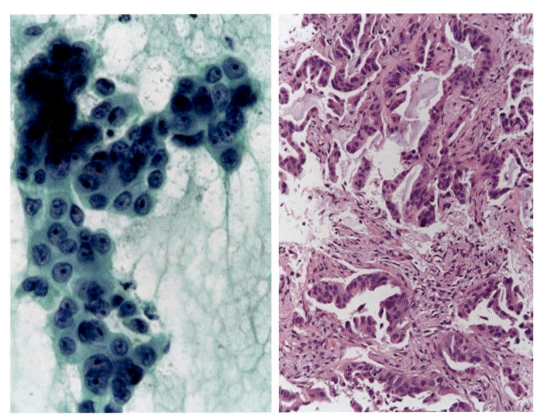

擦過細胞診陽性：adenocarcinoma，経気管支生検：adenocarcinoma であった．

III編　末梢病変の気管支鏡診断

7）特殊型①　expanded bronchial wall（気管支壁を外方へ圧排する所見）
● 症例 1

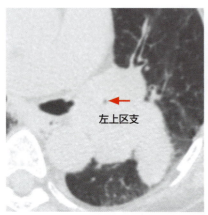
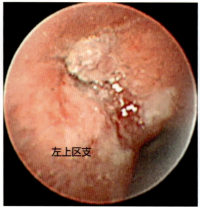
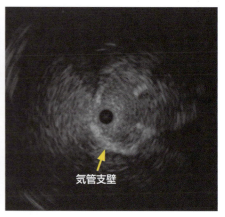

左上区気管支を狭窄する腫瘍に対し，GSを被せた細径超音波プローブを左上区気管支に挿入した．病変は不均一な内部エコー（heterogeneous）であり，その病変内部に壁外に向けて圧排された気管支壁の高エコー層（→）を認めた．壁外からの浸潤では気管支壁は外方から押されひし形などに変形するが，本例は外方に向けて丸い形態を保ちながら押し広げられており，壁内からの増殖パターンと推測される．

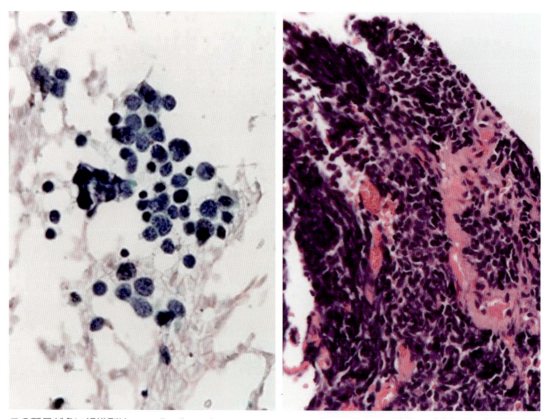

この所見が多い組織型は，small cell carcinoma, squamous cell carcinomaであり，本例では，擦過細胞診陽性：small cell carcinoma，GS下の生検：small cell carcinomaであった．

1 肺末梢病変診断の基礎

● 症例 2

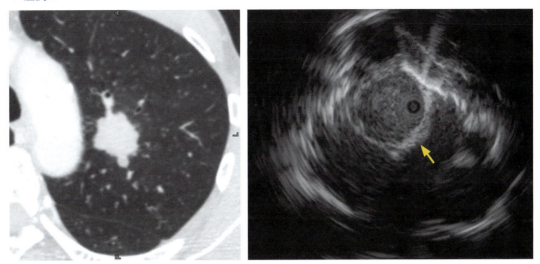

左 $B^{1+2}a + B^{1+2}b$ 共通幹を閉塞する腫瘍（23×22 mm）に対し，GS を被せた細径超音波プローブを $B^{1+2}a + B^{1+2}b$ 共通幹に挿入した．病変は不均一な内部エコー（heterogeneous）であり，その内部に壁外に向けて圧排された気管支壁の高エコー層（→）を認めた．壁外からの浸潤では気管支壁はひし形などに変形するが，本例は気管支壁を外方に向けて圧排しており，壁内からの増殖パターンと推測され，small cell carcinoma，squamous cell carcinoma を疑う．

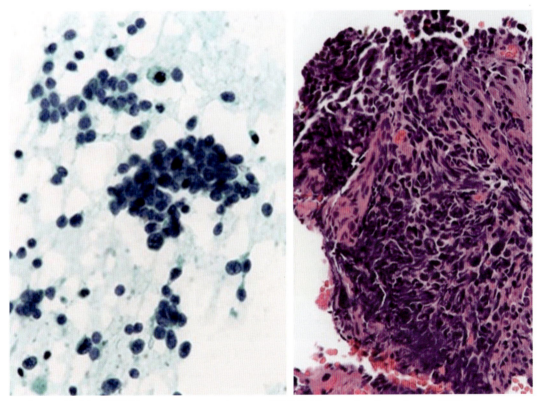

本例では，擦過細胞診陽性：small cell carcinoma，GS 下生検：small cell carcinoma であった．

8）特殊型② 高輝度主体型
● 症例1

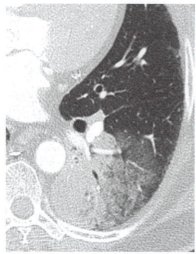
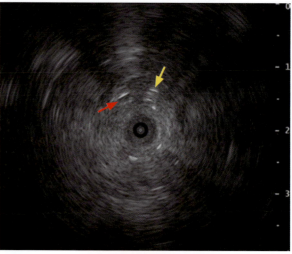
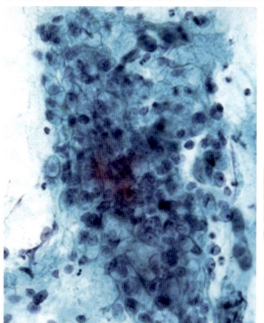
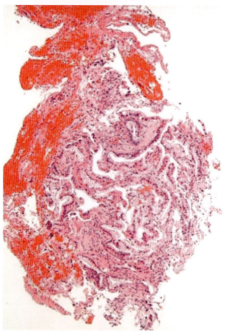

左下葉 S^{6}c の肺炎様陰影に対し，GS を被せた細径超音波プローブを挿入し病変内（within）に到達した．内部エコーは不均一（heterogeneous）であり，血管の開存（→）があるものの線状エコー（→）があり Type Ⅲa に分類すべきと考えている．血管が開存していることは Type Ⅲa では典型的でないが軟らかい病変であることが推測される．内部エコーが比較的高エコーであり，経験的に粘液貯留している病変を疑った．本例では，擦過細胞診：Class Ⅳ（adenocarcinoma suspected），経気管支生検：mucinous adenocarcinoma であった．

粘液が貯留している腫瘍の内部エコーレベルは脂肪組織と同等もしくはそれ以上の高エコーを示し，その原因は後方散乱によって決定されると考えられている．乳癌粘液癌では，スポンジ状の隔壁，粘液に浮遊する癌細胞による後方散乱よると報告されており，肺癌においても同様の原因が考えられると推測した[3]．

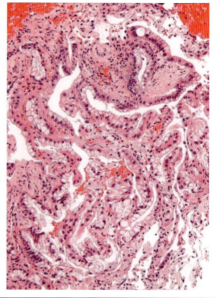

3）日本乳腺甲状腺超音波医学会（編）：乳房超音波診断ガイドライン，改訂第3版．南江堂，2014

1 肺末梢病変診断の基礎

● 症例 2

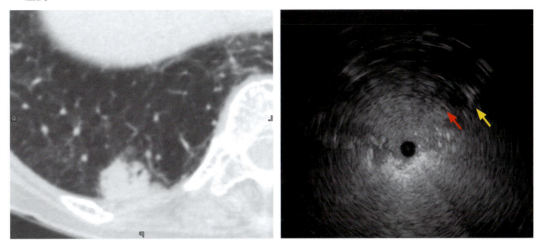

右下葉 S⁶b の solid lesion（25×19 mm）に対し，GS を被せた細径超音波プローブを挿入し病変内（within）に到達した．内部エコーは不均一（heterogeneous）であり，血管の開存がある（→）ものの線状エコー（→）があり Type Ⅲa に分類すべきと考えている．血管が開存していることから軟らかい病変であることが推測される．**内部エコーが比較的高エコーであり，経験的に粘液貯留している病変を疑った**．

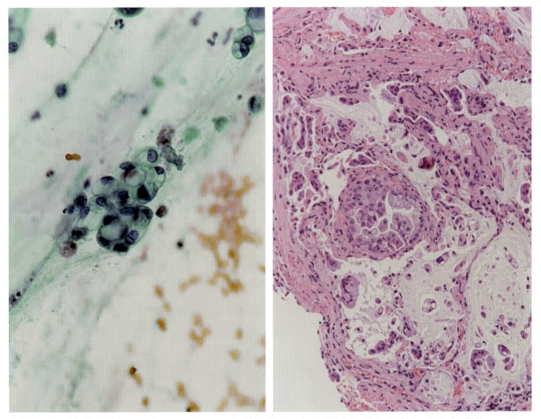

本例では，擦過細胞診陽性で carcinoma と考えられ，経気管支生検にて粘液産生を伴う papillary adenocarcinoma であり，粘液の貯留は高輝度な内部エコーに合致する結果であった．

● 症例 3

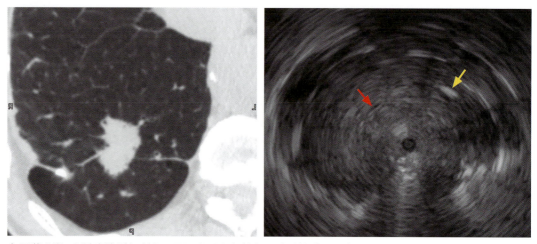

右下葉 $S^{10}b$ の腫瘤陰影に対し，EBUS-GS を施行し病変内(within)に到達した．内部エコーは不均一(heterogeneous)であり，かろうじて血管の開存(→)があるものの線状エコー(→)が多数あり Type Ⅲa に分類すべきと考えている．血管がかろうじて開存していることから，比較的軟らかい病変であることが推測される．**内部エコーが比較的高エコーであり，経験的に粘液貯留している病変を疑った**．

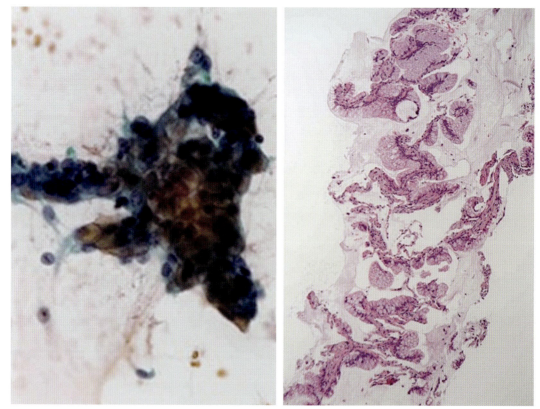

本例の擦過細胞診は陽性，また経気管支生検は invasive mucinous adenocarcinoma であった．

9）Type 分類困難例　小陰影（⇒ p197，「症例 8」を参照）

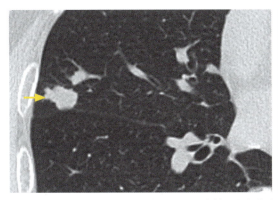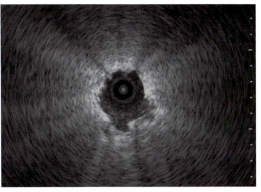

右中葉 S⁴a の結節影（→）に対し，GS を被せた細径超音波プローブを挿入し，病変内（within）に到達した．内部エコーは評価する領域が狭いため均一か不均一かの判定が困難であった．血管・線状エコーはないため，Type Ⅰb，もしくは Type Ⅲb とした（明確に分類はできなかった）．病変は小さい割にプローブを取り囲む，つまり気管支から発生した病変の可能性が高いと推測した．

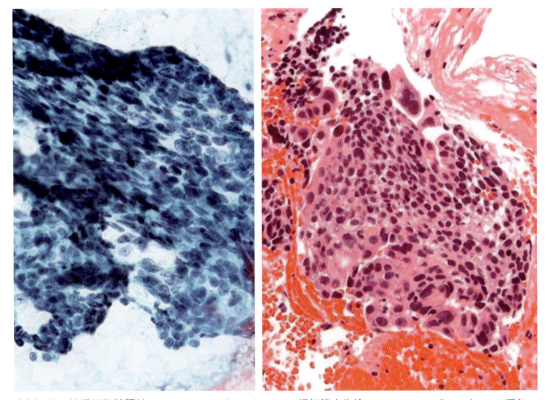

本例では，擦過細胞診陽性：squamous cell carcinoma，経気管支生検：squamous cell carcinoma であった．病変が小さいと内部エコーの評価ができず，分類が困難であった．

2 枝読み術のコツ

◆ CT画像からの気管支枝読み術

　肺末梢病変に対して気管支鏡診断するためには，病変につながる気管支のルートを正確に把握することが必要である．気管支鏡医自身がCT画像の気管支分岐状態から到達気管支を描く"気管支枝読み術"を会得しておくのは大切なことである．CT画像からCTワークステーションで作成するvirtual bronchoscopyによる気管支ナビゲーションは有用であるが，現時点においては臓側胸膜近傍の細い気管支を認識することが困難で，病変まで誘導できないことも多く経験する．また，気管支ナビゲーションの機器は高価である．

　この章では，"気管支枝読み術"のエッセンスを説明するが，詳細は『気管支鏡"枝読み"術』（医学書院，2015）を参照いただければ幸いである．

　"気管支枝読み術"には，2つのstepが存在する．
・1st step ：CT画像の反転・回転
・2nd step：CT水平断画像におけるvertical branchとhorizontal branchの認識

1）1st step：CT画像の反転・回転

① 右中葉，左舌区，両側下葉に病変がある場合，CT画像を左右反転し，頭側から観察した状態で枝読みを行う．

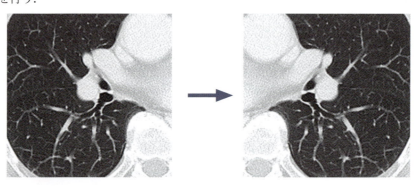

② 右上葉に病変がある場合，CT画像を反時計方向に90°回転し，枝読みを行う．

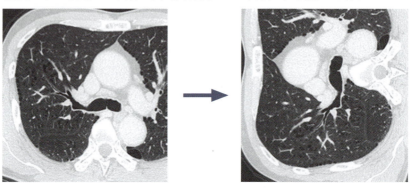

③ 左上区に病変がある場合，CT 画像を時計方向に 90°回転し，枝読みを行う．

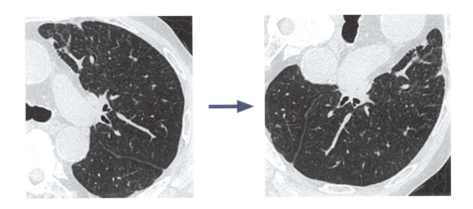

2) 2nd step：CT 水平断画像における vertical branch と horizontal branch の認識

　CT 水平断（axial）画像から枝読みを行うとき，1st step で CT 画像を反転・回転したうえで，病巣に向かう気管支が頭尾方向に近い角度で走行する vertical branch と，CT 水平断に近い角度で走行する horizontal branch に分けて考える．

① vertical branch（垂直枝：分岐パターンが垂直パターン）

　気管支分岐部の spur の方向は CT 画像と同じ方向に描く．

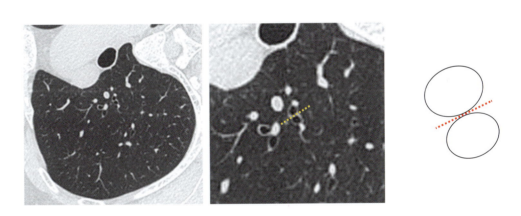

② horizontal branch（水平枝）

　水平方向に走行する気管支の手前の気管支内で，観察する自分が頭尾方向に起立し，水平方向の気管支を覗き込んでいると想像する．

ⅰ）horizontal-horizontal branch（水平-水平枝：分岐パターンが水平-水平パターン）

　水平方向に走行する気管支から，さらに水平方向に分岐している場合，水平方向に走行する気管支の最も手前の気管支（本例では右上葉気管支）から見て左右に分岐しているように描く（視点を表す図中のアイコンについては⇒ p161 参照）．

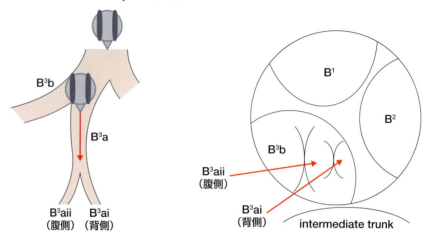

ⅱ）horizontal-vertical branch（水平-垂直枝：分岐パターンが水平-垂直パターン）

　水平方向に走行する気管支から頭尾方向に分岐している場合，水平方向に走行する気管支の最も手前の気管支（本例では右上葉気管支）から見て上下に分岐しているように描く．

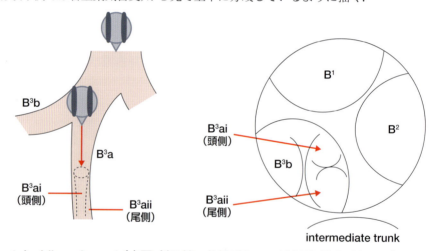

ⅲ）horizontal-oblique branch（水平-斜め枝：分岐パターンが水平-斜めパターン）

　水平方向に走行する気管支から斜め方向に分岐している場合，水平方向に走行する気管支の最も手前の気管支（本例では右上葉気管支）から見て斜めに分岐しているように描く．

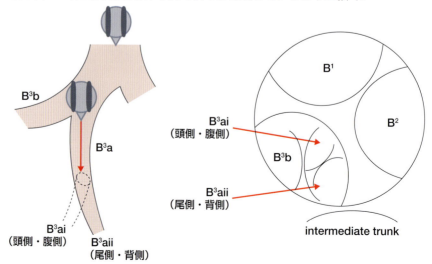

水平枝の枝読み術における基本的考え方

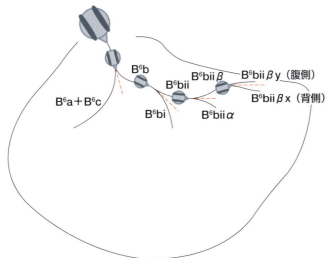

CT水平断（axial）画像で右 B^6b が水平方向に分岐を繰り返している例を思い浮かべてほしい．気管支鏡先端（視点）は，その繰り返す水平分岐に沿って末梢に入っていく．その視点ごとでは気管支は水平-水平分岐のため左右に分岐している．その分岐を B^6 入口部に戻って，枝読み図で B^6 入口部から見て左右分岐に書く．

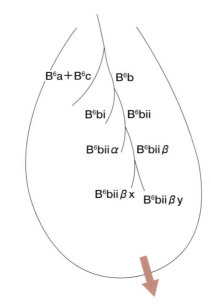

枝読み術では，気管支の末梢分岐まで1枚の絵に書き込む．そのため，CT水平断画像で水平分岐の場合，右 B^6b を中心にして肺を引き伸ばし（→），気管支の進行方向を直線状にして枝分かれを考えると理解しやすい．この例では，左図のように B^6b は左右分岐が繰り返されている．

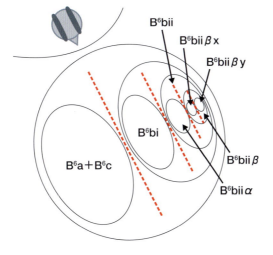

枝読み術では，気管支の末梢分岐まで1枚の絵に書き込んでいる．水平方向に走行する B^6b から水平方向に2分岐を繰り返す場合，枝読み図でも左右分岐を繰り返して書くことになる．

実際のCTでは，背側にある $B^6bii\beta x$ を腹側にある $B^6bii\beta y$ より先にxに命名しているが，枝読み図では気管支の分岐形態のみを描いているのでx/yなどの分岐を正確に命名することが困難な場合がある．その場合，元のCTに戻って気管支の分岐方向，枝の分布する範囲，肺静脈の位置を考えて命名するようにしている．

1）2nd step（CT 水平断画像における vertical branch と horizontal branch の認識）代表例

水平枝の最も手前の位置の頭尾方向にまず立ち，末梢に進みながら左右分岐・上下分岐・斜め分岐を，水平枝の最も手前の起立位置から水平枝方向を見ながら，その角度（末梢での左右・上下・斜め）で書く．自分の視点は末梢に進むが，枝読みを書くときは水平枝の最も手前の中枢に戻って記載する．

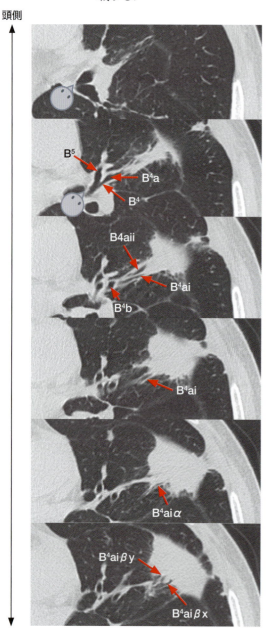

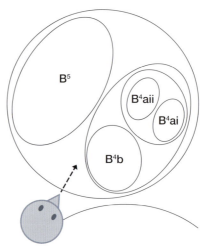

右中葉気管支入口部手前の下葉支の縦隔側で頭尾方向に立ち，中葉気管支の方向を見る．水平方向の右中葉気管支から左右分岐の B^4 と B^5 に分岐している（水平-水平枝であり，中葉入口部手前の視点から見て左右に分岐する）．B^4 の方向から頭側の B^4a と尾側の B^4b を分岐する（水平-垂直枝であり，中葉入口部手前の視点から見て上下に分岐する）．B^4a の方向から外側の B^4ai と内側の B^4aii を分岐する（水平-水平枝であり，中葉入口部手前の視点から見て左右に分岐する）．

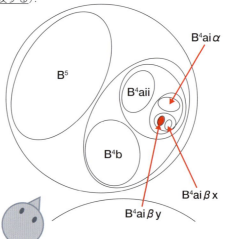

B^4ai の方向から，頭側に $B^4ai\alpha$ と尾側に $B^4ai\beta$ を分岐する（水平-垂直枝であり，中葉入口部手前の視点から見て上下に分岐する）．$B^4ai\beta$ の方向から外側に $B^4ai\beta x$ と内側に $B^4ai\beta y$ を分岐する（水平-水平枝であり，中葉入口部手前の視点から見て左右に分岐する）．$B^4ai\beta y$ が病巣の中心に入る．

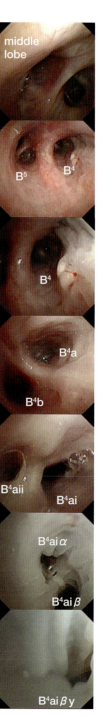

3 末梢病変アトラス
—EBUSを用いた診断

枝読み図の中の視点，視線について

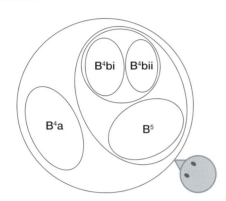

水平支の枝読みにおいては，その水平に走行する気管支の長軸方向を視線とし，その水平支の口側端に視点を置く．枝読み図に記載した頭部の鼻の方向が視線の方向である．その視線の方向から，上下・左右・斜めの分岐を評価・記載する．

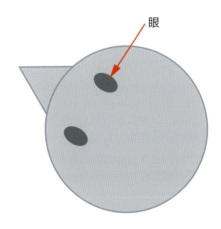

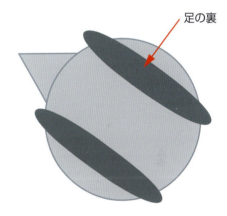

枝読み図の頭部に，眼が記載されている場合
CT画像の面より観察者に近い位置に頭頂部があるようにして観察していることを示す．

枝読み図の頭部に，足の裏が記載されている場合
CT画像の面より観察者に近い位置に足がある（ひっくり返ってのぞき込む）ようにして観察していることを示す．

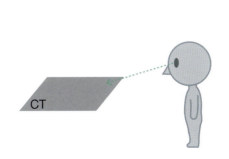

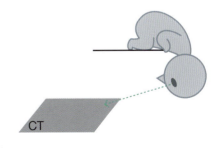

III 編　末梢病変の気管支鏡診断

● MPR，枝読み図，気管支鏡所見の見かた

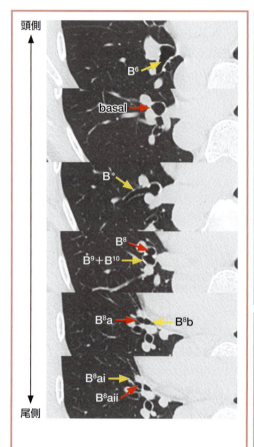

反転などを行ったCTをスライスの順に並べ，枝読みを行う．
病変につながっていく気管支に赤い矢印（→）を用いている．

枝読み図を記載する．枝読み図における体内での方向を周辺に記載している．

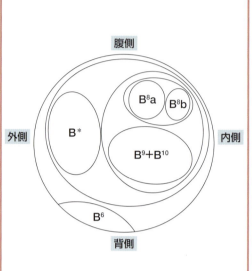

左下葉気管支は，B⁶ と底幹に分岐．底幹から，外側に B＊（sub-superior bronchus）が分岐した後，腹側の B⁸，背側の B⁹＋B¹⁰ を分岐する．B⁸ は，外側の B⁸a と内側の B⁸b を分岐する．B⁸a は，外側の B⁸ai と内側の B⁸aii を分岐する．

気管支分岐の状態を説明している．

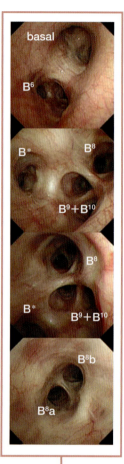

気管支内腔所見で分岐状態・気管支名を示す．

3 末梢病変アトラス―EBUS を用いた診断

A EBUS-GS の典型的症例

症例 1 　右 $B^7aii\alpha xyx$ の枝読みが有効であった結節影

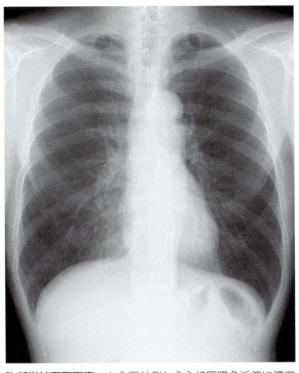

胸部単純正面写真　右心房外側から心横隔膜角近傍に濃度上昇を疑った.

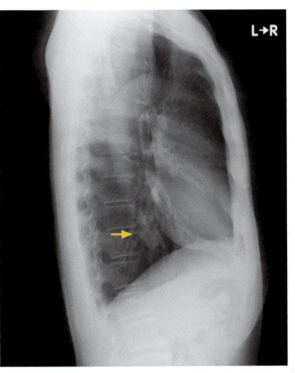

胸部単純側面写真　心陰影の後方の, 椎体の前方に濃度上昇があり, 病変の存在を疑った (→).

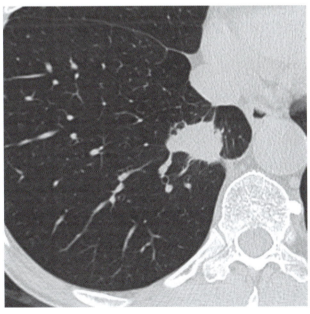

胸部単純 CT(肺野条件)
右下葉 S^7a の胸膜下に, 胸膜を牽引する, 境界明瞭な結節影を認める.

163

III編 末梢病変の気管支鏡診断

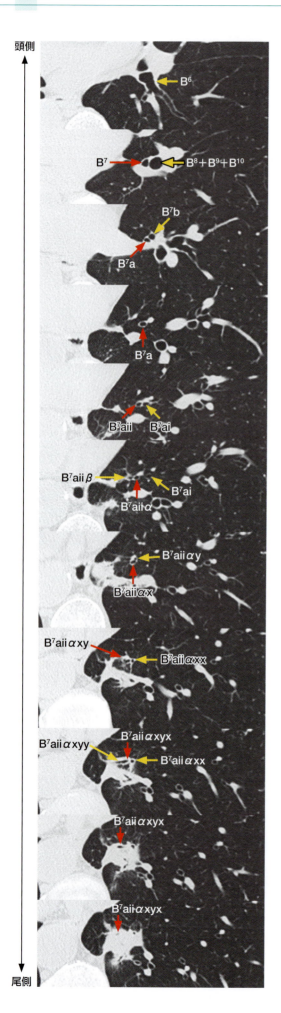

枝読み図をご記入ください

枝読み図をご記入ください

3 末梢病変アトラス—EBUSを用いた診断

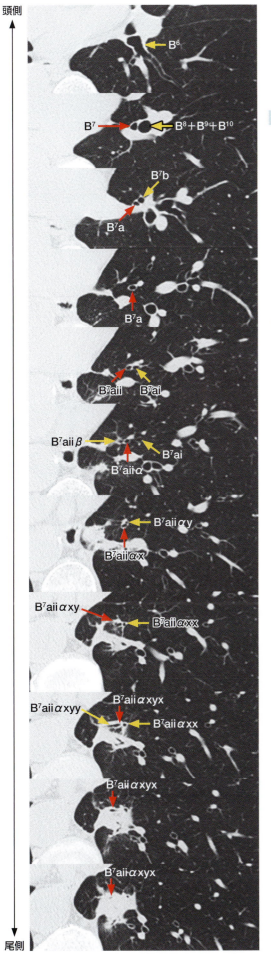

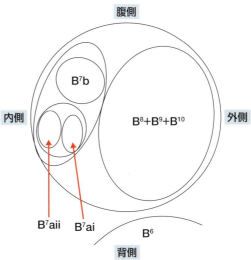

右下葉気管支は5時方向にB^6，底区はB^{7}とB^8＋B^9＋B^{10}に分岐した．B^{7}は，背側・内側のB^{7}aと腹側・外側のB^{7}bを分岐する．
B^{7}aは，外側のB^{7}aiと内側のB^{7}aiiを分岐する．

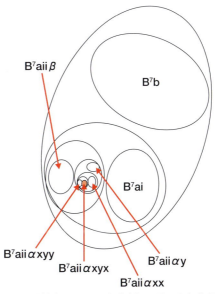

B^{7}aiiは，外側のB^{7}aiiαと内側のB^{7}aiiβを分岐する．B^{7}aiiαは，背側のB^{7}aiiαxと腹側のB^{7}aiiαyを分岐する．B^{7}aiiαxは，外側のB^{7}aiiαxxと内側のB^{7}aiiαxyを分岐する．
B^{7}aiiαxyは，外側のB^{7}aiiαxyxと内側のB^{7}aiiαxyyを分岐する．B^{7}aiiαxyxが病巣に入っていた．

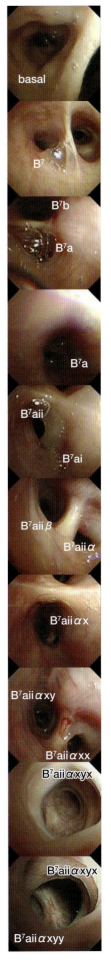

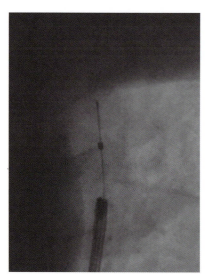
BF-P290下にEBUS-GSを施行し，擦過している．

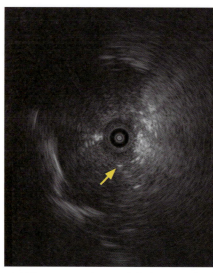
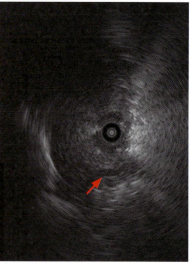
EBUS withinであり，点状高エコー（→）あり血管の開存（→）もあり，Type Ⅱbと判断した．

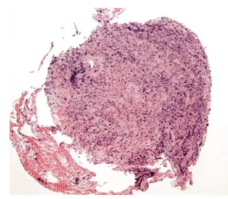
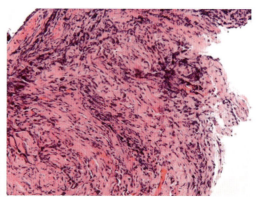
経気管支生検 気管支壁およびその周囲組織が採取されている．好中球やリンパ球が増生する線維性組織，肉芽組織様の充実性成分を認め，周囲の肺胞も巻き込んでいる．

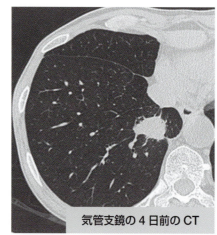
気管支鏡の4日前のCT

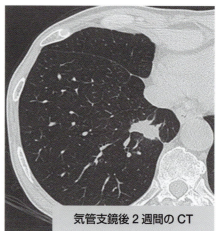
気管支鏡後2週間のCT

気管支鏡前のCTに比べ，2週間後のCTで病変は縮小傾向を示した．

ポイント

❶ 右 $B^7aii\alpha xyx$ の枝読みが教訓的であった．
❷ 炎症性病変であり，生検で診断可能であった．

| 3 | 末梢病変アトラス—EBUS を用いた診断

垂直支 復習症例

症例 2　垂直支の典型的枝読み術を行った右 $B^{10}c$ 胸膜直下の小結節

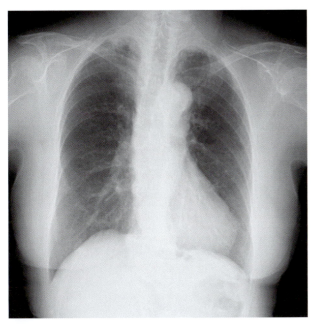

胸部単純正面写真　異常所見は認めない.

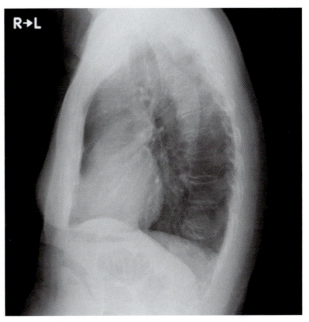

胸部単純側面写真　異常所見は認めない.

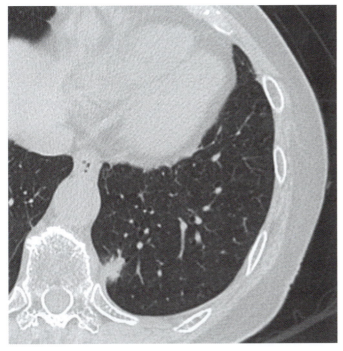

胸部造影 CT（肺野条件）
左下葉 $S^{10}c$ の椎体近傍の胸膜直下に，境界の不規則な結節影を認める.

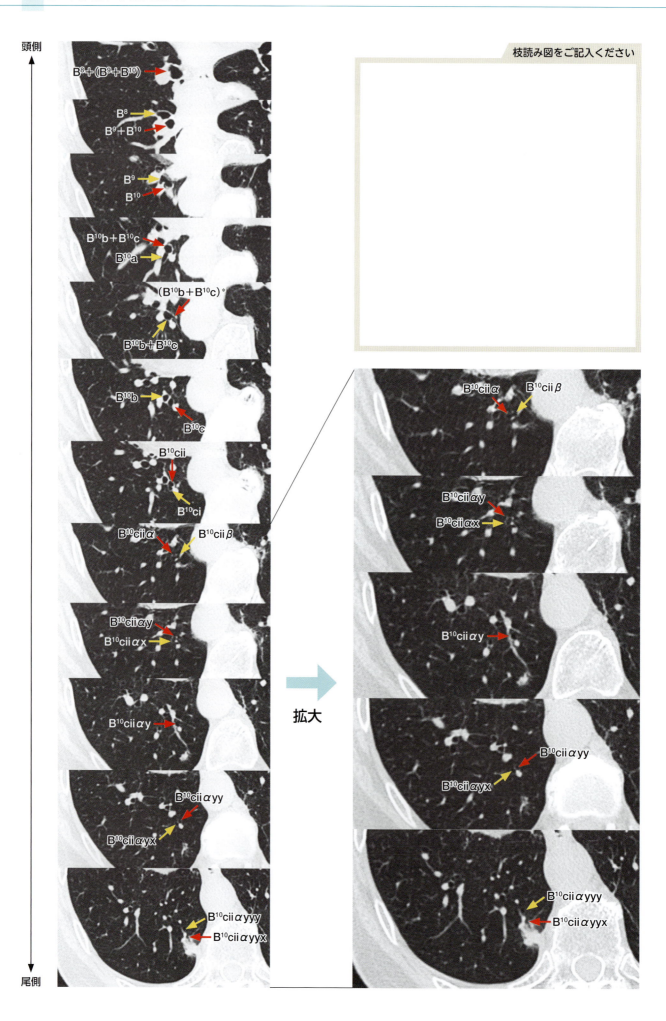

3 末梢病変アトラス—EBUS を用いた診断

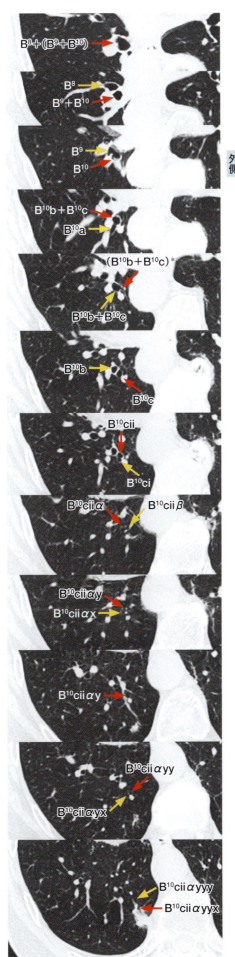

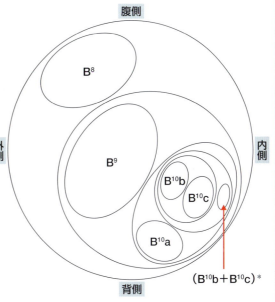

右下葉気管支は B^8 と B^9+B^{10} に分岐した．B^{10} は背側・外側の $B^{10}a$ を分岐，$B^{10}b+B^{10}c$ から内側に側枝 $(B^{10}b+B^{10}c)^*$ を分岐した後，外側の $B^{10}b$，内側の $B^{10}c$ を分岐した．

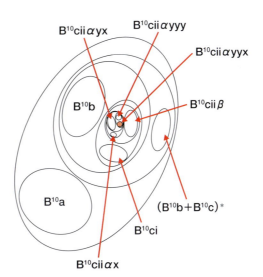

$B^{10}c$ は，背側の $B^{10}ci$ と腹側の $B^{10}cii$ を分岐する．$B^{10}cii$ は外側の $B^{10}cii\alpha$，内側の $B^{10}cii\beta$ を，$B^{10}cii\alpha$ は背側の $B^{10}cii\alpha x$ と腹側の $B^{10}cii\alpha y$ を分岐した．$B^{10}cii\alpha y$ は外側の $B^{10}cii\alpha yx$ と内側の $B^{10}cii\alpha yy$ を分岐，$B^{10}cii\alpha yy$ は腹側の $B^{10}cii\alpha yyy$ と背側の $B^{10}cii\alpha yyx$ を分岐している．$B^{10}cii\alpha yyx$ が病巣に入っていた．

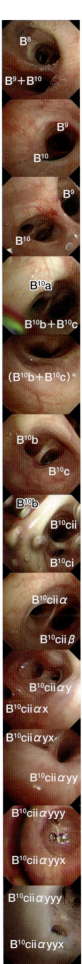

169

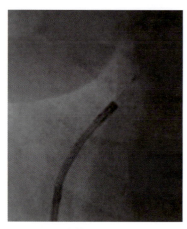
BF-XP290 先端は $B^{10}cii\alpha y$ 到達し，擦過した．

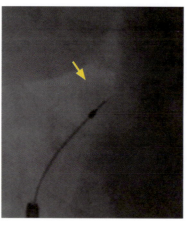
BF-P290 を $B^{10}cii\alpha$ に挿入し，プローブ/ガイドシース(GS)を $B^{10}cii\alpha y$ に挿入し走査した．透視では病変の位置(→)を確認できた．

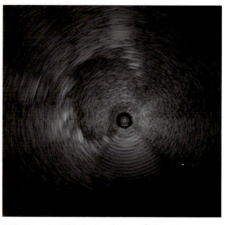
$B^{10}cii\alpha y$ に挿入したプローブは adjacent to に誘導できた．内部エコーは不均一（heterogeneous）であり，血管，線状高エコーは認めず Type Ⅲb と判断した．内部エコーは高エコーを示し，粘液の多い病変を疑った．

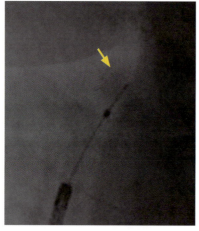
$B^{10}cii\alpha$ まで挿入された P290 から GS を留置し，病変(→)に対し擦過細胞診を施行した．

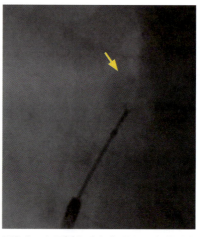
$B^{10}cii\alpha$ まで挿入された P290 から GS を留置し，病変(→)に対し経気管支生検を施行した．

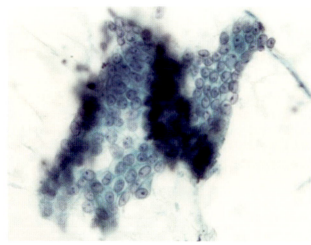
擦過細胞診

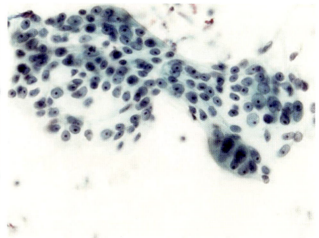
気管支洗浄液細胞診

核小体が明瞭で，薄いクロマチンで核縁が染まる異型腺上皮が認められ，adenocarcinoma の可能性が推測された．

3 末梢病変アトラス—EBUS を用いた診断

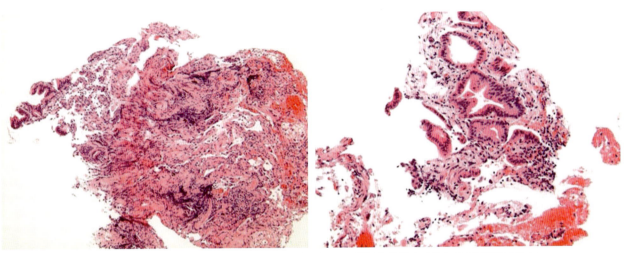

経気管支生検 一部に肺胞壁に沿った高円柱上皮は配列する像があり，核はやや腫大するものの異型は乏しい．

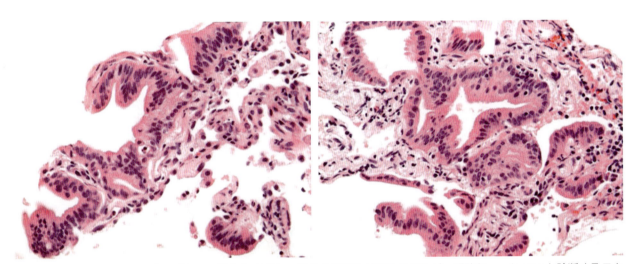

経気管支生検 高円柱上皮は積み重なって増生しており，悪性の可能性が考えられたが，明確な carcinoma と診断することはできなかった．

ポイント

① 右 $B^{10}c$ の枝読みが教訓的であった．
② 側枝（$B^{10}b+B^{10}c$）＊を認めた．
③ $B^{10}cii\alpha yyx$（Ⅷ次気管支）の小型病変であったが，プローブは到達でき EBUS で描出できた．

症例3 心臓に接した病変に対し，心電図同期にて撮影したCTで左B⁸aiiαyy（Ⅶ次気管支）が誘導気管支であると枝読みできた1例（左上葉肺癌にて左上葉切除後）

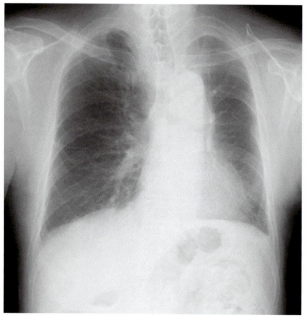

胸部正面単純写真 異常所見は認めない．

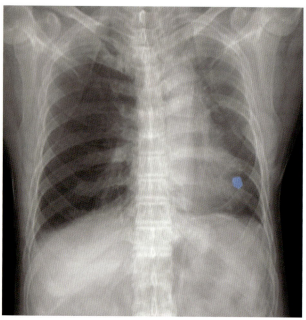

CT画像からのvolume renderingによるマルチマスク表示で，左下葉病変を大きさ通りに青色で示した．

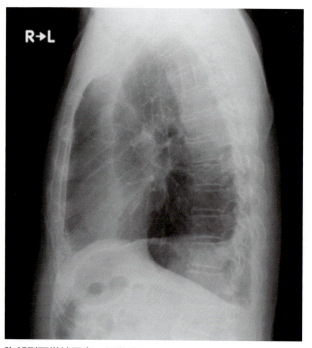

胸部側面単純写真 異常所見は認めない．

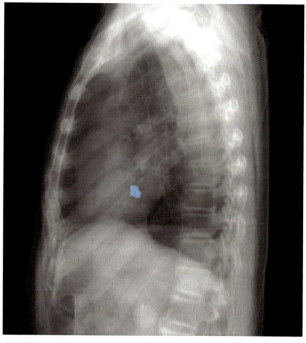

CT画像からのvolume renderingによるマルチマスク表示で，左下葉病変を大きさ通りに青色で示した．

3 末梢病変アトラス—EBUSを用いた診断

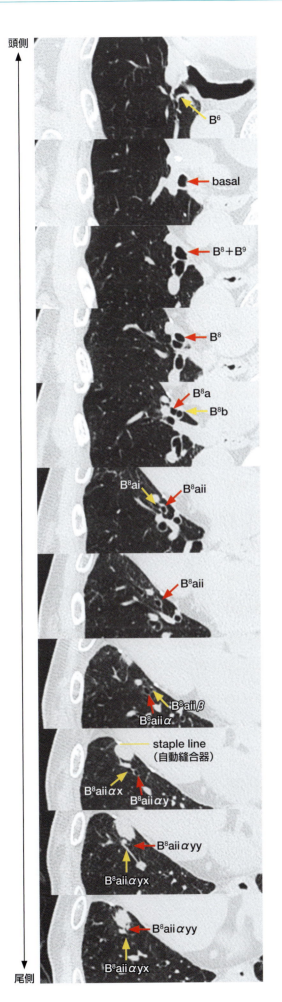

枝読み図をご記入ください

枝読み図をご記入ください

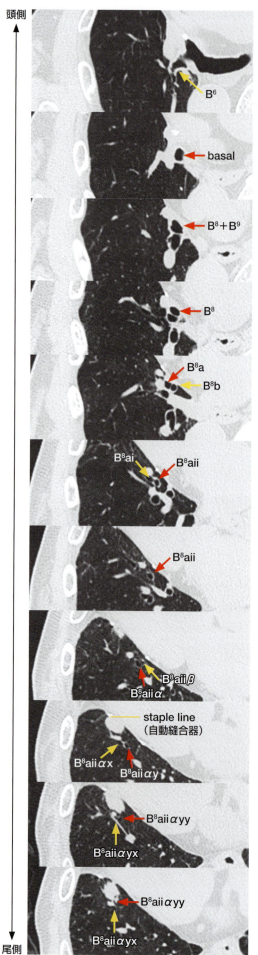

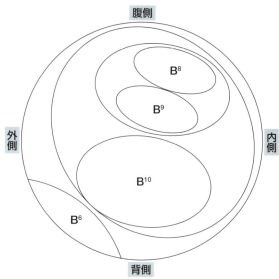

左下葉気管支は，B⁶，底区支に分岐する．底区支はB⁸+B⁹，B¹⁰ に分岐する．

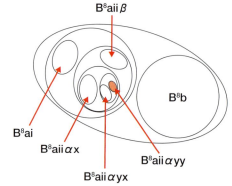

B⁸ は外側に B⁸a，内側に B⁸b に分岐する．B⁸a（水平枝）を，B⁸a の水平方向に向いて B⁸b（垂直枝）から観察する．B⁸a は外側・頭側の B⁸ai と内側・尾側の B⁸aii に分岐する．B⁸aii は，背側に B⁸aiiα と腹側に B⁸aiiβ を分岐する．B⁸aiiα は外側に B⁸aiiαx と内側に B⁸aiiαy を分岐する．B⁸aiiαy は外側・背側の B⁸aiiαyx と内側・腹側に B⁸aiiαyy を分岐する．B⁸aiiαyy が病巣に入っている．心電図同期によるCT 画像では心臓近傍の気管支のブレはほとんどなく，Ⅶ次気管支まで追跡が可能であった．

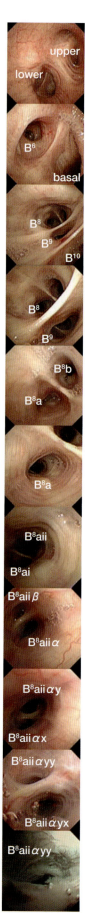

3 末梢病変アトラス—EBUS を用いた診断

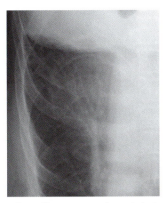
透視画像の 180°回転．病変の位置は不明瞭であった．

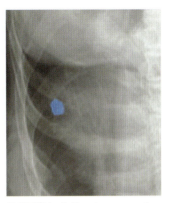
CT 画像からの volume rendering によるマルチマスク表示で，左 S^8 病変の位置が想定できる．

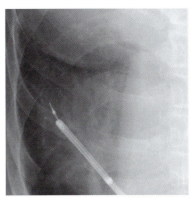
BF-P290 を $B^8aiiα$（V 次気管支）に誘導し，プローブ／ガイドシース（GS）を病変に近づける．

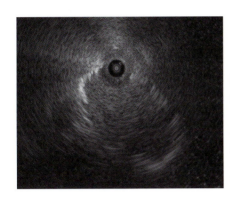

EBUS

adjacent to の状態で，内部エコーは不均一（heterogeneous）であり，線状高エコーはなく，Type Ⅲb と考えた．**通常の腫瘤性病変より高輝度であり，粘液を多く有する病変を疑った**．超音波下誘導しても adjacent to を変えれないため，up/down angle レバーとスコープの回転にてプローブを病変に近づけた状態にしておいて，その位置で pinpoint biopsy を行った．

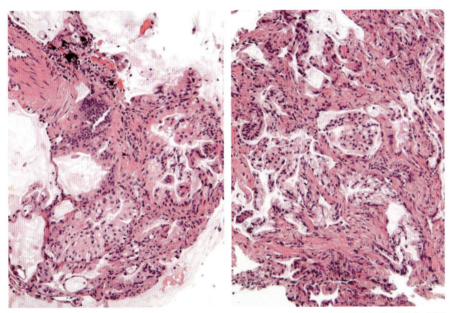

経気管支生検 病理組織所見では，類円形核で立方状から円柱状の腫瘍細胞が肺胞中隔に沿って増殖する像が認められ，**粘液を多く伴っていた**．adenocarcinoma と診断した．

ポイント

1. 枝読みで左 $B^8aiiαyy$ が病巣に入っていると判断できた．
2. EBUS の内部エコーは比較的高輝度であり，粘液の多い病変を疑った．
3. adjacent to を変えれないため，up/down angle レバーとスコープの回転にてプローブを病変に近づけた状態にしておいて，その位置で pinpoint biopsy を行った．

右上葉水平枝 復習症例

症例 4 右上葉水平枝（B³b）の典型的枝読み術を行った結節性病変

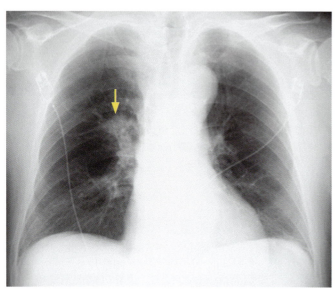

胸部単純正面写真（座位）
右中肺野の肺門に重なる辺縁不明瞭な陰影を認めた（→）．

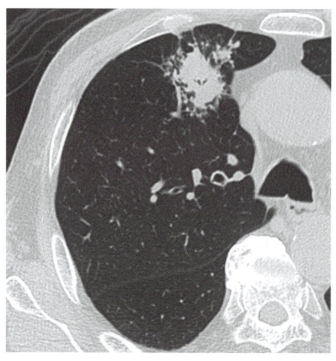

胸部造影 CT（肺野条件）
右上葉 S³b に，辺縁に小結節を伴う結節影を認める．

3 末梢病変アトラス―EBUSを用いた診断

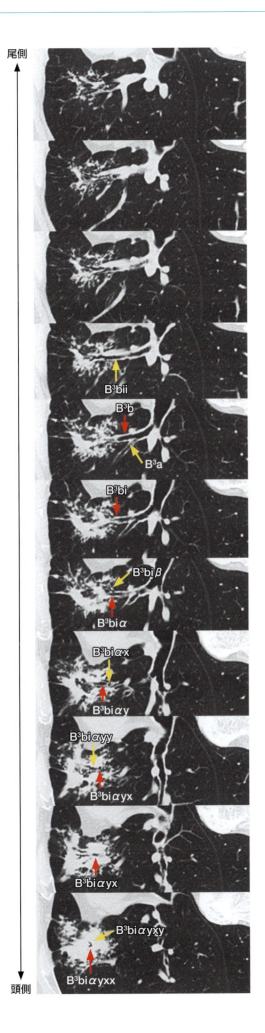

枝読み図をご記入ください

枝読み図をご記入ください

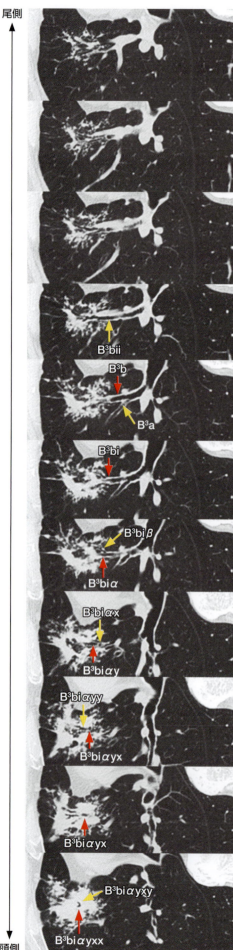

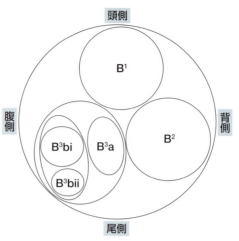

右上葉気管支は，通常の B¹，B²，B³ の3分岐である．B³ は外側・わずかに頭側の B³a と，腹側の B³b に分岐する（水平-水平枝にて左右分岐，⇒ p158 参照）．B³b は尾側の B³bii と頭側の B³bi に分岐する（水平-垂直枝にて上下分岐，⇒ p158 参照）．

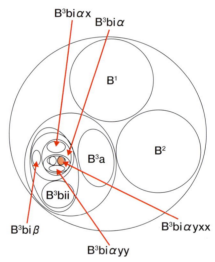

B³bi は，腹側の B³biβ と背側の B³biα を分岐する（水平-水平枝にて左右分岐，⇒ p158 参照）．B³biα は頭側の B³biαx と尾側の B³biαy を分岐する（水平-垂直枝にて上下分岐，⇒ p158 参照）．B³biαy は頭側の B³biαyx と尾側の B³biαyy を分岐する（水平-垂直枝にて上下分岐，⇒ p158 参照）．B³biαyx は背側の B³biαyxx と腹側の B³biαyxy を分岐し（水平-水平枝にて左右分岐，⇒ p158 参照），B³biαyxx が病巣の中心に入る．

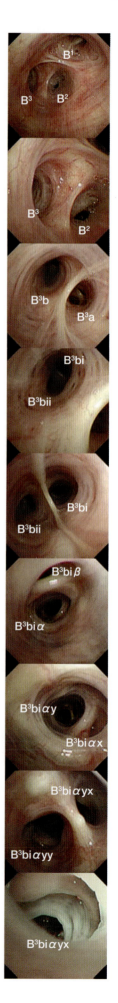

3 末梢病変アトラス―EBUS を用いた診断

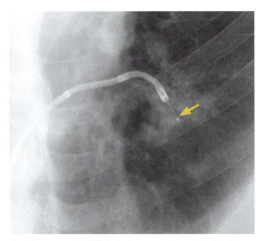

右 B³biαyx に誘導された BF-XP290 からブラシ（→）を挿入し，擦過した．

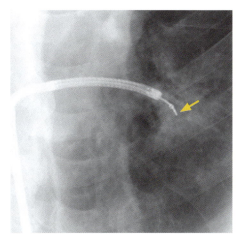

右 B³b に誘導された BF-P290 からプローブ/GS（→）を B³bi に挿入し，走査した．

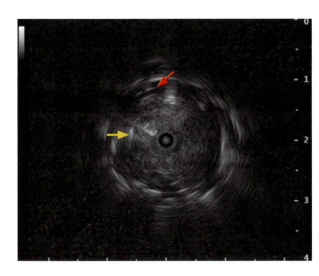

EBUS
within の状態であり，内部エコーが不均一（heterogeneous）で線状エコー（→）を認め，Type Ⅲa としたが，病変内に血管の開存（→）があり Type Ⅲa では非典型的であった．

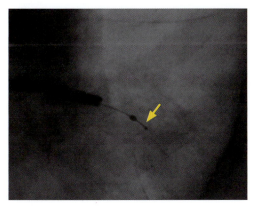

病変部に残された GS から擦過（→）している．

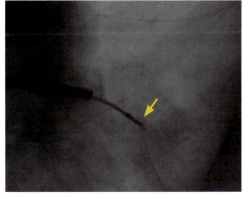

病変部に残された GS から生検（→）している．

☞ 本症例では，気管支擦過で抗酸菌陽性，培養にて結核菌を同定した．

ポイント

❶ 右上葉水平枝（B³b）の典型的枝読み術にて，復習する価値のある症例である．
❷ 胸部単純 CT で，病変の辺縁に小葉間隔壁・リンパ路に沿って病変の進展が疑われた．
❸ EBUS 画像で within であり，内部エコーが heterogeneous で線状エコー（＋）であり Type Ⅲa としたが，病変内に血管の開存があり非典型的であった．培養で結核菌が同定され肺結核と診断した．

| 症例 5 | 右 B³biiαyyxyy（X次気管支）が病巣に入る，S³b の胸膜直下結節性病変 |

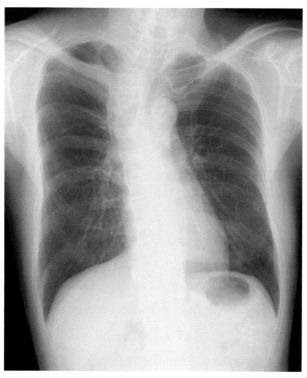

胸部単純正面写真　異常影は指摘できない．

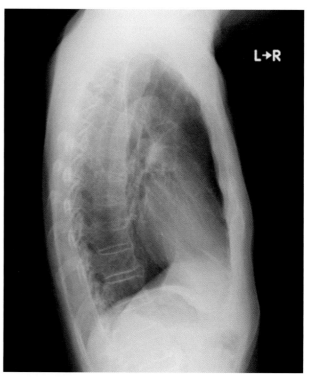

胸部単純側面写真　異常影は指摘できない．

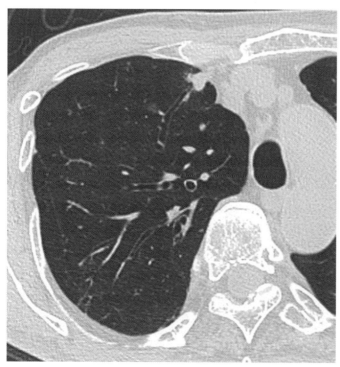

胸部造影 CT（肺野条件）
右上葉 S³ の腹側・縦隔側の胸膜に接する辺縁不整，境界明瞭な結節影を認める．

3 末梢病変アトラス—EBUS を用いた診断

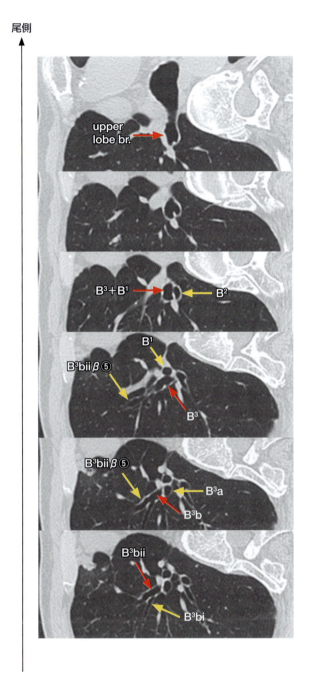
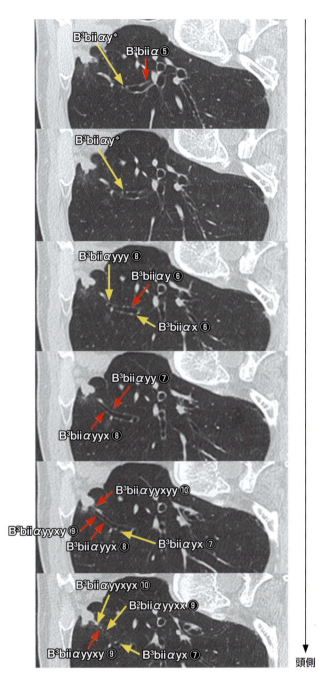

III編 末梢病変の気管支鏡診断

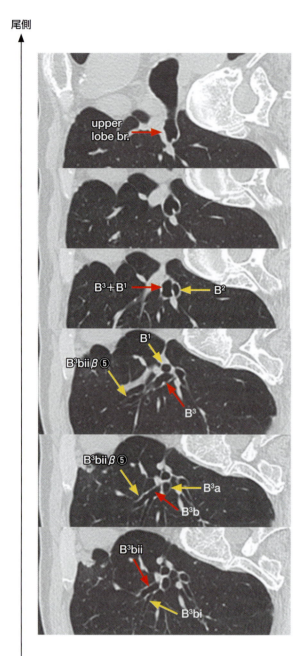
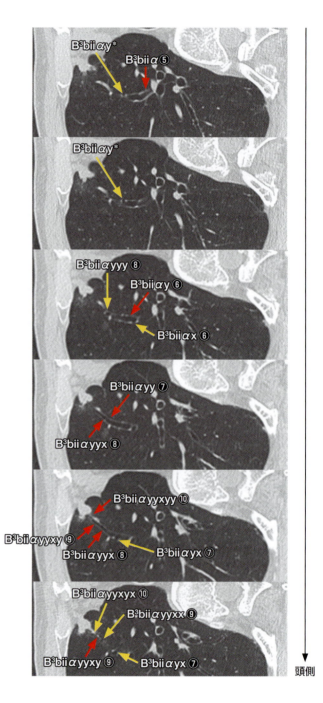
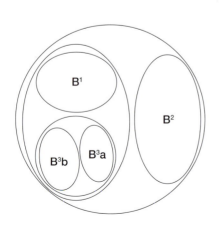
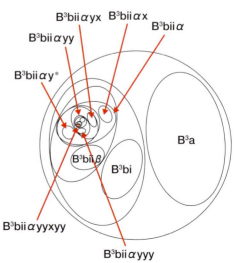

3 末梢病変アトラス―EBUS を用いた診断

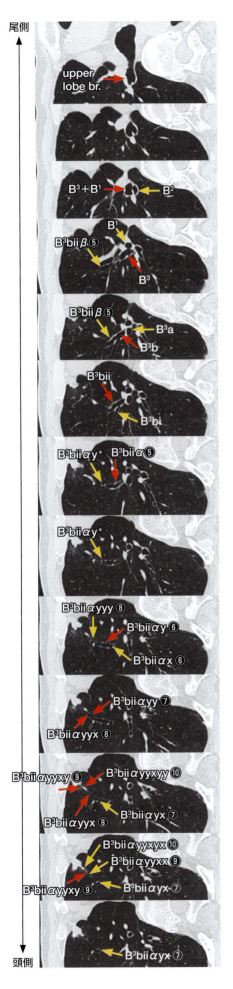

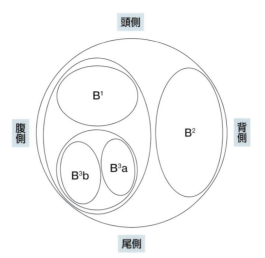

右上葉気管支は B^1+B^3 と B^2 に分岐している．B^1+B^3 は B^1 と B^3 に，B^3 は背側の B^3a と腹側の B^3b に分岐する．

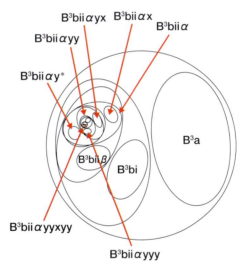

B^3b は，背側・外側・尾側に B^3bi と，腹側・内側・頭側に B^3bii を分岐する（水平-斜め枝にて斜め分岐）．B^3bii は，頭側・内側に $B^3bii\alpha$ と，尾側・外側に $B^3bii\beta$ を分岐する（水平-斜め枝にて斜め分岐）．$B^3bii\alpha$ は，背側・頭側に $B^3bii\alpha x$ と，腹側・尾側に $B^3bii\alpha y$ に分岐する（水平-斜め枝にて斜め分岐）．$B^3bii\alpha y$ に入り尾側・腹側にかろうじて $B^3bii\alpha y^*$ の分岐をみることができる（側枝は細く，分岐角が大きいため）．$B^3bii\alpha y^*$ を分岐した後，主軸枝として $B^3bii\alpha y$ が走行し，背側・頭側に $B^3bii\alpha yx$ を，腹側・尾側に $B^3bii\alpha yy$ を分岐する（水平-斜め枝にて斜め分岐）．$B^3bii\alpha yy$ は，頭側に $B^3bii\alpha yyx$ と尾側に $B^3bii\alpha yyy$ を分岐する（水平-垂直枝にて上下分岐）．$B^3bii\alpha yyx$ は，頭側に $B^3bii\alpha yyxx$ と尾側に $B^3bii\alpha yyxy$ に分岐した（水平-垂直枝にて上下分岐）．$B^3bii\alpha yyxy$ は，頭側に $B^3bii\alpha yyxyx$ と尾側に $B^3bii\alpha yyxyy$ に分岐し（水平-垂直枝にて上下分岐），$B^3bii\alpha yyxyy$ が病巣に入る．

気管支の分岐の状態を理解しやすくするために，気管支名の後に丸数字（気管支次数を表す）を追加している．

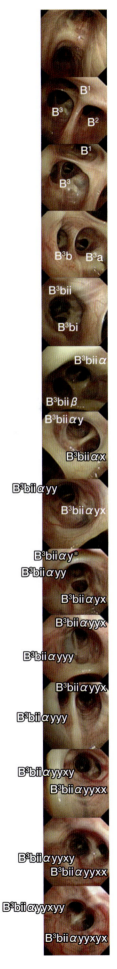

III編 末梢病変の気管支鏡診断

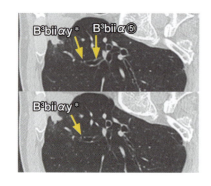

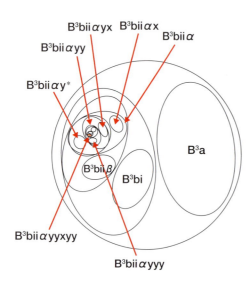

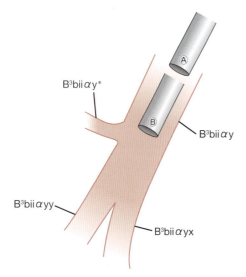

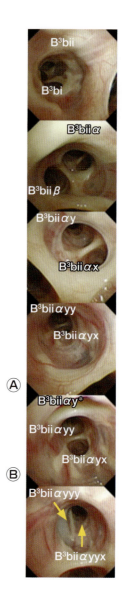

B³biiαyに入り尾側・腹側かろうじてB³biiαy*の分岐を見ることができる（側枝は細く分岐角が大きいため）．気管支鏡先端がⒶからⒷに入り初めて親枝から直交して出てくる側枝を視認できた．
B³biiαy*を分岐した後，主軸枝としてB³biiαyが走行し，背側・頭側にB³biiαyxを，腹側・水平側にB³biiαyyを分岐する．

3 末梢病変アトラス—EBUSを用いた診断

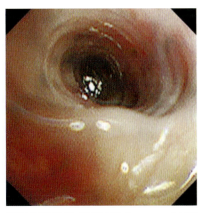

BF-XP290 先端は B³biiαyyxyy に到達した．

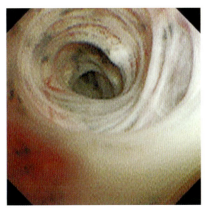

生理食塩液を注入後，B³biiαyyxyy の奥は退色調であった．

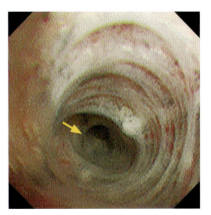

生理食塩液を注入後，XP290 を B³biiαyyxyy の奥に誘導し，気管支壁は退色調（→）になっており，病変に到達したと判断した．

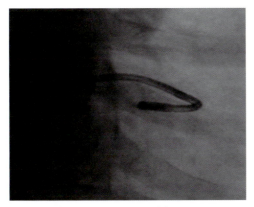

XP290 先端は B³biiαyyxyy 到達した．

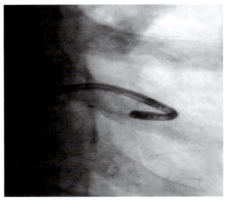

XP290 を B³biiαyyxyy に挿入し，ブラッシングし adenocarcinoma の細胞を回収できた．

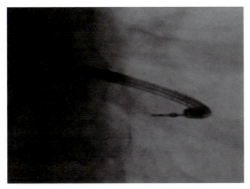

BF-P290 を B³biiαyyxy に挿入し，プローブ/ガイドシース（GS）を挿入し走査した．

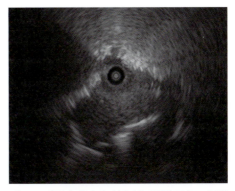

プローブは病変内（within）に誘導でき，病変に到達したと考えられた．

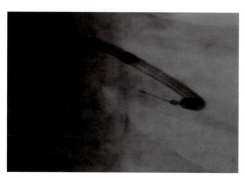

EBUS-GS で病巣内の口側に GS を残し，GS からブラッシングした．

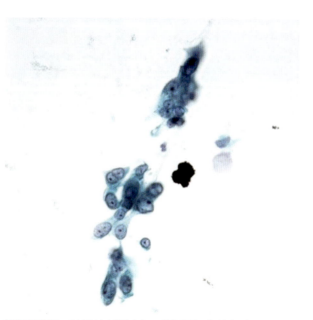

擦過細胞診 N/C 比が増大し，類円形で偏在傾向のある核を有し，核クロマチンは細顆粒状に増加し，好酸性に染まる核小体が 1 個〜数個目立つ異型細胞が小集塊から散在性に出現している．以上より細胞診陽性 adenocarcinoma と判断された．

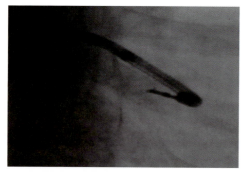

EBUS-GS で，病巣内の口側に GS を残し，GS から transbronchial biopsy を行った．

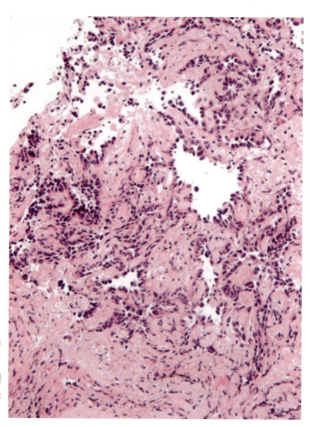

経気管支生検 クロマチンが濃く腫大した核を持ち，N/C 比大の腫瘍細胞が肺胞に沿って増生している．胞隔が厚く硝子化した部位があるものの明らかな浸潤は認めなかった．以上より，lepidic pattern が主体の adenocarcinoma と診断した．

> **ポイント**
> ❶ 右上葉気管支 B³biiαyyxyy の枝読みが有効で生検で確定診断できた症例であった．
> ❷ 生理食塩液注入で右 B³biiαyyxyy に退色調の狭窄を認めた．

3 末梢病変アトラス―EBUS を用いた診断

症例 6　右 B²biβx の枝読み術が有用であった症例

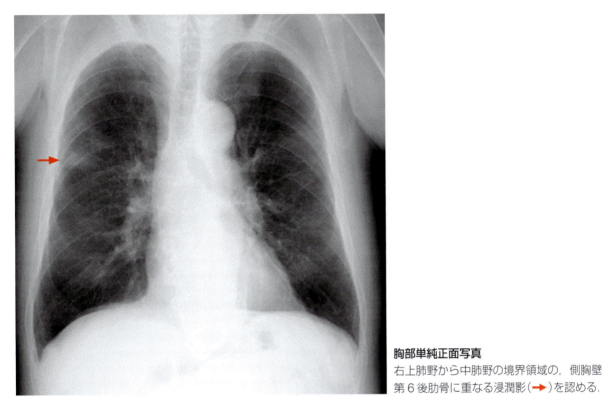

胸部単純正面写真
右上肺野から中肺野の境界領域の，側胸壁近傍の第 6 後肋骨に重なる浸潤影（→）を認める．

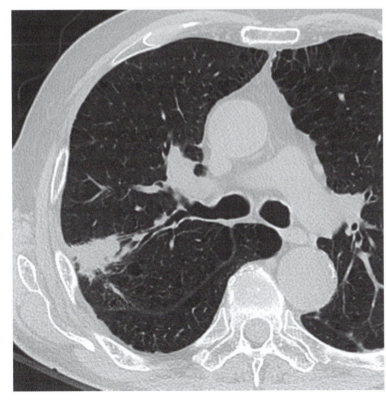

胸部造影 CT（肺野条件）
右上葉 S²b の胸膜近傍に，境界の不規則な三角形に近い形態の浸潤影を認める．
気管支（B²b の腹側枝）が病変に入ったところで閉塞しており，気管支から発生した病変の可能性を疑った．

III編　末梢病変の気管支鏡診断

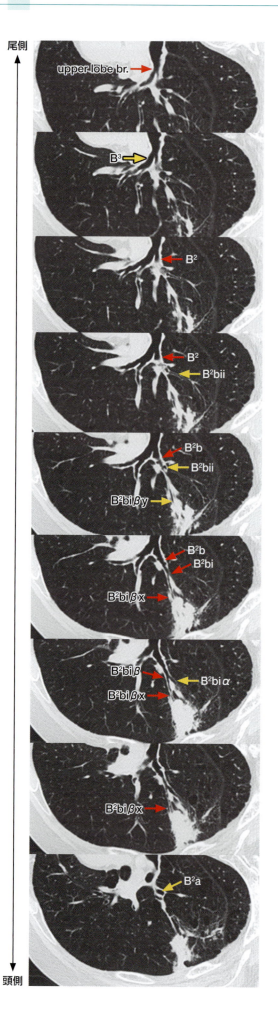

枝読み図をご記入ください

枝読み図をご記入ください

3 末梢病変アトラス―EBUS を用いた診断

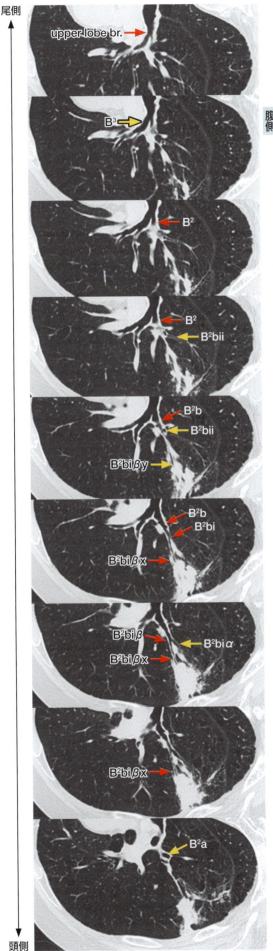

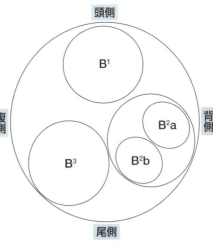

右上葉気管支は通常の3分岐（B^1，B^2，B^3）であった．B^2 は，背側・頭側の B^2a と腹側・尾側の B^2b に分岐する（水平-斜め枝にて斜め分岐）．

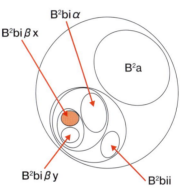

B^2b は，頭側・腹側の B^2bi と尾側・背側の B^2bii を分岐する（水平-斜め枝にて斜め分岐）．B^2bi は，背側・頭側の $B^2bi\alpha$ と腹側・尾側の $B^2bi\beta$ を分岐する（水平-水平枝にて左右分岐）．$B^2bi\beta$ は，頭側の $B^2bi\beta x$ と尾側の $B^2bi\beta y$ を分岐し（水平-垂直枝にて上下分岐），$B^2bi\beta x$ が病巣に入っていた．

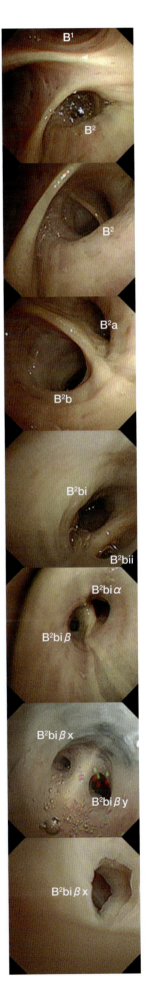

III編　末梢病変の気管支鏡診断

◆ 矢状断 MPR における気管支の確認

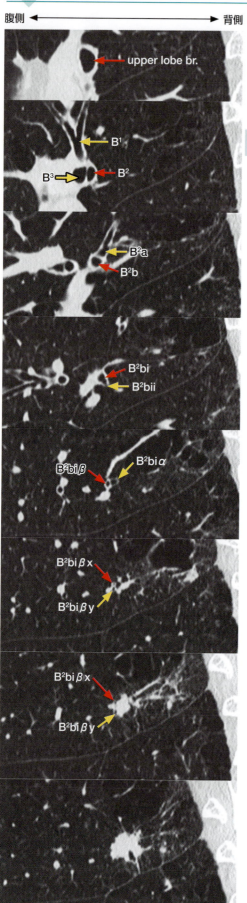

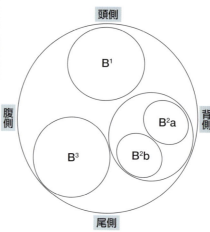

MPR（矢状断）

右上葉気管支は通常の 3 分岐（B^1, B^2, B^3）であった. B^2 は，背側・頭側の B^2a と腹側・尾側の B^2b に分岐する.

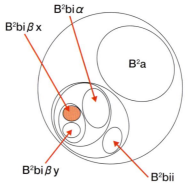

B^2b は，頭側・腹側の B^2bi と尾側・背側の B^2bii を分岐する. B^2bi は，背側・頭側の $B^2bi\alpha$ と腹側・尾側の $B^2bi\beta$ を分岐する. $B^2bi\beta$ は，頭側の $B^2bi\beta x$ と尾側の $B^2bi\beta y$ を分岐し，$B^2bi\beta x$ が病巣に入る.

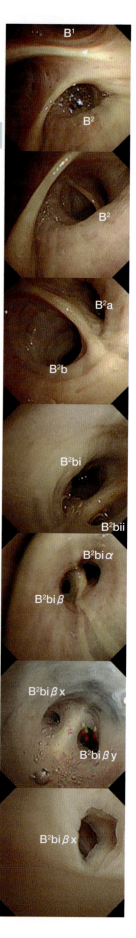

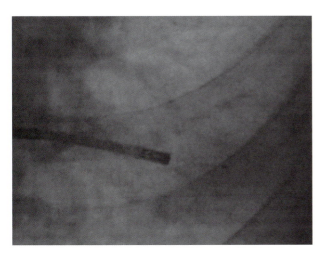

BF-XP290 先端は $B^2bi\beta$ に到達し擦過した.

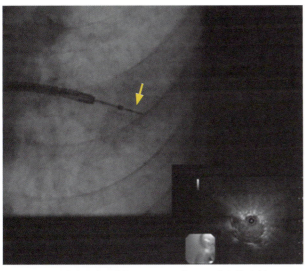

BF-P290 は B^2bi まで挿入でき，プローブ/ガイドシース(GS)を $B^2bi\beta$ に挿入し走査した．EBUS で病変を描出している．透視画面上，EBUS 像をつくっているプローブ先端部にある探触子(→)の位置を記憶する．

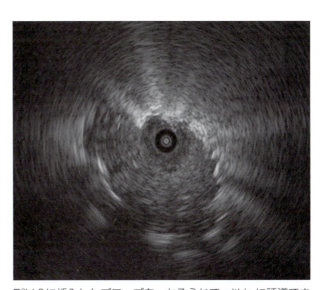

$B^2bi\beta$ に挿入したプローブを，かろうじて within に誘導できた．内部エコーは，不均一(heterogeneous)で全体に粗い高エコーであり，血管の開存ははっきりせず Type Ⅲb に分類した．

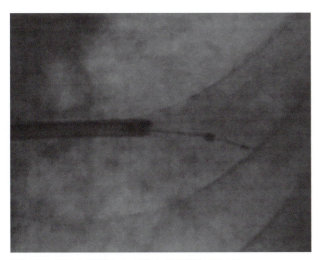

$B^2bi\beta$ に挿入し留置した GS から擦過している．

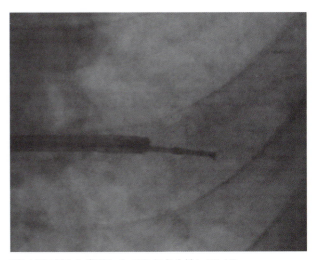

$B^2bi\beta$ に挿入し留置した GS から生検している．

III編 末梢病変の気管支鏡診断

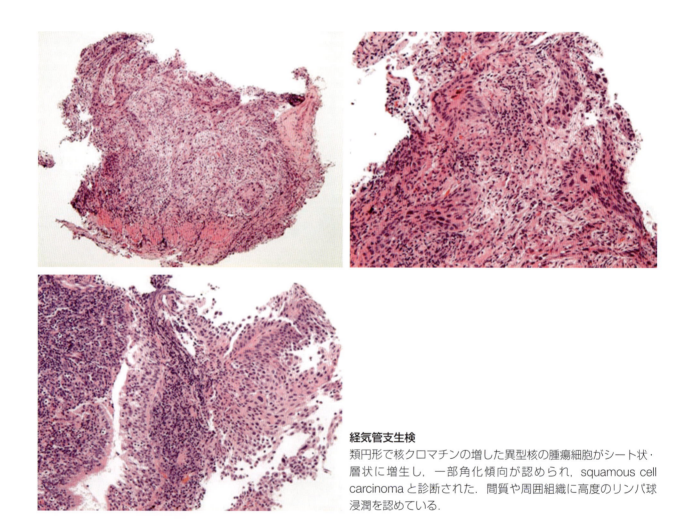

擦過細胞診 炎症細胞とともに，細胞質がオレンジGやライトグリーンに濃く染まり，粗顆粒状のクロマチンを有する異型細胞が散在性に見られ，squamous cell carcinoma と考えた．

経気管支生検
類円形で核クロマチンの増した異型核の腫瘍細胞がシート状・層状に増生し，一部角化傾向が認められ，squamous cell carcinoma と診断された．間質や周囲組織に高度のリンパ球浸潤を認めている．

ポイント

① 右 B^2b の枝読みが教訓的であった．
② 矢状断 MPR が枝読みの確認に有用であった．
③ 透視画像では病変に到達したかどうかの判断が困難であったが，EBUS では within の判定が可能であった．

症例7　右 B²aiiαxxxy が入る胸膜直下の空洞性病変

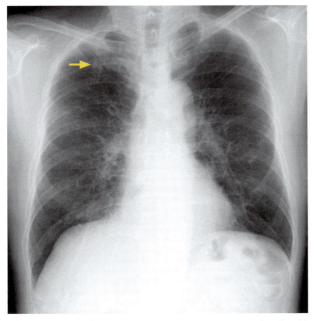

胸部単純正面写真　第1前肋骨と第2前肋骨の間（→）に結節影を疑う．

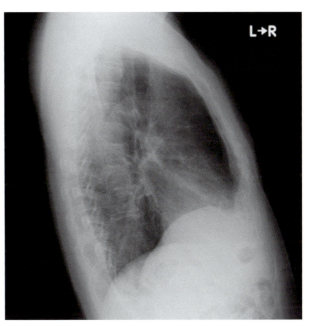

胸部単純側面写真　異常影は指摘できない．

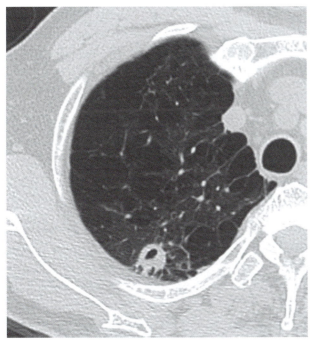

胸部造影 CT（肺野条件）
右上葉 S² の背側の胸膜に接する辺縁整，境界明瞭で空洞を有する結節影を認める．

III編　末梢病変の気管支鏡診断

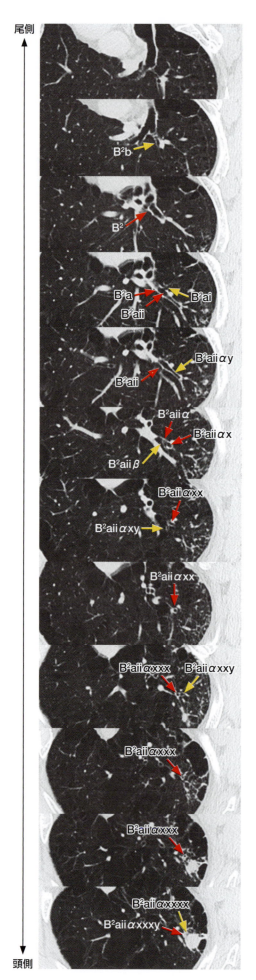

枝読み図をご記入ください

枝読み図をご記入ください

3 末梢病変アトラス―EBUS を用いた診断

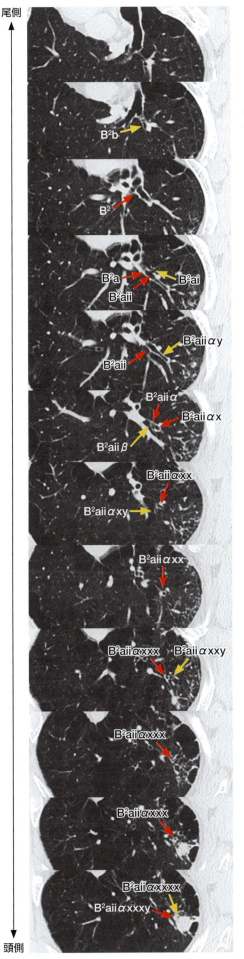

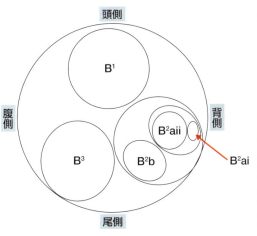

右上葉気管支は B^1, B^2, B^3 を分岐している. B^2 は, 頭側・背側の B^2a と尾側・腹側の B^2b を分岐する. B^2a は, 背側の B^2ai と腹側の B^2aii を分岐(水平-水平枝)しており, 右上葉入口部から観察すると B^2ai と B^2aii は左右分岐である(⇒p158 参照).

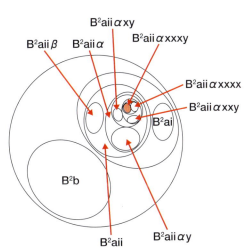

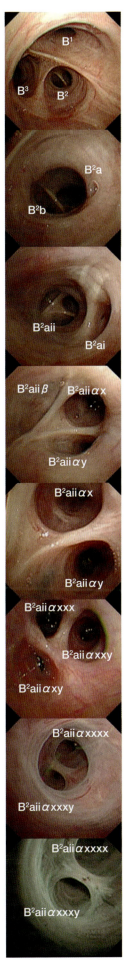

B^2aii は, 腹側(B^3a 寄り)の $B^2aii\beta$ と背側(B^3a と反対側)の $B^2aii\alpha$ を分岐する(水平-水平枝にて左右分岐). $B^2aii\alpha$ は, 頭側の $B^2aii\alpha x$ と尾側の $B^2aii\alpha y$(水平-垂直枝にて上下分岐), $B^2aii\alpha x$ は背側の $B^2aii\alpha xx$ と腹側の $B^2aii\alpha xy$ に分岐していた(水平-水平枝にて左右分岐).
$B^2aii\alpha xx$ は頭側の $B^2aii\alpha xxx$ と尾側・背側の $B^2aii\alpha xxy$(水平-垂直枝にて上下分岐, ⇒p158 参照), $B^2aii\alpha xxx$ は背側の $B^2aii\alpha xxxx$ と腹側の $B^2aii\alpha xxxy$ を分岐する(水平-水平枝にて左右分岐). $B^2aii\alpha xxxy$ が病巣に入る.

195

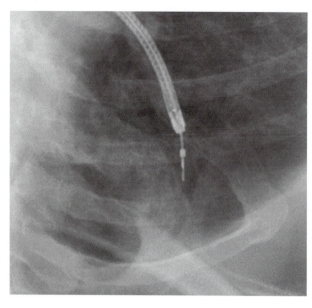

BF-P260Fが$B^2aii\alpha$（V次気管支）に到達し，プローブ/ガイドシース（GS）を$B^2aii\alpha x$（VI次気管支）に挿入し，走査した．

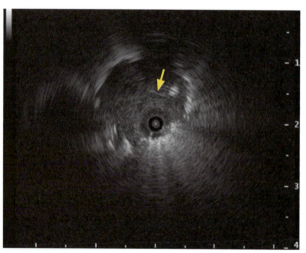

プローブは病変内（within）に誘導でき，病変内部エコーは均一（homogeneous）で血管の開存（→）があり，TypeⅠaと判断した．

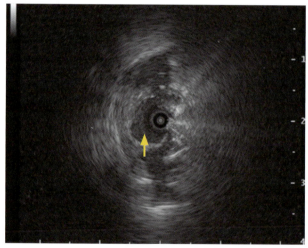

気管支から注入された生理食塩液が満たされた空洞（→）にプローブが誘導され，空洞から病変が描出された．

☞ 気管支洗浄液の抗酸菌塗抹検査で抗酸菌が検出され，培養検査で*Mycobacterium avium*が検出され，非結核性抗酸菌症と診断した．

ポイント

① horizontal branchであった右B^2aの枝読みが教訓的であった．
② 生理食塩液注入した後のEBUSで空洞内腔が観察できた．
③ 細菌学的検査で*Mycobacterium avium*を検出できた．

| 症例 8 | 右 S⁴a の胸膜近傍の小結節に対し，枝読みが有効であり within に誘導できた扁平上皮癌の 1 例 |

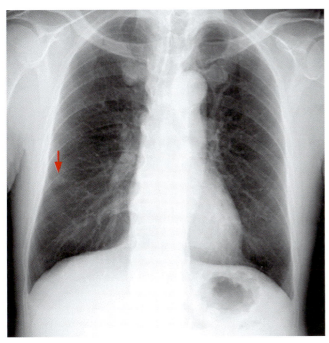

胸部単純正面写真
右中肺野に肋骨に重なる結節影（→）を認める．

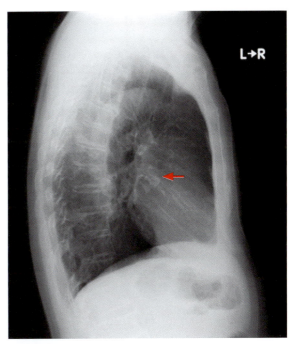

胸部単純側面写真
肺門の腹側に結節影を疑う濃度上昇（→）があり．

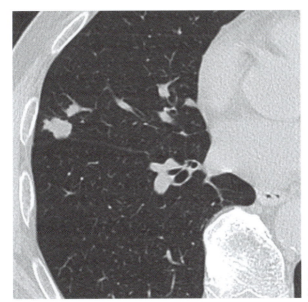

胸部造影 CT（肺野条件）
右中葉 S⁴a の胸膜近傍に大小 2 個の結節影を認める．

III 編　末梢病変の気管支鏡診断

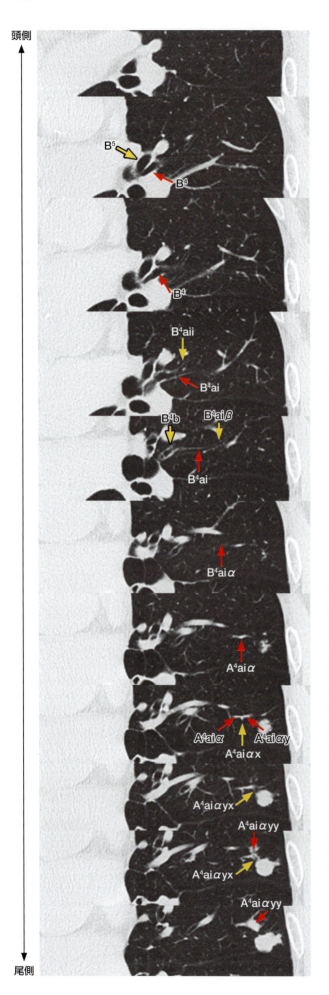

枝読み図をご記入ください

枝読み図をご記入ください

3 末梢病変アトラス—EBUS を用いた診断

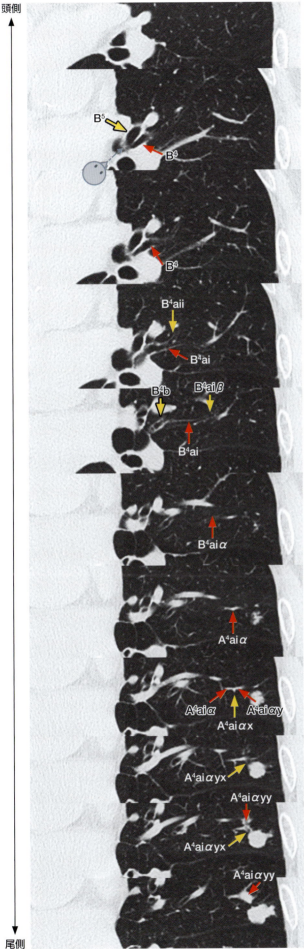

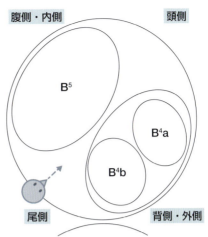

右中葉気管支は水平枝であり，その長軸方向の中枢側に視点を置く．頭頂部が頭側に向いた視点（　）から，中葉枝の軸の方向を観察しながら気管支の分岐に従い，左右，上下，斜め分岐を書いていく．

右中葉気管支は，背側の B^4 と腹側の B^5 を分岐する（水平-水平枝にて左右分岐）．B^4 は，頭側・外側・背側の B^4a と尾側・内側の B^4b を分岐する（水平-垂直枝にて上下分岐）．

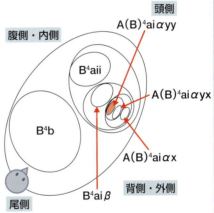

B^4a は，背側の B^4ai と腹側の B^4aii を分岐する（水平-水平枝にて左右分岐）．B^4ai は，背側の $B^4ai\alpha$，腹側の $B^4ai\beta$ を分岐する（水平-水平枝にて左右分岐）．$B^4ai\alpha$ は末梢で見えなくなり，肺動脈を追跡し，背側の $A^4ai\alpha x$ と腹側・外側の $A^4ai\alpha y$ を分岐した（水平-水平枝にて左右分岐）．$A^4ai\alpha y$ は，背側の $A^4ai\alpha yx$ と腹側の $A^4ai\alpha yy$ を分岐している（水平-水平枝にて左右分岐）．$A^4ai\alpha yy$ が病巣に入っていた．

$A^4ai\alpha yx$ と $A^4ai\alpha yy$ が含まれている陰影が太くなっており，病変が $A^4ai\alpha yx$ と $A^4ai\alpha yy$ の近傍の気管支に広がっていると推測し，気管支由来の病変を疑った．

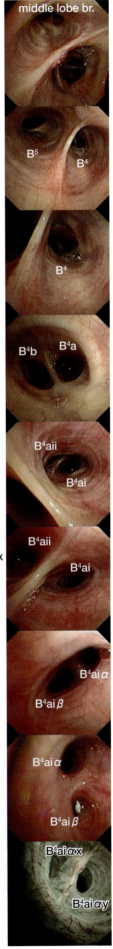

III編 末梢病変の気管支鏡診断

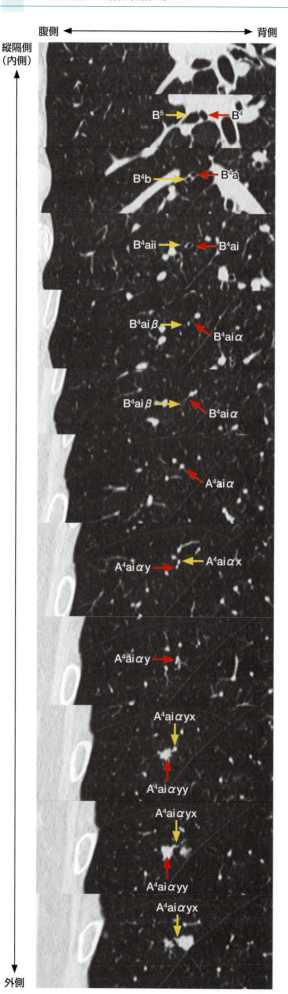

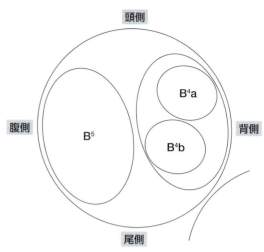

MPR（矢状断）
右中葉気管支は背側の B^4 と腹側の B^5 に分岐する．B^4 は，頭側・背側の B^4a と尾側の B^4b を分岐する．

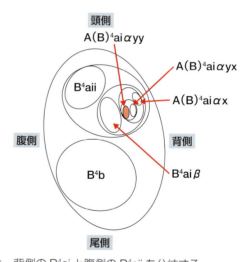

B^4a は，背側の B^4ai と腹側の B^4aii を分岐する．
B^4ai は，背側の $B^4ai\alpha$ と腹側の $B^4ai\beta$ を分岐する．
$B^4ai\alpha$ は末梢で見えなくなり，肺動脈を追跡し，背側の $A^4ai\alpha x$ と腹側の $A^4ai\alpha y$ を分岐した（気管支と肺動脈が伴走していると仮定して命名している）．$A^4ai\alpha y$ は，背側の $A^4ai\alpha yx$ と腹側の $A^4ai\alpha yy$ を分岐している．$A^4ai\alpha yy$ が病巣に入っていた．

3 末梢病変アトラス—EBUS を用いた診断

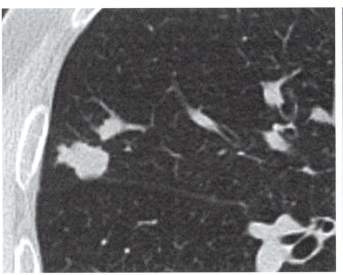
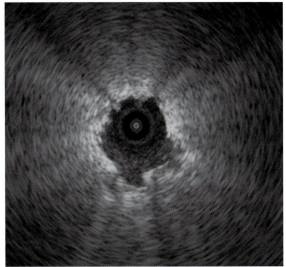

CT からの枝読みでは，肺動脈（A^{4}aiαyy）が病変に入っていた．EBUS ではプローブが病変の中心に位置しており，気管支から生じた病変を疑った．

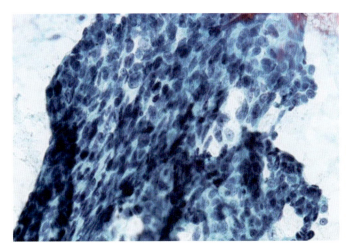

擦過細胞診
N/C 比が増大し，ライトグリーンの細胞質と類円形から楕円形の核を有する細胞が集塊状に出現している．一部は，核クロマチンが粗顆粒状に著増し，シート状配列の細胞集塊が見られ squamous cell carcinoma が考えられた．

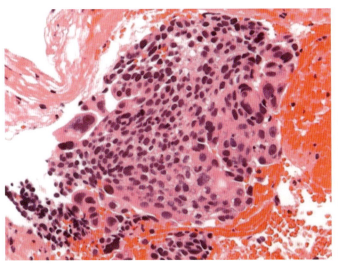

経気管支生検
クロマチンの濃い類円形核に好酸性胞体で N/C 比大の異型細胞が充実性，一部シート状にも見える細胞集塊を形成している．角化，腺管形成，粘液産生などの特徴は欠いている．免疫染色で p40（＋），TTF-1（－）であり，non-small cell carcinoma, favor squamous cell carcinoma と考えられる．squamous cell carcinoma の可能性が高く，EBUSで気管支から生じた病変を疑ったことに合致する結果であった．

ポイント

❶ 右 B^{4}a の枝読みにおいて A^{4}aiαyy まで追跡でき，また矢状断 MPR が有用であった．
❷ EBUS 画像で，小結節ながら within に誘導できた．

Ⅲ編　末梢病変の気管支鏡診断

症例 9　右 B^4a の枝読みで，冠状断 MPR が補助的に有用であった 1 例

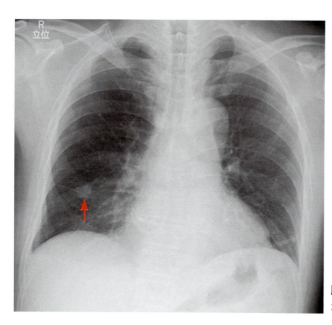

胸部単純正面写真
右中肺野の第 9 後肋骨に重なる結節影（→）を認める．

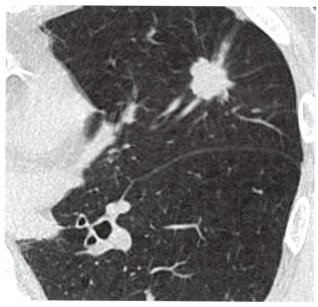

胸部単純 CT（肺野条件）
右 S^4 の肺門から胸膜までの，ほぼ中間（中間層）に結節影を認めた．病変の境界は不規則であり，肺静脈が病変中央部に入り，胸膜陥入も伴い腺癌を強く疑う所見であった．

3 末梢病変アトラス―EBUSを用いた診断

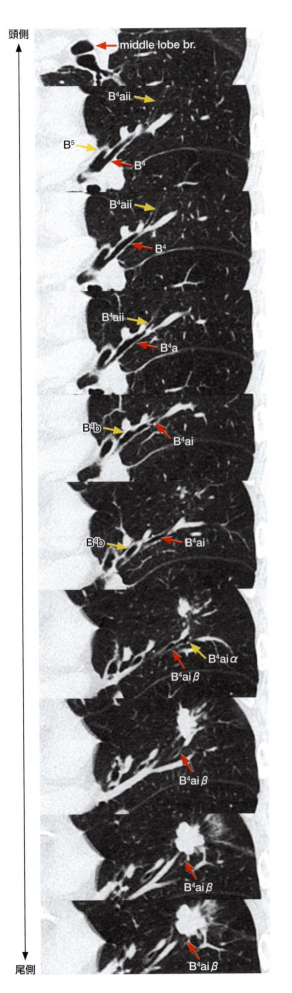

枝読み図をご記入ください

枝読み図をご記入ください

203

III編 末梢病変の気管支鏡診断

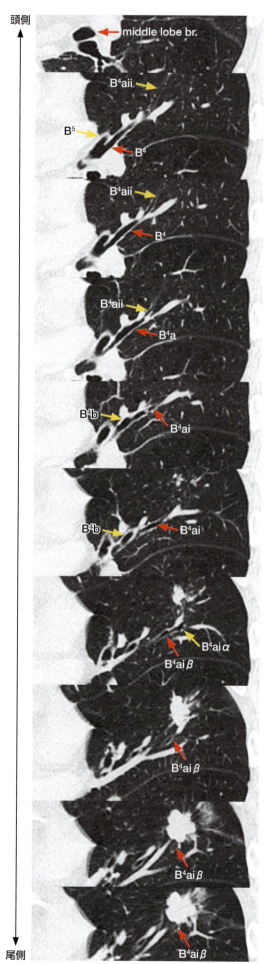

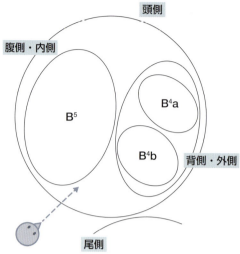

視点を，右中葉気管支の長軸の手前の縦隔側に置く．右中葉気管支は，背側・外側の B^4 と腹側・内側の B^5 に分岐（水平-斜め枝にて斜め分岐），B^4 は外側・頭側に B^4a と，内側・尾側に B^4b を分岐する（水平-垂直枝にて上下分岐）．

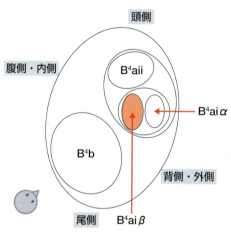

B^4a は，背側・尾側に B^4ai と腹側・頭側に B^4aii を分岐する（水平-斜め枝にて斜め分岐）．B^4ai は背側・外側に $B^4ai\alpha$，腹側・内側に $B^4ai\beta$ を分岐した（水平-斜め枝にて斜め分岐）．$B^4ai\beta$ が病巣に入っていた．

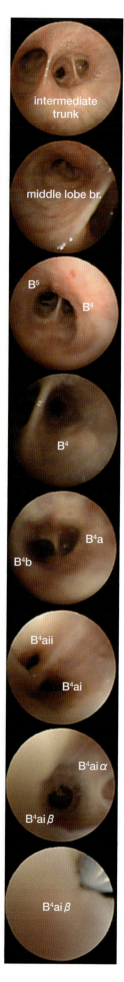

3 末梢病変アトラス—EBUS を用いた診断

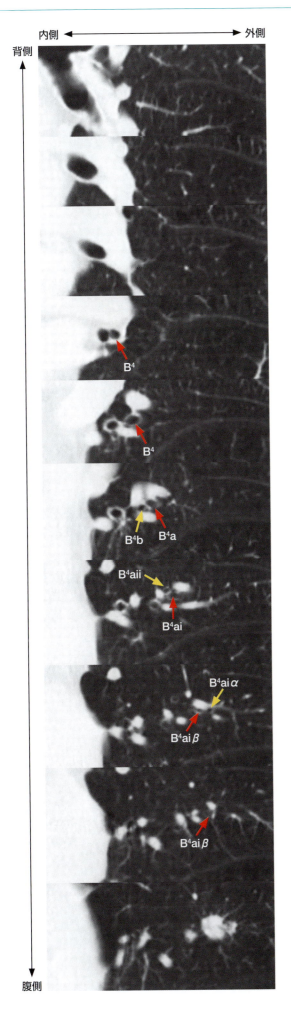

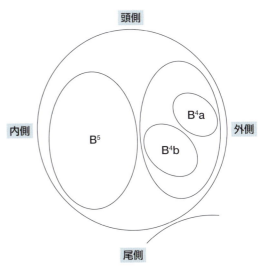

MPR（冠状断）
右中葉気管支は B⁴ と B⁵ に分岐する．B⁴ は，外側・頭側の B⁴a と内側・尾側の B⁴b を分岐する．

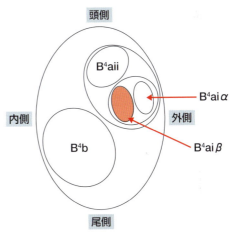

B⁴a は，外側・尾側の B⁴ai と内側・頭側の B⁴aii を分岐する．B⁴ai は，外側の B⁴aiα と内側の B⁴aiβ を分岐した．B⁴aiβ が病巣に入っていた．

Ⅲ編 末梢病変の気管支鏡診断

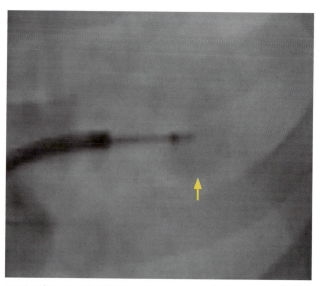

EBUS プローブが病変内に位置（within）しており，内部エコーは不均一（heterogeneous）で線状エコーが認められずType Ⅲbに分類した．

180°回転した透視画像で，プローブ/ガイドシース（GS）が病巣（→）に到達していると考えられる．

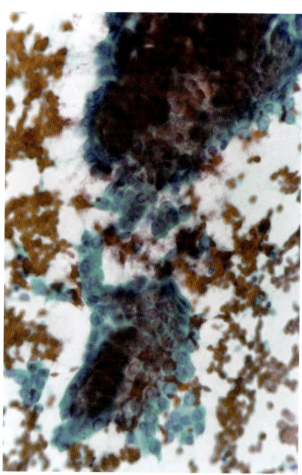

擦過細胞診
N/C比の高い大小不同を認める細胞が，乳頭状に重積しており，adenocarcinomaと考えられた．

ポイント

❶ 右 B^4a の枝読みで，$B^4ai\beta$ までの追跡が可能であった．
❷ 水平断MPRでは，気管支の分岐する方向を明確にできた．
❸ Type Ⅲbの典型例であった．

| 症例 10 | X次肺動脈 $A^8aii\alpha xyxxx$ までの枝読みが可能であった右 S^8a の結節性病変 |

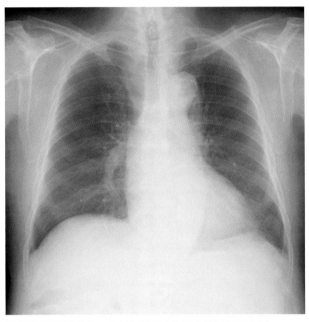

胸部単純正面写真 病変を指摘することは困難である.

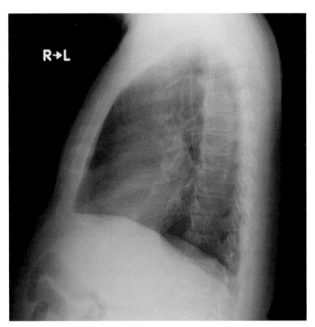

胸部単純側面写真 病変を指摘することは側面写真でも困難である.

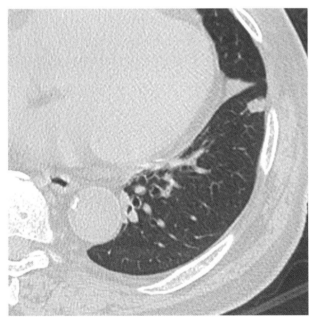

胸部造影 CT（肺野条件）
左下葉 S^8a の胸膜直下に辺縁明瞭な結節影を認める.

III編　末梢病変の気管支鏡診断

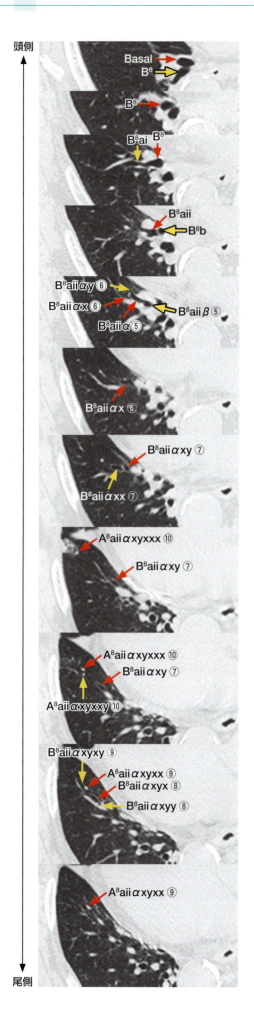

枝読み図をご記入ください

枝読み図をご記入ください

208

3 末梢病変アトラス—EBUS を用いた診断

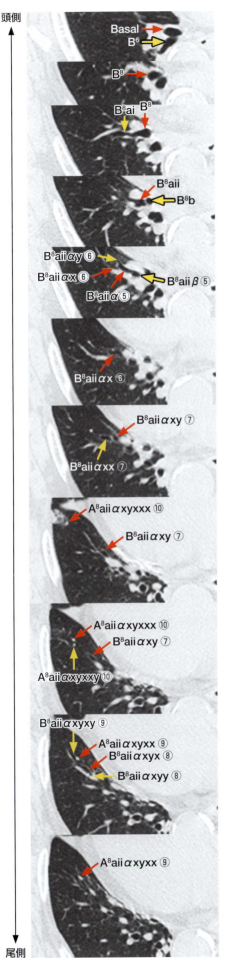

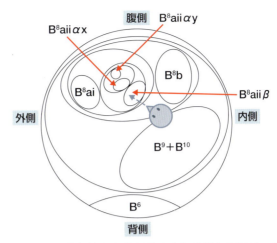

左 B^6 は，下葉気管支から7時方向に分岐している．底区支から腹側の B^8，背側・内側の B^9+B^{10} を分岐する．B^8 は外側・水平方向の B^8a と内側・尾側の B^8b を分岐する．B^8a は，外側・水平方向の B^8ai と尾側の B^8aii を分岐し，B^8aii は，水平方向（頭側）・腹側の $B^8aii\alpha$ と尾側の $B^8aii\beta$ を分岐する（B^8aii の中枢側からみて水平-垂直枝であり上下分岐である）．$B^8aii\alpha$ は，背側・尾側の $B^8aii\alpha x$ と腹側・頭側の $B^8aii\alpha y$ を分岐する（水平-斜め枝にて斜め分岐）．

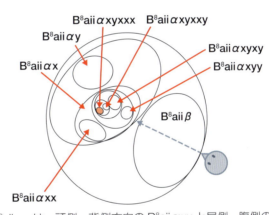

$B^8aii\alpha x$ は，頭側・背側方向の $B^8aii\alpha xx$ と尾側・腹側の $B^8aii\alpha xy$ を分岐する（水平-水平枝にて左右分岐）．
$B^8aii\alpha xy$ は，尾側の $B^8aii\alpha yy$ と反転して頭側[注]に $B^8aii\alpha xyx$ を分岐する（水平-垂直枝にて上下分岐）．$B^8aii\alpha xyx$ は，水平方向・腹側の $B^8aii\alpha xyxy$ と頭側の $A^8aii\alpha xyxx$（気管支は追えず）を認めた（水平-斜め枝にて斜め分岐）．
$A^8aii\alpha xyxx$ は頭側の $A^8aii\alpha xyxxx$ と尾側・内側の $A^8aii\alpha xyxxy$ を分岐し（水平-斜め枝にて斜め分岐），肺動脈に気管支は伴走していると推測すると $B^8aii\alpha xyxxx$ が病巣に辺縁に到達していると推測した．**気管支の分岐の状態を理解しやすくするために，気管支名の後に丸数字（気管支次数を示す）を追加している**．

注：「反転して頭側に」とは

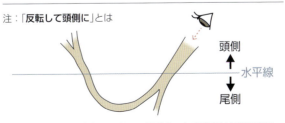

この図のように，枝読みにおいて選ぶルートが当初は尾側に向かっているのに，逆に頭側へ上がっているという状態を示す．

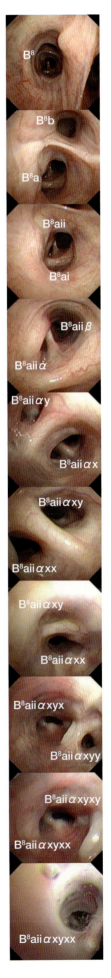

III編　末梢病変の気管支鏡診断

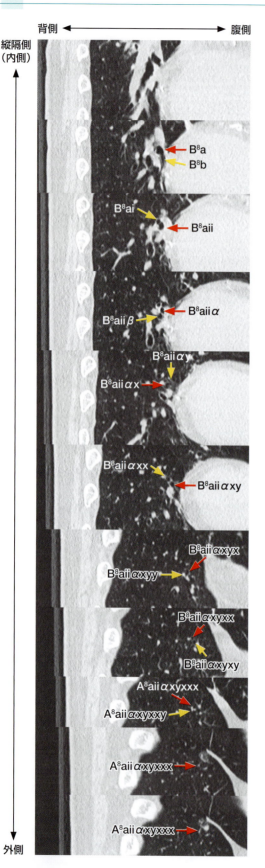

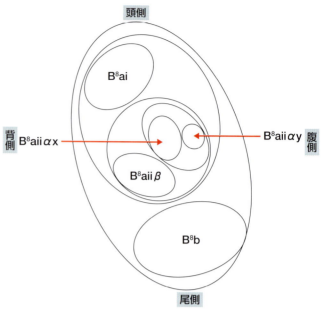

MPR（矢状断）

B^8 は頭側方向の B^8a と尾側の B^8b を分岐．B^8a は頭側・背側方向の B^8ai と尾側・腹側の B^8aii を分岐，B^8aii は頭側・腹側の $B^8aii\alpha$ と尾側・背側の $B^8aii\beta$ を分岐する．$B^8aii\alpha$ は背側の $B^8aii\alpha x$ と腹側の $B^8aii\alpha y$ を分岐する．

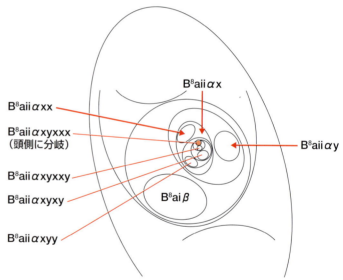

$B^8aii\alpha x$ は，頭側・背側の $B^8aii\alpha xx$ と尾側・腹側の $B^8aii\alpha xy$ を分岐．$B^8aii\alpha xy$ は尾側・背側の $B^8aii\alpha xyy$ と，反転して頭側・腹側の $B^8aii\alpha xyx$ を分岐．$B^8aii\alpha xyx$ は，尾側・腹側の $B^8aii\alpha xyxy$ と頭側・背側の $B^8aii\alpha xyxx$ を分岐した．$B^8aii\alpha xyxx$ に伴走する $A^8aii\alpha xyxx$ は頭側の $A^8aii\alpha xyxxx$ と尾側の $A^8aii\alpha xyxxy$ に分岐し，肺動脈に気管支は伴走していると考えると $B^8aii\alpha xyxxx$ が病巣に辺縁に到達していると推測した．

ポイント

❶ 枝読みで右 $A^8aii\alpha xyxxx$ が病巣の辺縁に入っており，伴走しているであろう $B^8aii\alpha xyxxx$（X次気管支）を追った．

❷ horizontal branch である $B^8aii\alpha xyxxx$ への分岐形態を，B^8aii から観察することで枝読みが可能であった．矢状断 MPR も有用であった．

B 特徴的・典型的 EBUS 像

症例 1 左 $B^{10}aii\alpha$ の閉塞性病変を生理食塩液注入下に観察でき，典型的な Type Ⅲa であった1例

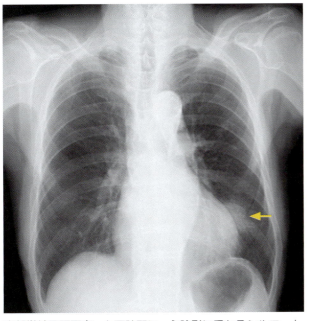

胸部単純正面写真 左下肺野に，心陰影に重なるシルエットサイン陰性の塊状影（→）を認める．

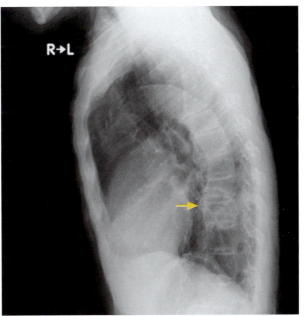

胸部単純側面写真 心陰影の背側で，下行大動脈，椎体に重なる塊状影（→）を認める．

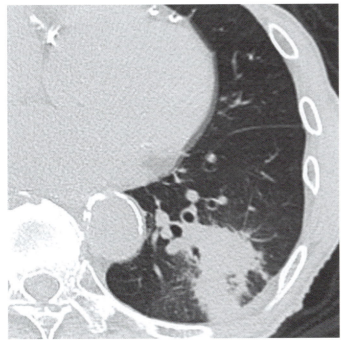

胸部造影 CT（肺野条件）
左下葉 S^{10} に辺縁不整，境界明瞭な塊状影を認め，胸膜まで病変が波及している．

III編 末梢病変の気管支鏡診断

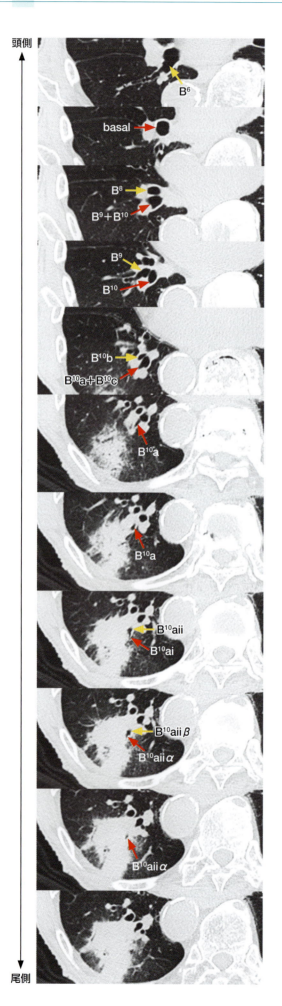

枝読み図をご記入ください

枝読み図をご記入ください

3 末梢病変アトラス―EBUS を用いた診断

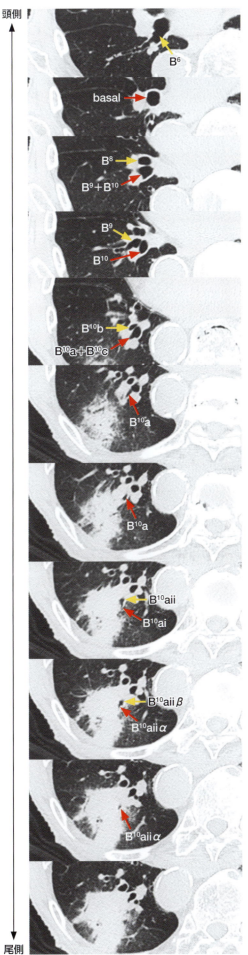

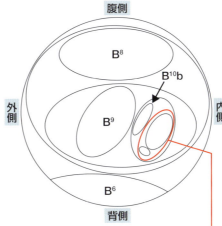

左下葉気管支は B^6, B^8, B^9+B^{10} に分岐している.
B^9+B^{10} は B^9 と B^{10} に分岐した.
B^{10} は，通常より中枢で内側に $B^{10}b$ を分岐し，残りの $B^{10}a+B^{10}c$ から背側の $B^{10}a$ と腹側の $B^{10}c$ に分岐している.

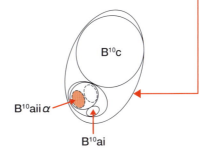

病変内に入って $B^{10}a$ は，頭側・背側の $B^{10}ai$，尾側の $B^{10}aii$ を分岐する.
$B^{10}aii$ は，頭側・背側の $B^{10}aii\alpha$，尾側・腹側の $B^{10}aii\beta$ を分岐する．$B^{10}aii\alpha$ が病変の中央に入っていた．BF-XP290 を $B^{10}aii\alpha$ まで挿入することが可能で，内腔所見は多結節性隆起性病変であり閉塞していた.

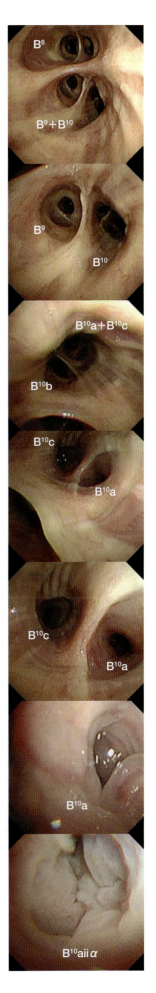

213

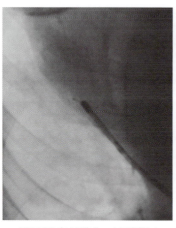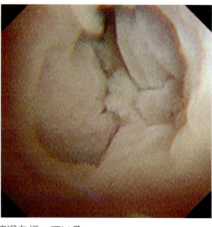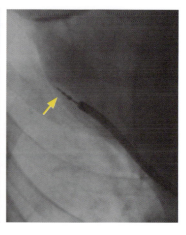

a｜b｜c

a：XP290をB¹⁰aiiαまで挿入し，擦過を行っている．
b：B¹⁰aiiαの内腔所見は上皮型，多結節性隆起性病変であり，閉塞していた．
c：P290下にプローブ/ガイドシース(GS)を病変に挿入し，EBUSで病変の中心部を走査をしている．

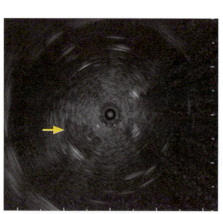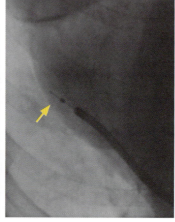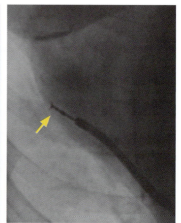

a｜b｜c

a：病変内部エコーは不均一(heterogeneous)，多発する線状高エコーがあり，典型的なType Ⅲaに分類でき，壊死を疑うhypoechoic area(→)を認めた．
b：GS内にブラシ(→)を挿入し擦過を行った．
c：GS内に生検鉗子(→)を挿入し経気管支生検を行った．EBUSで病変の中心部の少し手前を描出したときの透視画面での(本頁上段図のc)探触子先端の位置を記憶しておき，擦過，生検するように心がけている．

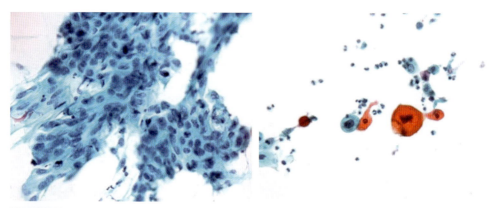

擦過細胞診
炎症性の背景に，ライトグリーンからオレンジGに濃染する細胞質と腫大した核を有し，核クロマチンは粗顆粒状に増加する異型細胞がシート状集塊から散在性に多数出現している．以上よりsquamous cell carcinomaと考えた．

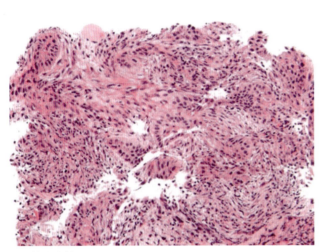 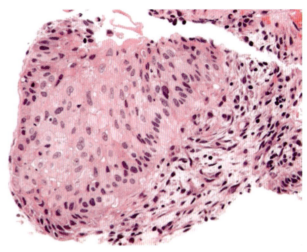

経気管支生検
類円形の異型核に淡好酸性から好酸性の胞体の腫瘍細胞がシート状胞巣を形成し，細胞間橋や一部に角化傾向が認められた．以上より squamous cell carcinoma と診断した．

> **ポイント**
> ❶ 病変内部での気管支の分岐を枝読みし，病変の中心に到達でき気管支内腔所見を得た．
> ❷ EBUS で，壊死を疑う無エコー域を観察した．

Ⅲ編　末梢病変の気管支鏡診断

| 症例 2 | 右 B^4b の枝読みが有用で，典型的な Type Ⅰa に分類できた非結核性抗酸菌症の 1 例 |

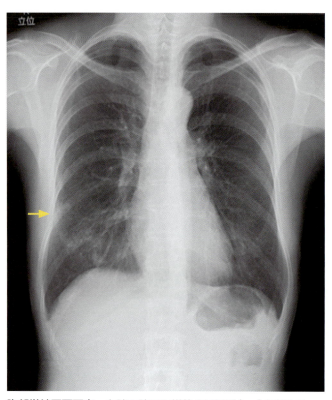

胸部単純正面写真　右肺下肺野に帯状の浸潤影（→）を認める．

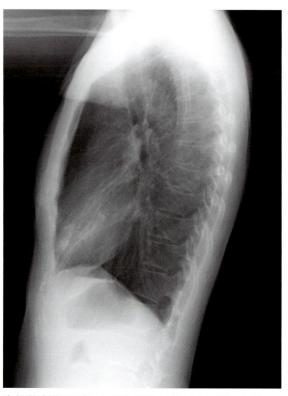

胸部単純側面写真　病変を指摘することは困難である．

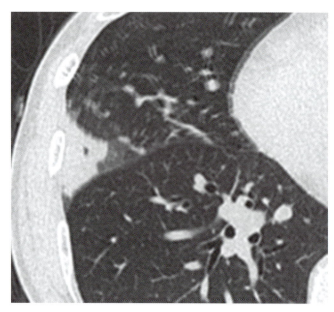

胸部単純 CT（肺野条件）
右 S^4 の胸壁，minor fissure に接する浸潤影を認めた．病変内部に気腔があり，気管支透亮像と考えられた．

3 末梢病変アトラス―EBUS を用いた診断

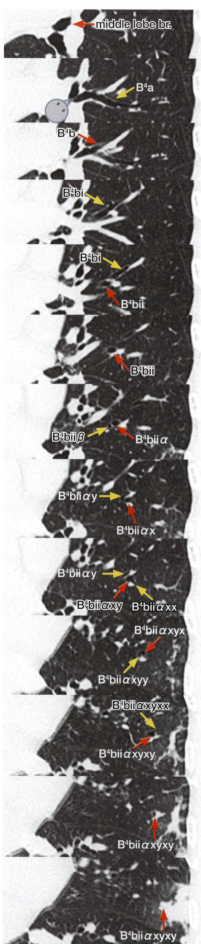

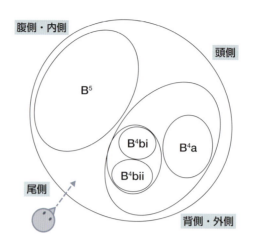

右中葉気管支は，背側・外側・頭側のB^{4}と腹側・内側・尾側のB^{5}を分岐する（水平-水平枝にて左右分岐）．B^{4}は，背側・頭側のB^{4}aと腹側・尾側のB^{4}bを分岐する（水平-斜め枝にて斜め分岐）．
B^{4}bは，頭側・腹側のB^{4}biと尾側・背側のB^{4}biiが分岐する（水平-斜め枝にて斜め分岐）．

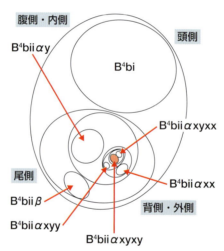

B^{4}biiは，頭側のB^{4}biiαと尾側のB^{4}biiβを分岐する（水平-垂直枝にて上下分岐）．B^{4}biiαは，背側のB^{4}biiαxと腹側のB^{4}biiαyを分岐する（水平-水平枝にて左右分岐）．B^{4}biiαxは，背側のB^{4}biiαxxと腹側のB^{4}biiαxyを分岐する（水平-水平枝にて左右分岐）．
B^{4}biiαxyは，尾側のB^{4}biiαxyyと頭側のB^{4}biiαxyxを分岐する（水平-垂直枝にて上下分岐）．
B^{4}biiαxyxは，頭側のB^{4}biiαxyxxと尾側のB^{4}biiαxyxyを分岐し（水平-垂直枝にて上下分岐），B^{4}biiαxyxyが病変に入る．

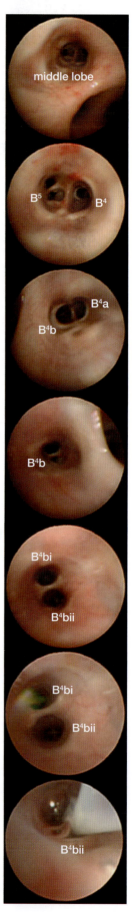

3 末梢病変アトラス—EBUS を用いた診断

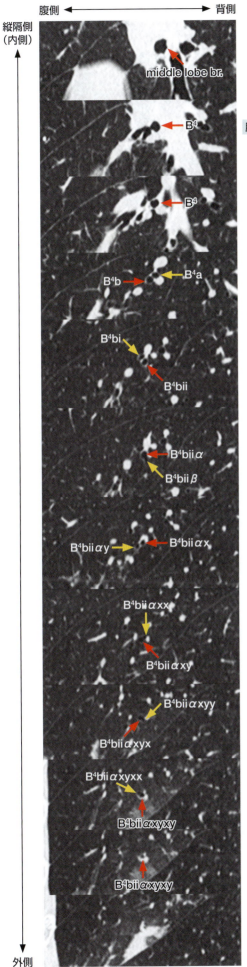

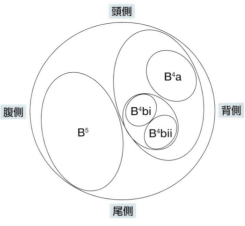

MPR（矢状断）

右中葉気管支は，背側・頭側の B^4 と腹側・尾側の B^5 を分岐する．B^4 は，背側・頭側の B^4a と腹側・尾側の B^4b を分岐する．

B^4b は，頭側・腹側の B^4bi と尾側・背側の B^4bii を分岐する．

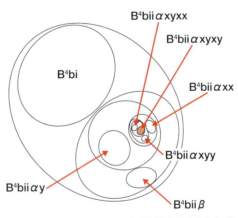

B^4bii は，頭側の $B^4bii\alpha$ と尾側の $B^4bii\beta$ を分岐する．$B^4bii\alpha$ は，背側・頭側の $B^4bii\alpha x$ と腹側・尾側の $B^4bii\alpha y$ を分岐する．$B^4bii\alpha x$ は，背側の $B^4bii\alpha xx$ と腹側の $B^4bii\alpha xy$ を分岐する．

$B^4bii\alpha xy$ は，尾側・背側の $B^4bii\alpha xyy$ と頭側・腹側の $B^4bii\alpha xyx$ を分岐する．$B^4bii\alpha xyx$ は頭側・腹側の $B^4bii\alpha xyxx$ と尾側・背側の $B^4bii\alpha xyxy$ を分岐し，$B^4bii\alpha xyxy$ が病変に入る．

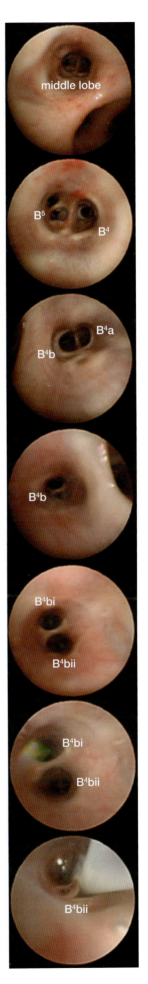

III編　末梢病変の気管支鏡診断

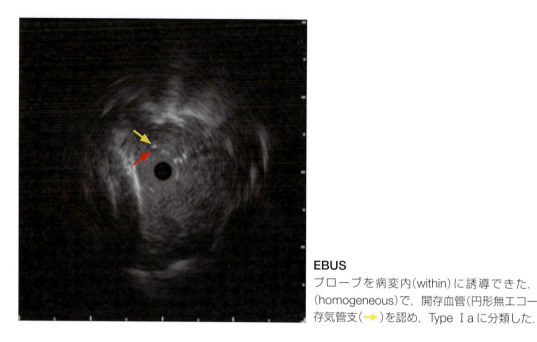

EBUS
プローブを病変内（within）に誘導できた．内部エコーは均一（homogeneous）で，開存血管（円形無エコー，→）に隣接する開存気管支（→）を認め，Type Ｉaに分類した．

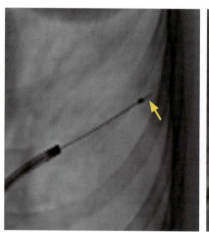 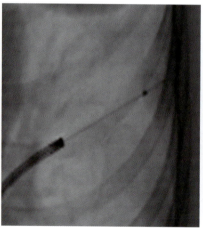 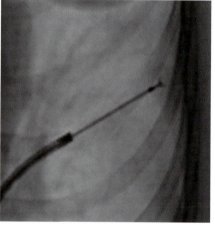

EBUSでは矢印の肋間部で病変に到達していた．同部位で擦過細胞診，経気管支生検を施行した．気管支洗浄はB^{4}bから生理食塩液を注入・回収した．

☞ 擦過細胞診はClass II，経気管支生検ではリンパ球浸潤の所見であった．気管支洗浄液のPCRで，*Mycobacterium avium* が陽性であり，非結核性抗酸菌症が考えられた．

ポイント

❶ 枝読みで右 B^{4}bii α xyxy が病巣に入っていると判断した．
❷ 水平断像での枝読みと矢状断像での気管支分岐図を比較できた．

左舌区 復習症例

症例 3 左舌区の典型的枝読み術を行った Type Ⅲa 症例

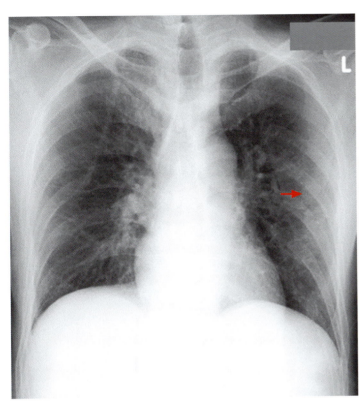

胸部単純正面写真
左中肺野に淡い陰影の存在を疑った.

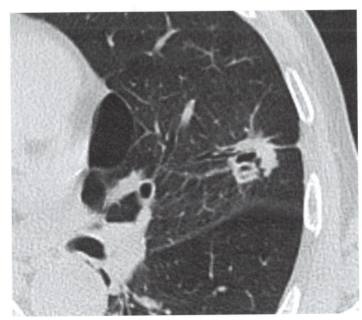

胸部造影 CT（肺野条件）
左舌区 S^4b に，胸膜陥入像と牽引性気管支拡張を疑う気腔を有し，境界が不整である結節影を認める.

III編 末梢病変の気管支鏡診断

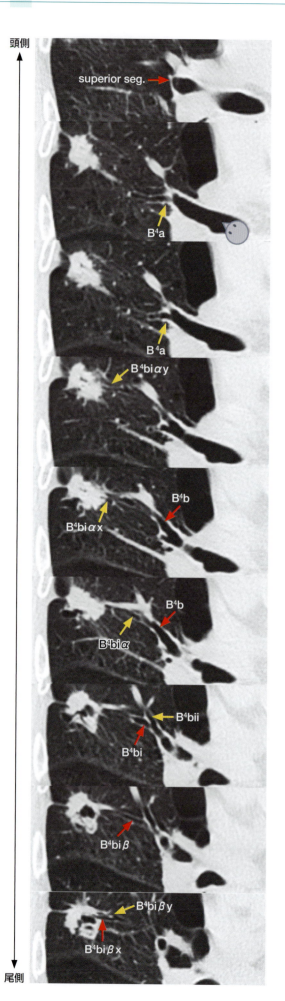

枝読み図をご記入ください

枝読み図をご記入ください

3 末梢病変アトラス—EBUS を用いた診断

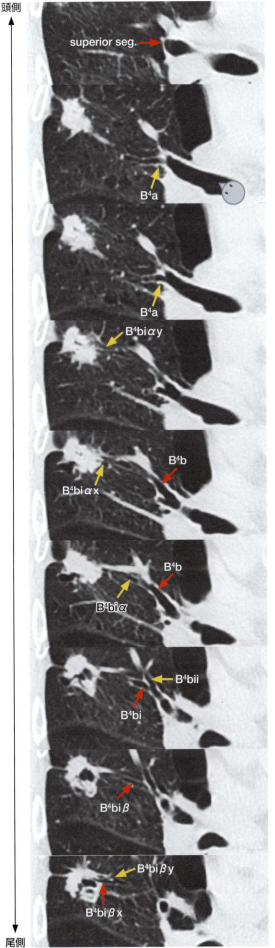

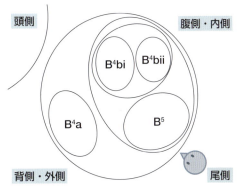

左舌区気管支は左下葉気管支から見て10時方向の水平方向に分岐している．舌区気管支は外側のB^{4}aと内側のB^{4}b＋B^{5}に分岐する．
B^{4}aとB^{4}b＋B^{5}の分岐は水平-水平分岐であり，下葉気管支から舌区支の走行方向を見て左右分岐している．B^{4}b＋B^{5}は，頭側のB^{4}bと尾側のB^{5}に分岐しており，水平-垂直分岐であり上下に分岐している．B^{4}bは外側のB^{4}biと内側のB^{4}biiに分岐（水平-水平枝にて左右分岐）している．

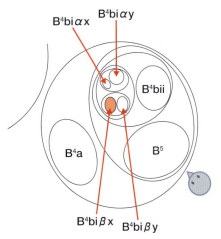

B^{4}biは，頭側のB^{4}biαと尾側のB^{4}biβに水平-垂直分岐する．B^{4}biβは，背側のB^{4}biβxと腹側のB^{4}biβyに水平-水平分岐する．B^{4}biβxが病巣に入る．

本例は，左舌区の典型的気管支分岐であり，再三の復習をお勧めする．

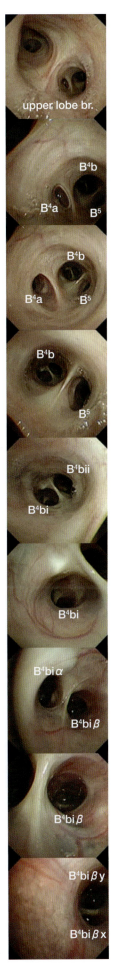

III編　末梢病変の気管支鏡診断

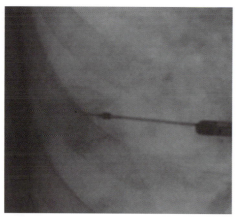

BF-P290はB⁴bまで挿入でき，プローブ/ガイドシース(GS)をB⁴biに挿入し走査した．

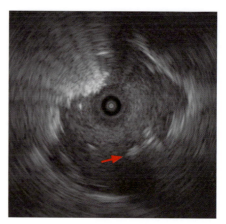

B⁴biβに挿入したプローブはwithinに誘導できた．内部エコーは不均一(heterogeneous)であり，線状高エコー(→)もありTypeⅢaと判断した．

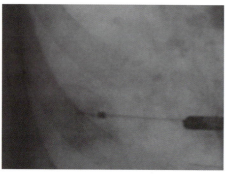

B⁴biβに挿入し留置したGSから擦過している．

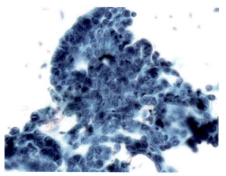

擦過細胞診　N/C比が増大し，ライトグリーンの淡い細胞質と類円形の偏在核を有し，クロマチンが微細顆粒状に増加する異型細胞が，乳頭状からシート状集塊で認められる．adenocarcinomaと考えられた．

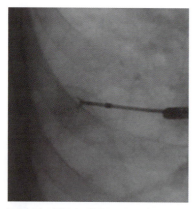

B⁴biβに挿入し留置したGSから生検している．

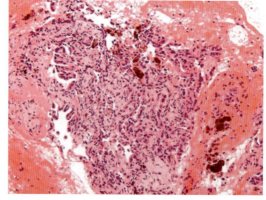

経気管支生検　クロマチンの増した類円形核と好酸性円柱-立方状の胞体を有する腫瘍細胞が線維性間質を伴い乳頭状小腺管を形成し，あるいは肺胞中隔に沿うように増生している．adenocarcinoma(lepidic patternを認める)と診断された．

ポイント

❶ 左B⁴bの枝読みが典型的であり，復習すべき1症例である．
❷ EBUSでは，内部エコーがheterogeneousで線状高エコーを伴い，TypeⅢaに分類した．

| 症例 4 | 右 B³a の part-solid lesion 内の気管支分岐まで枝読みし，病変内まで気管支鏡を誘導できた症例 |

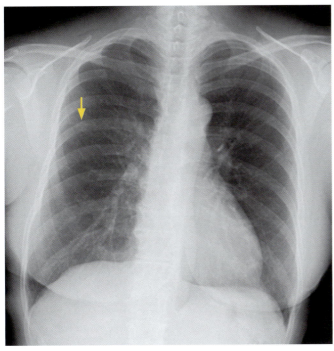

胸部単純正面写真 右上肺野と中肺野の境界領域で肋骨に重なる淡い陰影の存在を疑った．

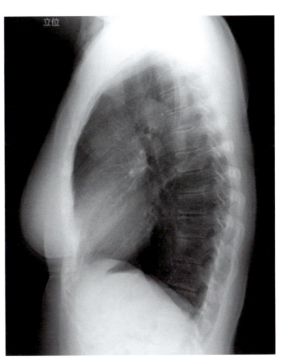

胸部単純側面写真 異常所見は指摘できない．

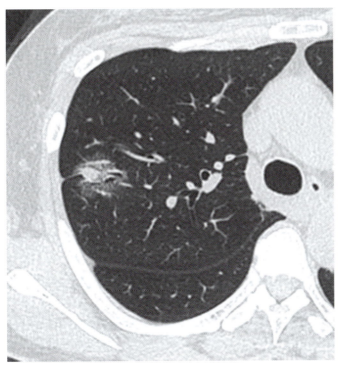

胸部単純 CT（肺野条件）
右上葉 S³a に，胸膜陥入像を伴う part-solid lesion を認める．すりガラス影内に牽引性気管支拡張を疑う気腔があり，中心部に solid 部位を認める．

Ⅲ編　末梢病変の気管支鏡診断

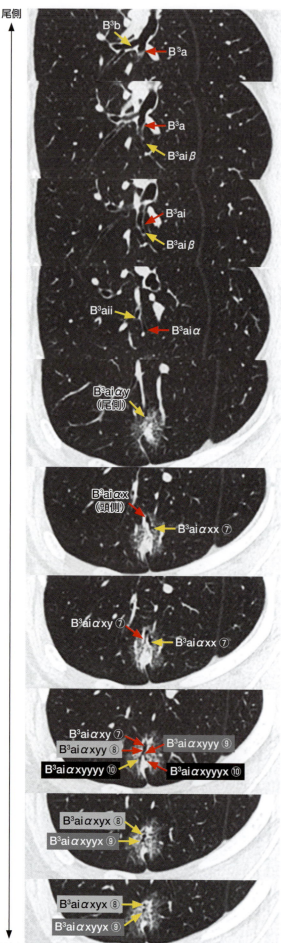

枝読み図をご記入ください

枝読み図をご記入ください

226

3 末梢病変アトラス—EBUS を用いた診断

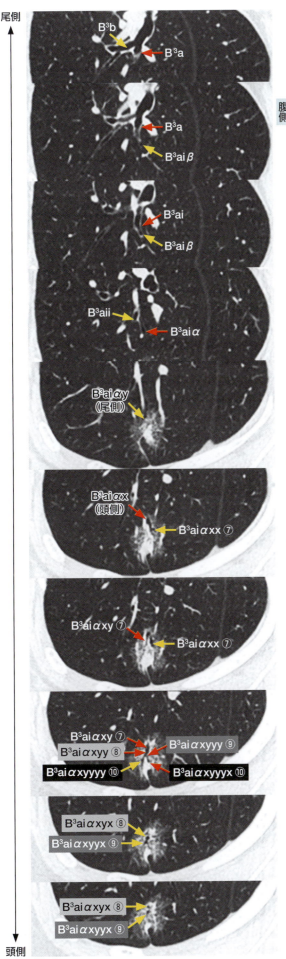

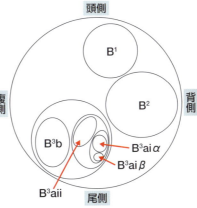

右上葉気管支は B^1, B^2(B^1 と B^2 は近接している), B^3 を分岐している. B^3 は, 腹側の B^3b と背側の B^3a を分岐する(水平-水平枝にて左右分岐). B^3a は, 腹側・頭側の B^3aii と背側・尾側の B^3ai を分岐する(水平-斜め枝にて斜め分岐). B^3ai は, 尾側の $B^3ai\beta$ と頭側の $B^3ai\alpha$ を分岐する(水平-垂直枝にて上下分岐).

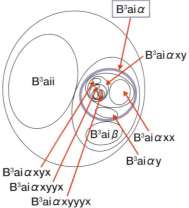

病変の入口部に到達した $B^3ai\alpha$(上図の◯)は, 尾側の $B^3ai\alpha y$ と頭側の $B^3ai\alpha x$ を分岐(水平-垂直枝にて上下分岐)する($B^3ai\alpha x$ と $B^3ai\alpha y$ の分岐以降は病変内での分岐ということになる). $B^3ai\alpha x$ は, 背側の $B^3ai\alpha xx$ と腹側の $B^3ai\alpha xy$ を分岐する(水平-水平枝にて左右分岐).
$B^3ai\alpha xy$ は, 頭側の $B^3ai\alpha xyx$ と尾側の $B^3ai\alpha xyy$ を分岐する(水平-垂直枝にて上下分岐).
$B^3ai\alpha xyy$ は, 頭側の $B^3ai\alpha xyyx$ と尾側の $B^3ai\alpha xyyy$ を分岐する(水平-垂直枝にて上下分岐).
$B^3ai\alpha xyyy$ は, 腹側の $B^3ai\alpha xyyyy$ と背側の $B^3ai\alpha xyyyx$ を分岐する(水平-水平枝にて左右分岐).
$B^3ai\alpha xyyyx$ は病変内で solid 部位に到達していた.
気管支の分岐の状態を理解しやすくするために, 気管支名の後に丸数字(気管支次数を表す)を追加している.

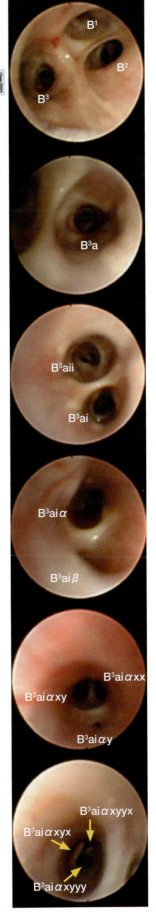

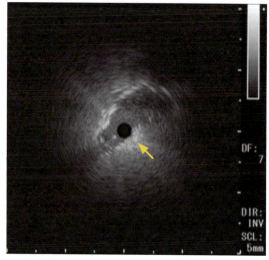
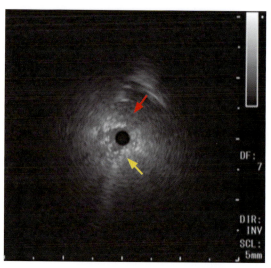

EBUS　プローブはかろうじて within に誘導できた．EBUS では echogenic area の辺縁に点状エコー（→）を散見した．

EBUS では，病変内の血管の開存（→）を認め，点状エコー（→）が散見され，Type Ⅱb と判断した．比較的軟らかい病変の中心部は solid で辺縁は含気の多い領域があることが推測される．

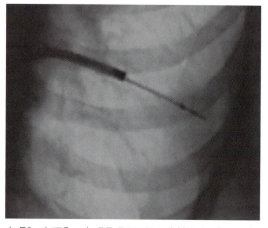
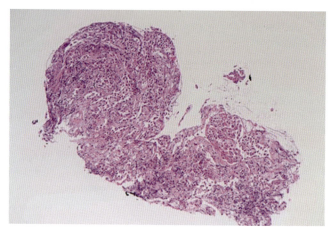

右 B³a まで入った BF-P260F の先端からプローブ/ガイドシース（GS）を挿入し，病変の頭側部に到達している．

経気管支生検

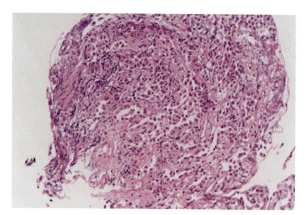
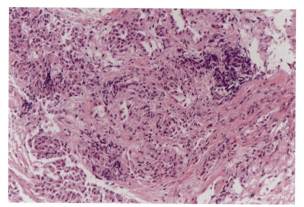

異型腺上皮の lepidic な増生があり，核異型は弱いが核形不整と大小不同が認められた adenocarcinoma と診断された．

間質の線維化を伴う異型腺上皮の増生があり，CT での solid 部位を生検したと推測した．

ポイント

❶ 右上葉水平枝（B³a）の枝読み術を行い，病変内の気管支分岐も観察可能であった．
❷ 典型的 Type Ⅱb 症例であった．

右上葉水平枝(B³a)　復習症例

症例 5　右上葉水平枝(B³a)の典型的枝読み術を行った ground glass nodule(Type Ⅱa)症例

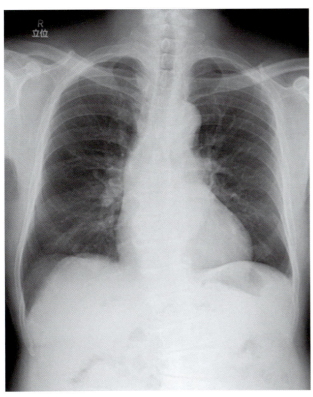
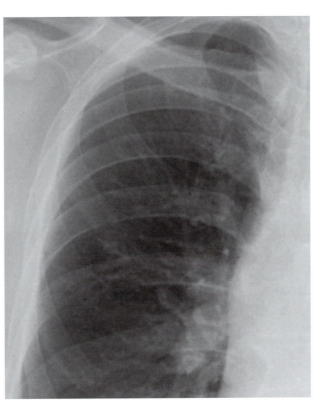

胸部正面単純写真　異常は指摘できない.

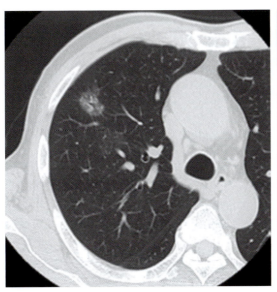
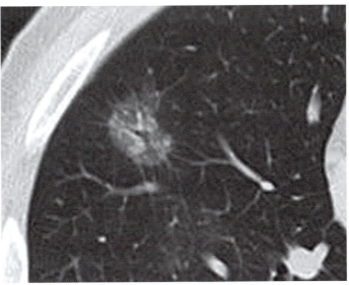

胸部造影 CT(肺野条件)
右上葉 S³ の胸膜から 1 cm 程度離れた位置に,楕円形で境界明瞭なすりガラス影を認める.すりガラス影の中には solid 部位は認めず,病変内で気管支の分岐を追うことができる.

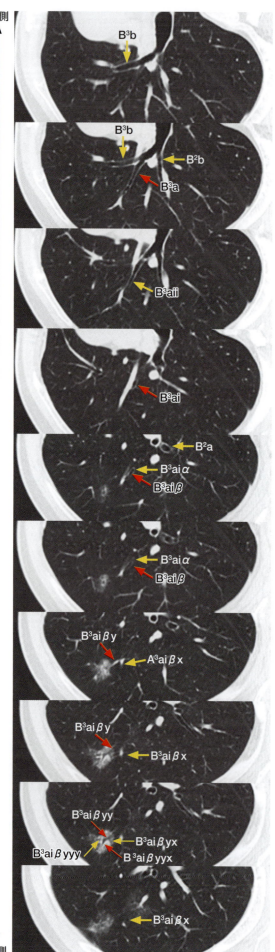

枝読み図をご記入ください

枝読み図をご記入ください

3 末梢病変アトラス—EBUS を用いた診断

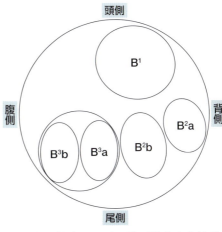

右上葉気管支は，B¹，B²，B³ の3分岐である．B³ は，背側の B³a と腹側の B³b に分岐する（水平-水平枝にて左右分岐）．

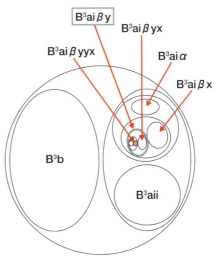

B³a は，尾側の B³aii と頭側の B³ai を分岐する（水平-垂直枝にて上下分岐）．B³ai は，頭側の B³aiα と尾側の B³aiβ を分岐する（水平-垂直枝にて上下分岐）．B³aiβ は，背側・やや頭側の B³aiβx と腹側・やや尾側の **B³aiβy（病変内に入っている）** を分岐する（水平-水平枝にて左右分岐）．すでに病巣内に入っている B³aiβy は，背側の B³aiβyx と腹側に B³aiβyy を分岐する（水平-水平枝にて左右分岐）．B³aiβyy は，背側の B³aiβyyx と腹側の B³aiβyyy を分岐する（水平-水平枝にて左右分岐）．B³aiβyyx が病巣の中心に位置している．

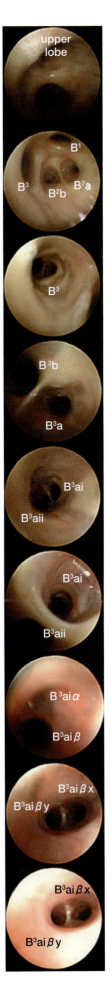

231

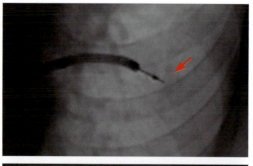
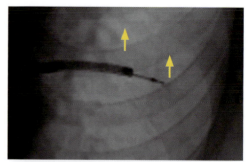
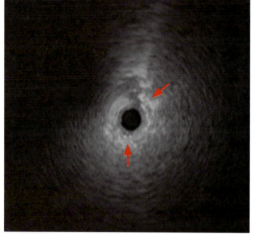
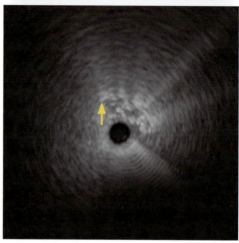

気管支鏡先端は $B^3ai\beta$ まで挿入でき，$B^3ai\beta y$ に細径超音波プローブを挿入した．気管支鏡の up/down angle をかけずに観察すると，プローブ周囲に点状高エコー（→）が散見された．病変の EBUS 画像は，点状高エコーが主体で血管の開存が見えないため Type Ⅱa に分類した．プローブの全周に点状高エコーがあり，病変内（within）に誘導されていた．

当初，気管支鏡の up/down angle をかけずに生検すると小さい組織しか回収できなかった．気管支鏡の down angle をかけると，プローブ/ガイドシース（GS）は 12 時方向に移動し（→），GS を病変に近づくような角度にしておいて，生検鉗子を病変に押しつけて生検し，比較的大きな生検組織を得た（pinpoint biopsy である）．

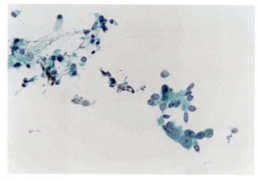

擦過細胞診
核腫大，微細なクロマチンの増加，核形不整，核小体腫大が認められ，腺癌と考えられた．

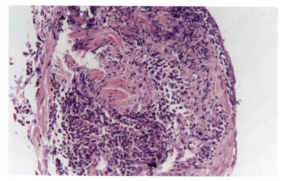

経気管支生検
N/C 比の高い異型細胞が増生し，chromogranin A 陰性，synaptophisin 陰性，TTF-1 陽性，Napsin A 陽性にて，non-small cell carcinoma, favor adenocarcinoma と診断された．

ポイント

1. 右上葉水平枝（B^3a）の枝読みが典型的であり，復習すべき 1 症例である．
2. 病巣内の最も中心を走行している $B^3ai\beta yyx$ から生検することを予定した．
3. Type Ⅱa の典型例であった．
4. 超音波下で down angle レバーでプローブを病変に近づけ pinpoint biopsy を行い，比較的大きな生検組織を得た．

| 症例6 | BF-P290が左B^{8}aiiβまで到達，EBUS画像が高エコーであり粘液が豊富な病変を疑った症例 |

本例は右上葉肺腺癌(胸部単純写真での異常影)の診断が他院でなされており，対側(左)の心臓に接する小結節に対して気管支鏡検査を施行した．

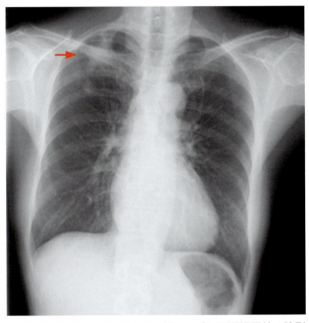

胸部単純正面写真 右上肺野，鎖骨に重なる辺縁不整の陰影を認める以外，有意な所見なし．

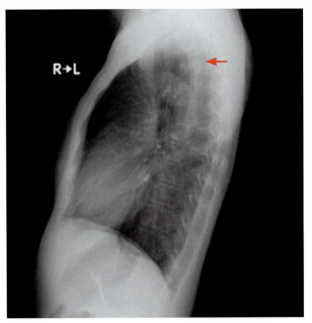

胸部単純側面写真 大動脈弓部の頭側に濃度上昇あり．それ以外に，有意な所見なし．

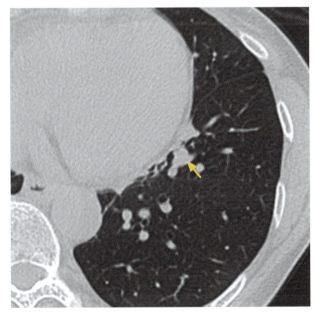

胸部造影CT(肺野条件)
右上葉に陰影を認め，左S^{5}の心臓に接する領域にも小結節影(→)あり．

III 編　末梢病変の気管支鏡診断

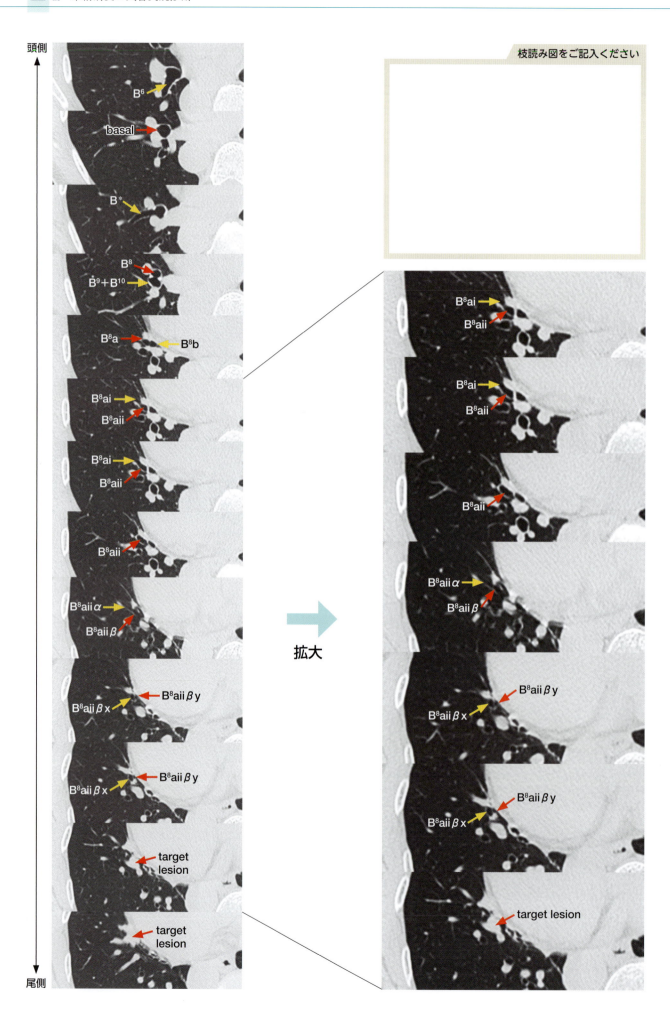

234

3 末梢病変アトラス―EBUS を用いた診断

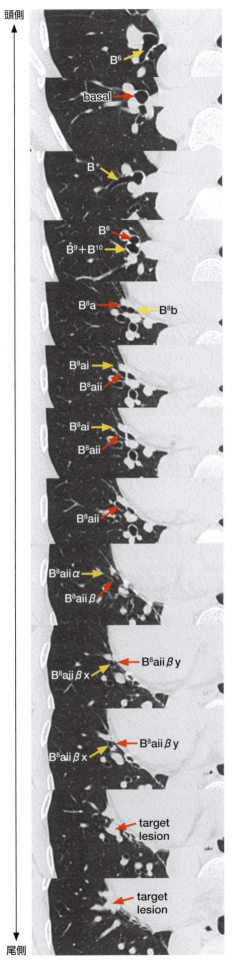

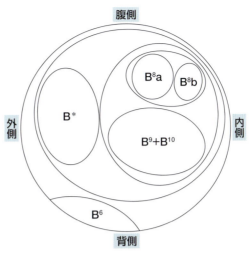

左下葉気管支は，B⁶ と底幹支に分岐．底幹支から，外側に B＊(sub-superior bronchus)が分岐した後，腹側の B⁸，背側の B⁹＋B¹⁰ を分岐する．
B⁸ は，外側の B⁸a と内側の B⁸b を分岐する．
B⁸a は，外側の B⁸ai と内側の B⁸aii を分岐する．

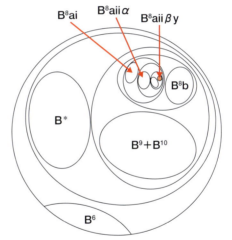

B⁸aii は，外側の B⁸aiiα と内側の B⁸aiiβ を分岐する．
B⁸aiiβ は，外側の B8aiiβx と内側の B⁸aiiβy を分岐し，B⁸aiiβy が病巣に入る．

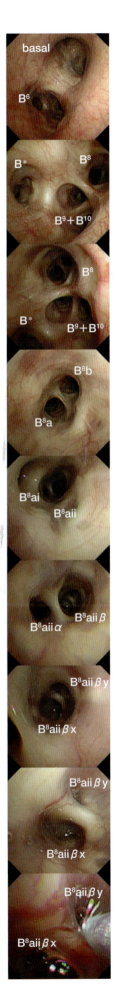

235

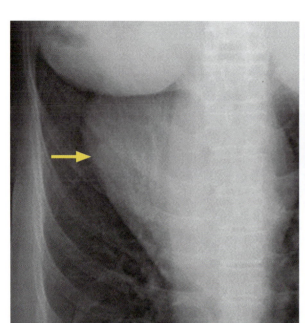
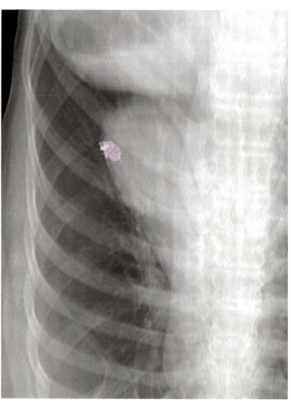

a：気管支鏡検査の直前の胸部単純写真（AP 像）を 180°回転．心陰影に重なる結節影（→）をかろうじて指摘できる．
b：CT 画像からの volume rendering によるマルチマスク表示で，病変を薄紫色で示した．

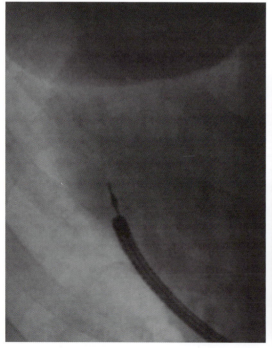
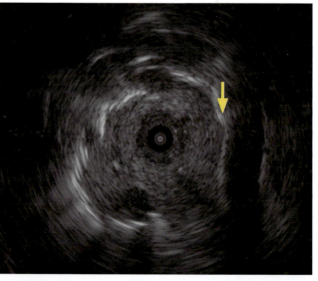

a：P290 は B^{8}aiiβ まで到達し，EBUS を施行．透視では心陰影に重なる病変の位置を確認することが可能であった．
b：EBUS では，プローブは到達（within）でき，内部エコーは不均一（heterogeneous），高エコーであり，血管の開存は見えず，点状・線状エコーがわずかながら認められ，Type Ⅲa に分類した．病変は心膜（→）に接しており，心拍動を観察した．**高エコー（内部エコー）であり，病変内に粘液が豊富であることが推測された**．

3 末梢病変アトラス—EBUS を用いた診断

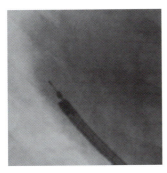

EBUS-ガイドシース(GS)でブラッシングを施行.

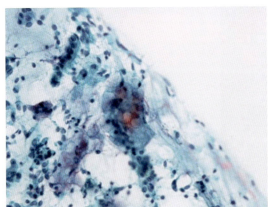 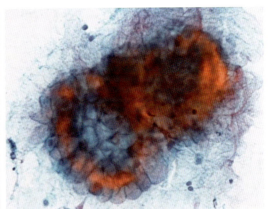

擦過細胞診 円柱状で杯細胞様の細胞質に小型・類円形の核縁不規則である異型細胞集塊が認められた. adenocarcinoma と診断した.

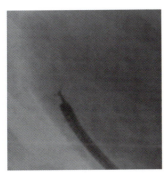

EBUS-GS で経気管支生検を施行.

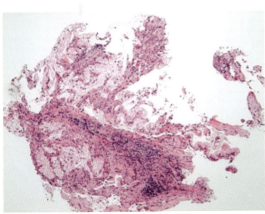 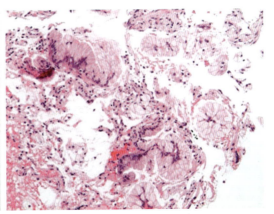

経気管支生検 高円柱状の胞体に豊富な粘液を認め，基底部に核を有する腫瘍細胞が肺胞に沿って増生している．mucinous adenocarcinoma(lepidic growth を伴う)と診断した.

ポイント

❶ 胸部 CT の volume rendering でのマルチマスク法は，位置の同定に有用であった.
❷ EBUS の内部エコーが高エコーを呈し粘液が豊富な病変を疑い，生検した病理組織で確認できた.

III編　末梢病変の気管支鏡診断

症例 7　S^6を中心とする左下葉の広範囲に浸潤し，高輝度内部エコーを呈した invasive mucinous adenocarcinoma の 1 例

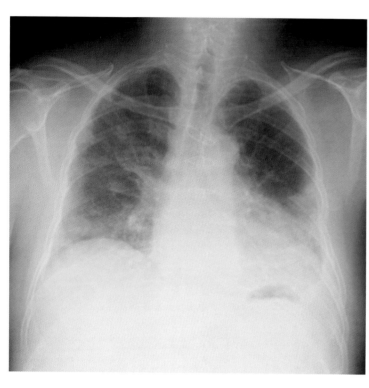

胸部単純正面写真
両肺に斑状影が多発している．左下肺野には心陰影に重なる陰影があり，下行大動脈の線は追えなくなっており（シルエットサイン陽性），下行大動脈に接する病変の存在を疑った．

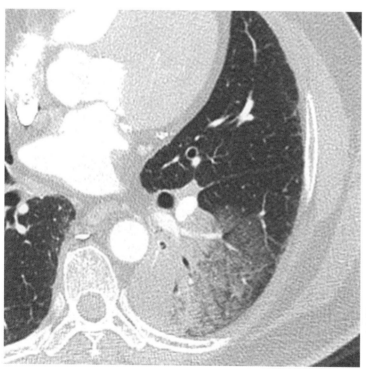

胸部造影 CT（肺野条件）
左下葉 S^6c から S^6b の一部にかけて，血管が温存された広範な浸潤影を認める．病変の辺縁部にはすりガラス影を伴う．

3 末梢病変アトラス—EBUS を用いた診断

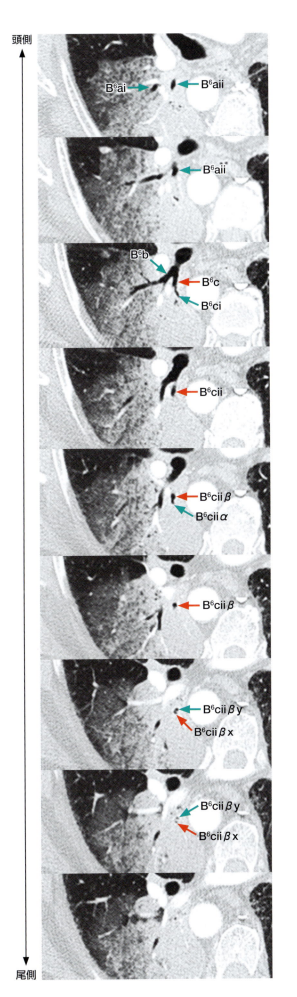

枝読み図をご記入ください

枝読み図をご記入ください

III編 末梢病変の気管支鏡診断

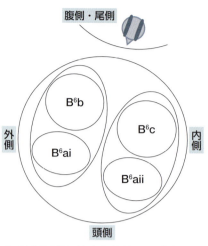

左 B^6 は下葉気管支から見て7時方向に分岐している。B^6 は、水平-水平パターンで B^6ai+B^6b と B^6aii+B^6c に分かれる。B^6aii+B^6c は水平-垂直パターンで頭側に B^6aii と尾側の B^6c に分かれる。

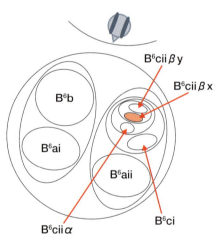

B^6c は、頭側・内側の B^6ci と尾側・外側の B^6cii を分岐する（水平-斜め枝にて斜め分岐）。B^6cii は頭側の $B^6cii\alpha$ と尾側の $B^6cii\beta$ を分岐する（水平-垂直枝にて上下分岐）。$B^6cii\beta$ は、頭側の $B^6cii\beta x$ と尾側の $B^6cii\beta y$ を分岐する（水平-垂直枝にて上下分岐）。$B^6cii\beta x$ が病巣内で閉塞している。

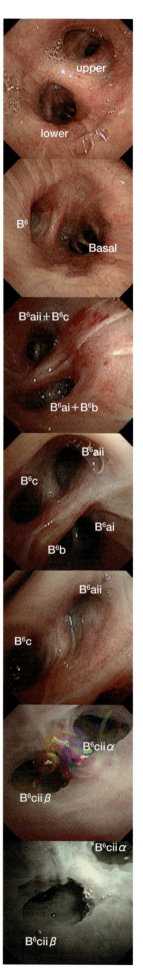

3 末梢病変アトラス―EBUSを用いた診断

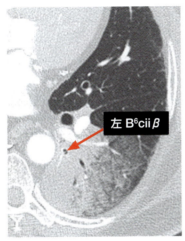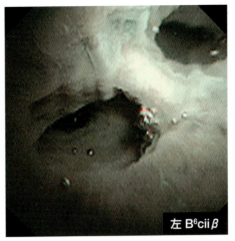

BF-XP290で左$B^6cii\beta$をNBIで観察すると，$B^6cii\beta$は縦走襞が強調され，上皮下に病変の進展を疑った．

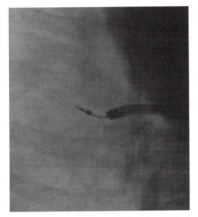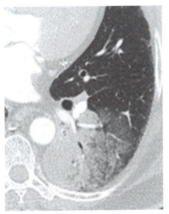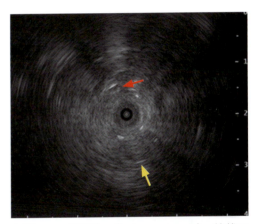

BF-P290は左B^6cに到達し，B^6ciiにプローブ/GSを挿入し走査した．

左下葉の血管気管支が開存されている浸潤影．

内部エコーは不均一（heterogeneous），線状エコーあり（→），TypeⅢaに分類した．しかし，血管の開存を認め（→）軟らかい病変と推測した．内部エコーは高エコーであり，粘液を多く含む病変を疑った．

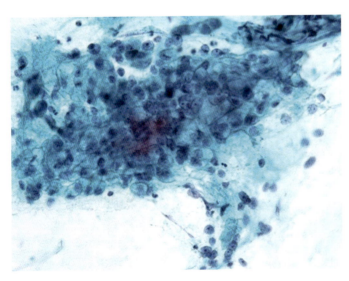

擦過細胞診
淡い細胞質に類円形の核を有し，核クロマチンは微細顆粒状で核小体の見られる細胞が出現しており，adenocarcinoma suspectedと考えられた．

III編　末梢病変の気管支鏡診断

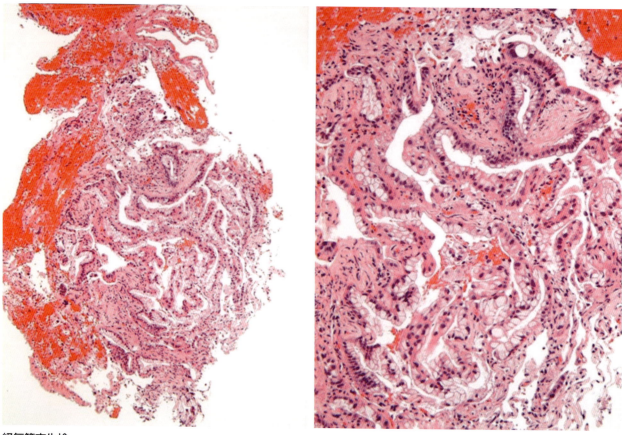

経気管支生検
高円柱状で胞体に粘液を有し，クロマチンの増した核が基底膜に並ぶ腫瘍細胞が，肥厚した肺胞壁に沿って増生する像が認められ，mucinous adenocarcinoma（lepidic growth を伴う）と考えられた．

> **ポイント**
> ❶ 左 B^6c の枝読みを行った．
> ❷ EBUS 画像にて，内部エコーは高エコーであり粘液貯留を疑う所見であり，生検病理所見の mucinous adenocarcinoma と一致する所見であった．

C 超音波下誘導に成功した症例（⇒p127 参照）

B⁶b 水平枝　復習症例

症例 1　右 B⁶b の典型的枝読みで，水平-水平分岐の考え方が理解でき，超音波下誘導で adjacent to から within にできた1例

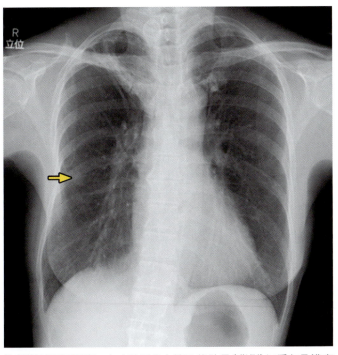

胸部単純正面写真　右中肺野の右第7後肋骨（背側）に重なる濃度上昇あり（→）．右第1前肋骨に重なる索状影を認める．

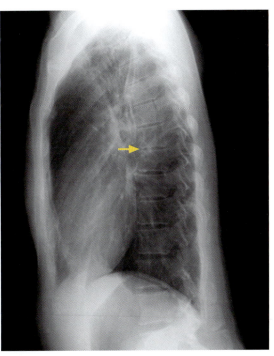

胸部単純側面写真　矢印先端の椎体に重なる濃度上昇あり．

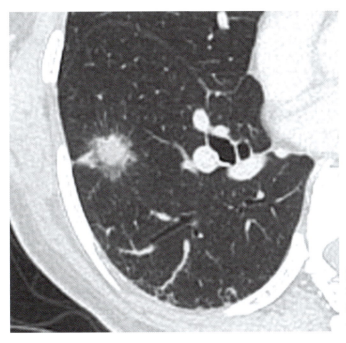

胸部造影 CT（肺野条件）
右下葉 S⁶b の胸膜近傍に，21×18 mm 大の part-solid lesion を認める．病変の辺縁に spicula を認め，胸膜陥入像も伴っている．

III編　末梢病変の気管支鏡診断

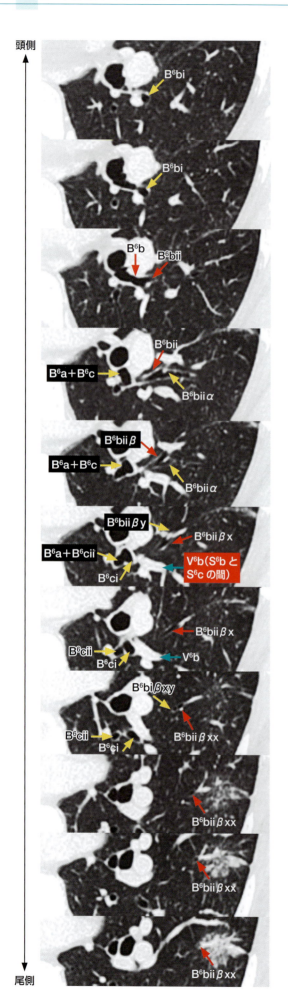

枝読み図をご記入ください

枝読み図をご記入ください

水平枝の枝読み術における基本的考え方については⇒ p159 参照のこと

3 末梢病変アトラス—EBUS を用いた診断

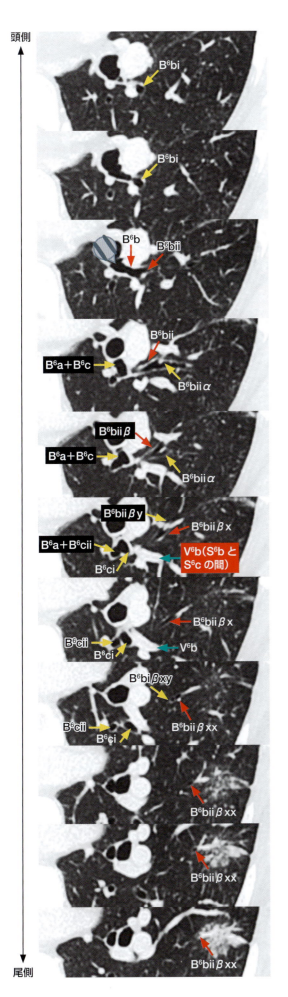

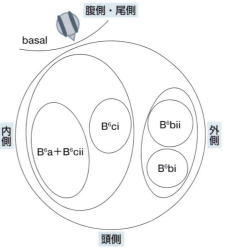

右 B^6 気管支は，B^6b と（B^6a+B^6cii）＋B^6ci を分岐する．
B^6b は，頭側・背側の B^6bi と尾側・腹側・外側の B^6bii を分岐する（水平-斜め枝にて斜め分岐）．病変に向かう気管支ではないが，B^6 の中で B^6b 以外の B^6a+B^6c を，"（B^6a+B^6cii）＋B^6ci"のように記載した．この B^6ci が，B^6b の枝なのか B^6c の枝なのかの判断は肺静脈の分岐から推測した．多くの場合は，亜区域間を太い亜区域間肺静脈が走行しており，亜区域をほぼ同じ大きさに分けていると考えられる．本例では B^6ci とした気管支の外側に V^6b（S^6b と S^6c の間を走行している）を認めたため，B^6ci と命名した．

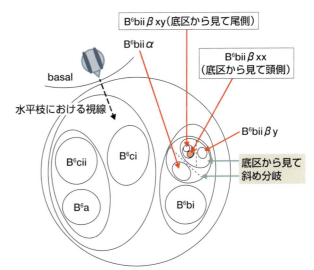

B^6bii は，背側の $B^6bii\alpha$ と腹側・尾側の $B^6bii\beta$（底幹から見て左右分岐で若干 β が α に比べ尾側，つまり底区に近い：斜め分岐）を分岐する．$B^6bii\beta$ は，背側・尾側の $B^6bii\beta x$ と腹側・頭側の $B^6bii\beta y$（底幹から見て若干 $B^6bii\beta y$ が頭側，つまり底区から遠い：斜め分岐）を分岐する．
$B^6bii\beta x$ は，頭側の $B^6bii\beta xx$ と尾側の $B^6bii\beta xy$ を分岐し（底幹から見て上下分岐：水平-垂直分岐），$B^6bii\beta xx$ が病巣に入っている．

245

Ⅲ編　末梢病変の気管支鏡診断

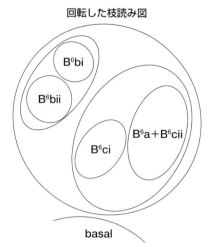

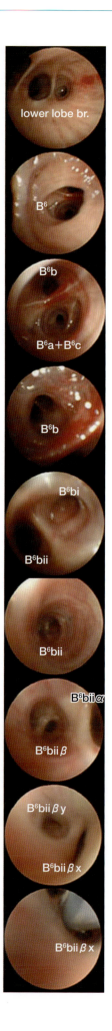

右 B^6 は，B^6b と $(B^6a+B^6cii)+B^6ci$ を分岐する．B^6b は，頭側の B^6bi と尾側の B^6bii を分岐する．

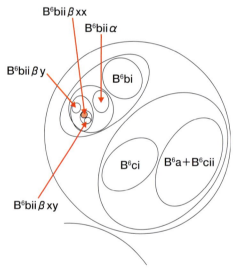

B^6bii は，背側の $B^6bii\alpha$ と腹側・尾側の $B^6bii\beta$（底幹から見て左右分岐で若干 β が α に比べ尾側，つまり底区に近い）を分岐する．$B^6bii\beta$ は，内側・尾側の $B^6bii\beta x$ と外側・頭側の $B^6bii\beta y$（底幹から見て左右分岐で若干 βy が頭側，つまり底区から遠い）を分岐する．$B^6bii\beta x$ は，頭側の $B^6bii\beta xx$ と尾側の $B^6bii\beta xy$ を分岐し（底幹から見て上下分岐），$B^6bii\beta xx$ が病巣に入っている．

3 末梢病変アトラス―EBUS を用いた診断

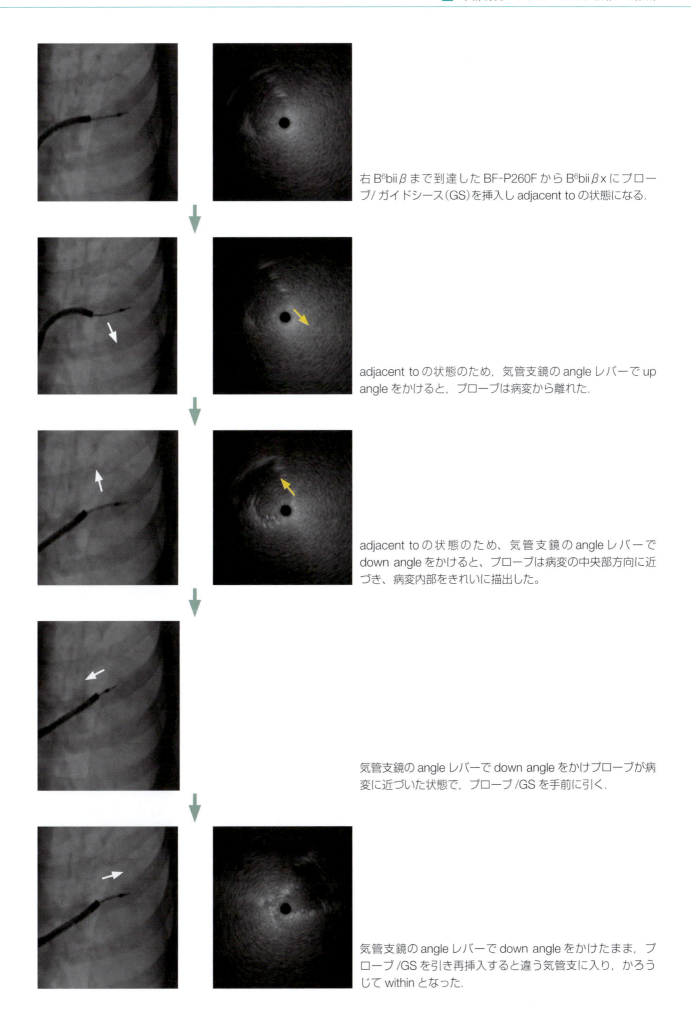

右 B^{6}biiβ まで到達した BF-P260F から B^{6}biiβx にプローブ/ガイドシース(GS)を挿入し adjacent to の状態になる.

adjacent to の状態のため，気管支鏡の angle レバーで up angle をかけると，プローブは病変から離れた．

adjacent to の状態のため、気管支鏡の angle レバーで down angle をかけると、プローブは病変の中央部方向に近づき、病変内部をきれいに描出した。

気管支鏡の angle レバーで down angle をかけプローブが病変に近づいた状態で，プローブ/GS を手前に引く．

気管支鏡の angle レバーで down angle をかけたまま，プローブ/GS を引き再挿入すると違う気管支に入り，かろうじて within となった．

Ⅲ編 末梢病変の気管支鏡診断

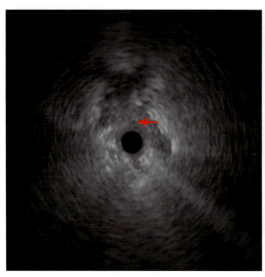
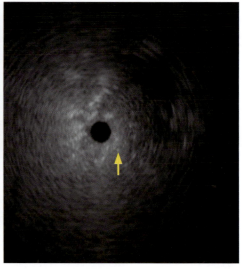

EBUS within になった状態で，点状エコー（→）が散見され，内部に開存した血管（→）を認め，Type Ⅱb に分類した．

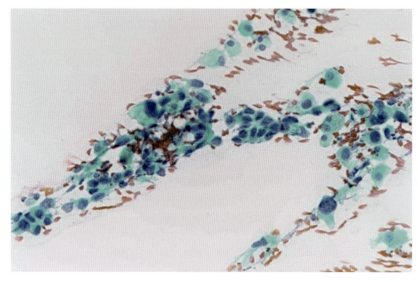

擦過細胞診
N/C 比が増大し，核形不整を認める細胞が軽度重積を示す集塊として採取されていた．
核は中心から偏在傾向で，小乳頭状をうかがわせる部分もあり，adenocarcinoma が推定された．

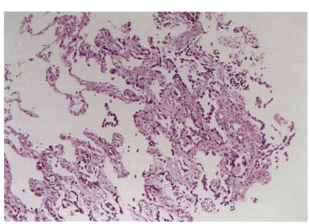
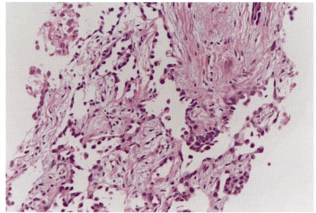

経気管支生検 肺胞を置換性に増生する腫瘍細胞が積み重なる部分が多く認められ，adenocarcinoma と診断された．

> **ポイント**
> ❶ 水平枝である右 B⁶bii β xx の枝読みが教訓的であった．
> ❷ 超音波下誘導で adjacent to から within へ誘導でき，腺癌の診断を得た．

3 末梢病変アトラス―EBUS を用いた診断

右上葉水平枝（B²a）　復習症例

症例 2 右上葉水平枝（B²a），特に右 B²aiα/β（Ⅴ次気管支）分岐部の枝読みが教訓的であり，超音波下誘導を用いて adjacent to から within にできた 1 例

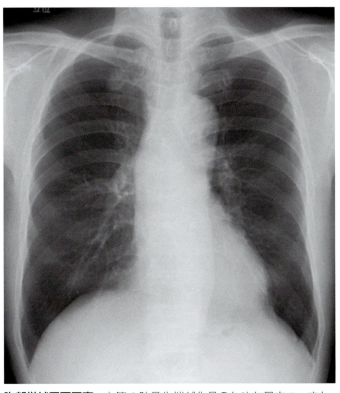

胸部単純正面写真　右第 1 肋骨先端が化骨のためか目立つ．また，右下肺野の右第 6 肋骨の腹側の先端近傍の濃度上昇あり．右上肺野で病変を指摘することは困難である．

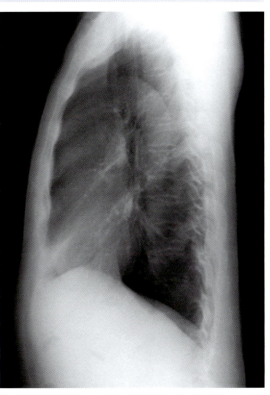

胸部単純側面写真　腹側の胸膜下に陰影を認め，胸部単純正面写真での右下肺野の陰影に一致する可能性を疑った．右上肺野に病変を指摘することは困難である．

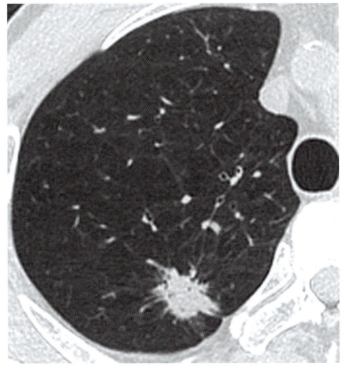

胸部単純 CT（肺野条件）
右上葉 S²a の胸膜近傍に，21×15 mm 大で，spicula が明瞭，病変内部に開存した気管支を有する結節影を認める．

III編 末梢病変の気管支鏡診断

尾側

頭側

枝読み図をご記入ください

枝読み図をご記入ください

250

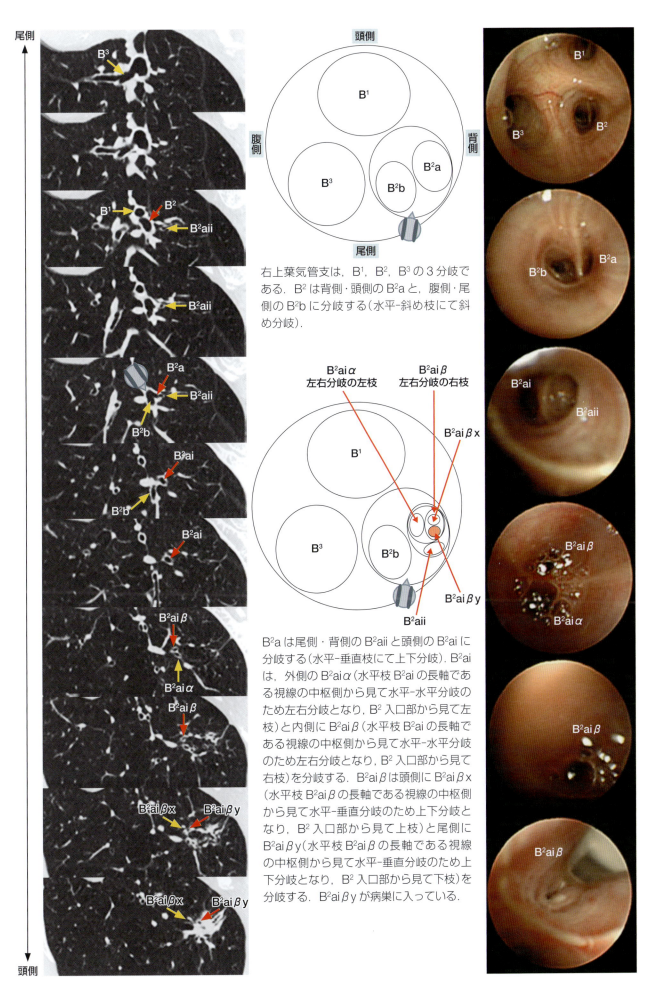

III 編　末梢病変の気管支鏡診断

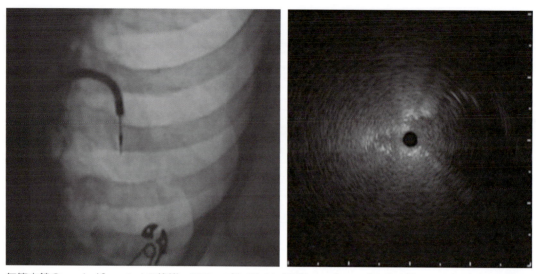

気管支鏡の angle が neutral の状態．スコープを B²ai に誘導し，プローブ/ガイドシース（GS）を B²aiβ に挿入すると，adjacent to の状態であった．

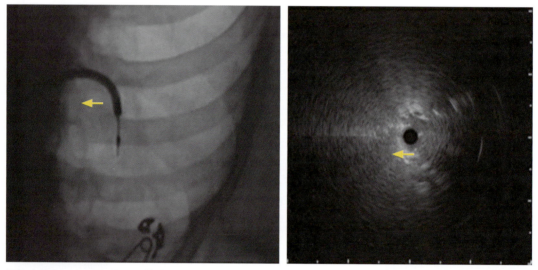

気管支鏡を up angle かけた状態．スコープの up/down angle レバーで up angle をかけると（→），EBUS でプローブはごくわずかに病変から離れた（→）．

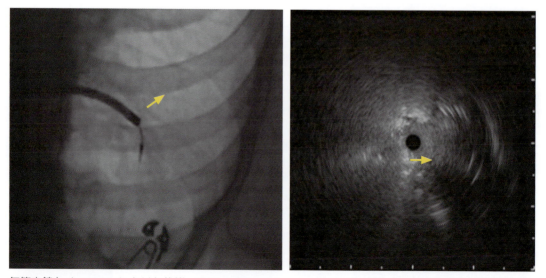

気管支鏡を down angle かけた状態．スコープの up/down angle レバーで down angle をかけると（→），EBUS でプローブは病変に近づいた（→）．

3 末梢病変アトラス—EBUS を用いた診断

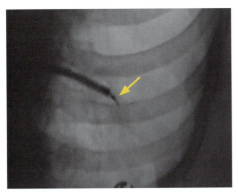

気管支鏡を down angle かけた状態．スコープの up/down angle レバーで down angle をかけプローブが病変に近づいた状態で，プローブ /GS（→）を手前に引く．

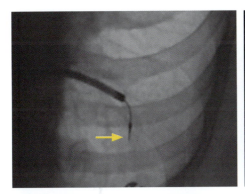
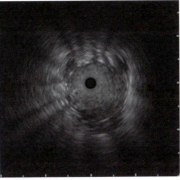

気管支鏡を down angle かけた状態．スコープの up/down angle レバーで down angle をかけプローブは病変に近づいた状態で，手前に引いたプローブ /GS を奥に挿入する（→）．プローブ /GS は病変内（within）に誘導できた．

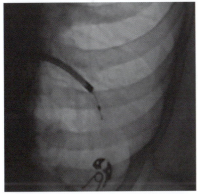
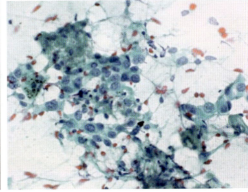

擦過細胞診
核腫大，クロマチン微細に増量した細胞がシート状あるいは重積性を示す集塊として出現．核のくびれ，核形不整，核小体明瞭であり，adenocarcinoma を疑う．

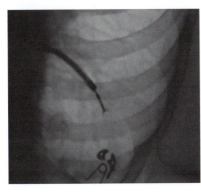
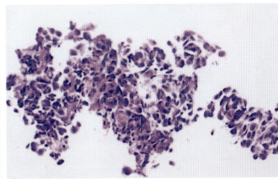

経気管支生検
腫瘍細胞は核偏在性で核腫大および核形不整，核大小不同あり，adenocarcinoma と診断した．

ポイント

❶ 右 B²a の典型的枝読み術の症例であり，復習すべき症例である．病巣に入る右 B²aiβy につながるルート（水平枝）中で α/β の分岐部は，枝読みのために反時計方向 90°回転した CT 画像上，上下（患者の内側・外側）に分岐しているが，枝読み図では左右分岐になる．

❷ EBUS 画像を見ながら，プローブを病変に近づくように up/down angle レバーで気管支鏡先端を屈曲させた状態にしておき，プローブ /GS を引き挿入することで，adjacent to から within に誘導できた．

III編　末梢病変の気管支鏡診断

症例 3　BF-P260F 先端を右 $B^6ci\alpha$ に楔入し，down angle レバーを用いた超音波下誘導にて，adjacent to から within にできた 1 例

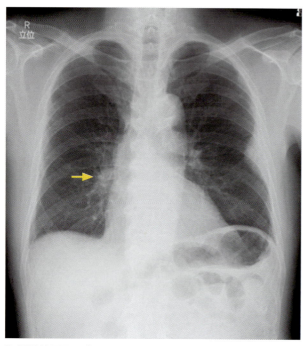

胸部単純正面写真　右中肺野肺門に重なる濃度上昇（→）を認める．

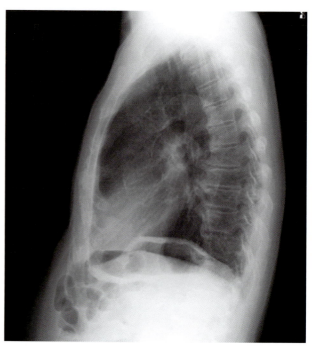

胸部単純側面写真　病変を指摘することは困難であった．

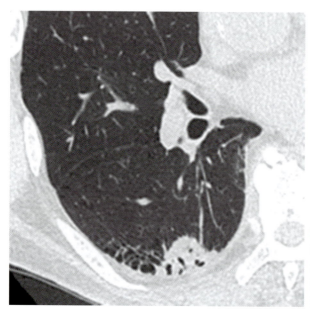

胸部造影 CT（肺野条件）
右 S^6 の胸膜直下に，気腫化した領域の縦隔側に浸潤影を認めた．胸壁への浸潤はないようである．病変周囲の血管・気管支の走行は直線状であり，病変は収縮する傾向はないように思われた．

3 末梢病変アトラス—EBUS を用いた診断

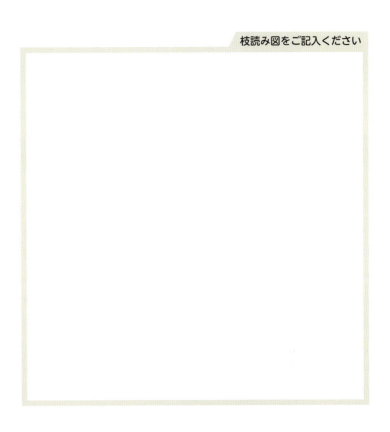

III編　末梢病変の気管支鏡診断

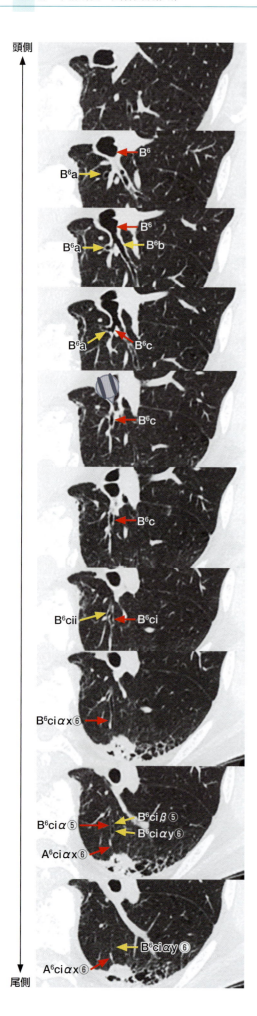

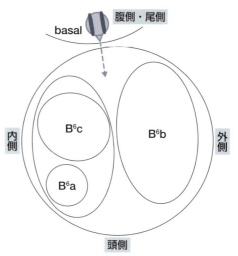

右 B^6 は水平枝であり，視点を底幹に置き5時方向の B^6 を観察する．右 B^6 は，B^6b と B^6a+B^6c に水平-水平分岐する．

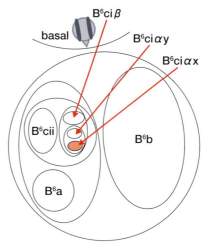

B^6a+B^6c のうち，頭側の B^6a と尾側の B^6c を分岐する．B^6c は外側の B^6ci と内側の B^6cii を水平-水平分岐する．B^6ci は頭側の $B^6ci\alpha$ と尾側の $B^6ci\beta$ を水平-垂直分岐する．$B^6ci\alpha$ は，さらに頭側の $B^6ci\alpha x$ と尾側の $B^6ci\alpha y$ に水平-垂直分岐する．$B^6ci\alpha x$ は途中から不明瞭になり，肺動脈 $A^6ci\alpha x$ を追い病巣に入っていることを確認できた．

CT画像の気管支名の後に付けている丸数字は気管支次数を表している．同じ気管支次数の2つの気管支を確認することで気管支分岐の状態が理解しやすくなる．

3 末梢病変アトラス―EBUSを用いた診断

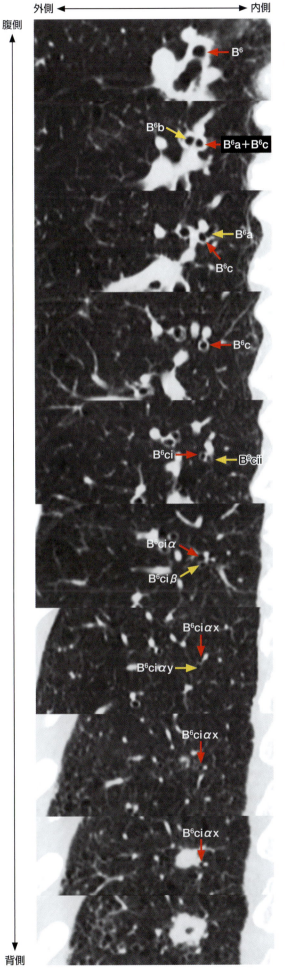

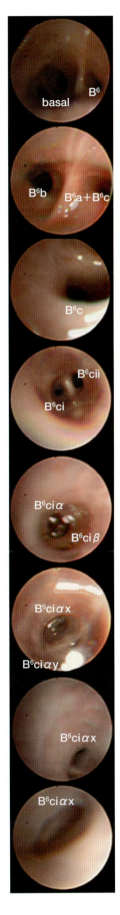

MPR像（冠状断）

MPR像を見るときの注意点は，冠状断（coronal）画像であればその左右方向が，気管支鏡を行っている状態に一致するように左右反転するかどうか考える。

自分の体の中で，気管支鏡が中間幹から背側の右B^6に向かう場合，左手が胸壁になることが想像できるので，MPR冠状断画像における右肺の左手に胸壁がくるように左右反転するかどうか調整する。

同様に，矢状断（sagittal）画像でも自分の体の中で気管支鏡を挿入していったときにどの方向が腹側・背側になるかを考え，矢状断画像の左右反転を調整する。

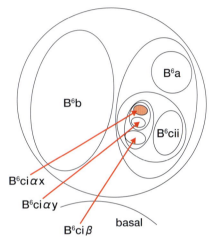

右B^6は，B^6bとB^6a+B^6cに2分岐する。B^6a+B^6cは，頭側のB^6aと尾側のB^6cを分岐する。B^6cは外側のB^6ciと内側のB^6ciiを分岐する。B^6ciは，頭側の$B^6ci\alpha$と尾側の$B^6ci\beta$を分岐する。

$B^6ci\alpha$は，頭側の$B^6ci\alpha x$と尾側の$B^6ci\alpha y$を分岐する。水平断（axial）画像では，$B^6ci\alpha x$は途中から不明瞭になっていたが，冠状断画像では$B^6ci\alpha x$を追い病巣に入っていることを確認できた。

水平枝の場合，MPR像は大変有用であるが，まずは水平断画像からの枝読みを行い，その確認に用いることを基本姿勢としたいと思っている。

257

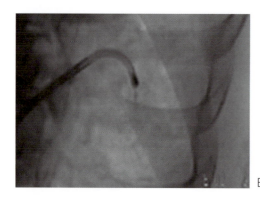

BF-XP260F で病変部近傍でブラッシングを行っている.

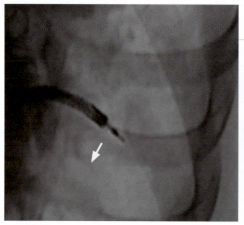 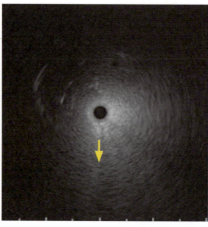

adjacent to にて, 気管支鏡の up/down angle レバーで up angle をかけると, プローブは病変から離れた.

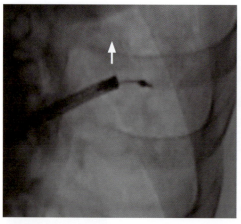 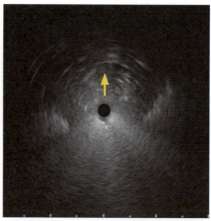

up/down angle レバーで down angle をかけると, プローブは病変に近づいた.

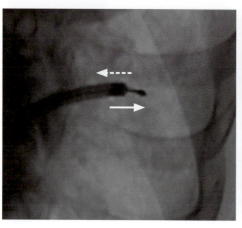 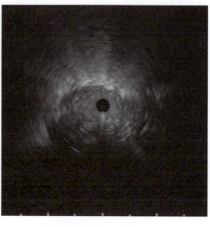

down angle レバーをかけた状態で, プローブ/ガイドシース(GS)を中枢側に引き続いて(◁)末梢に押すと(▷)within となった(超音波下誘導成功).

3 末梢病変アトラス—EBUS を用いた診断

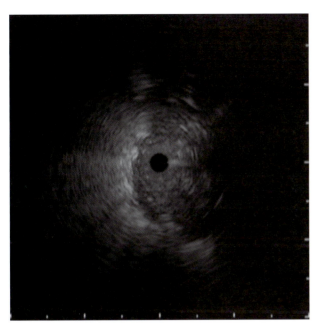

EBUS
プローブは病変内に誘導でき（within），内部エコーは不均一（heterogeneous）であり減衰が強い．血管は開存しておらず，短い線状高エコーが散在しており，Type Ⅲa と判断した．

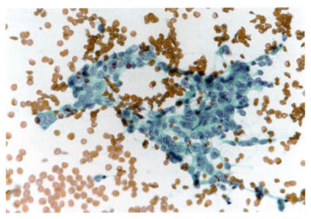

擦過細胞診 核腫大，クロマチン増量，核形不整を示す細胞集塊を認める．集塊は重積性を示し，核大小不同や核小体明瞭な細胞を認め，悪性を考える．

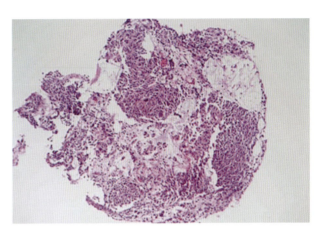

経気管支生検

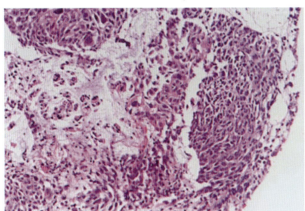

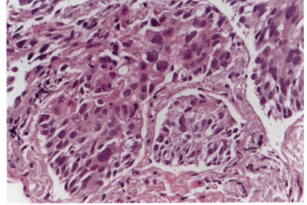

経気管支生検 充実性胞巣の増生からなる腫瘍であり，核中心性で紡錘性核の出現もある．CK5/6，p40 もびまん性に陽性で，squamous cell carcinoma と診断した．

ポイント

❶ 超音波下誘導が有効であった．
❷ MPR 冠状断画像が有用であり，水平断画像からの枝読み図を確認できた．

超音波下で気管支鏡 up/down angle を用いプローブを移動させると，プローブが病変の接線方向に移動する場合の対処法について（⇒ p129 参照）

1）気管支鏡回転＋超音波下誘導

以下の3ステップの手技を行う．

①スコープ回転前

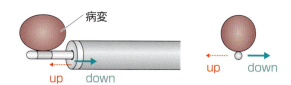

adjacent to の場合，気管支鏡先端を up/down angle をかけて気管支鏡先端を屈曲させ，超音波画像にてプローブが病変に近づくかどうか行ってみる．気管支鏡先端を up/down angle をかけて屈曲させると，プローブが病変辺縁の接線方向に動く場合がある．

②スコープ回転

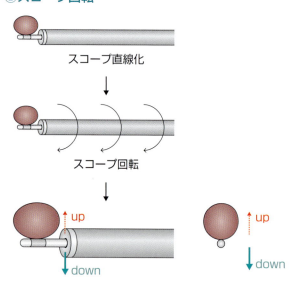

この場合，気管支鏡自体を直線化し，その長軸を中心として気管支鏡自体を回転させ，再度気管支鏡先端を up/down angle をかけて屈曲させ，超音波画像にてプローブが病変に近づくかどうか行ってみる．たとえば，気管支鏡を回転後，超音波画像にて up angle で病変に近づくとする．

③超音波下誘導

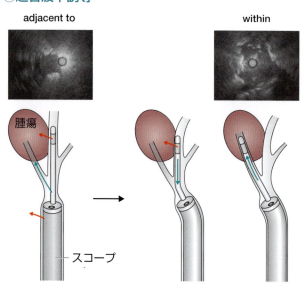

超音波下誘導（再掲）

〔浅野文祐, 宮澤輝臣（編）：気管支鏡ベストテクニック, 初版. p101, 中外医学社, 2012 より〕

up angle をかけプローブを病変に近づけた状態を確保し，プローブ/ガイドシース（GS）を引いてきて再度挿入すると，病変に入る気管支があれば within にすることができる可能性がある．

2) 気管支鏡回転＋超音波下誘導の代表例

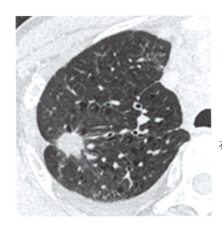

右 S^2b に胸膜陥入を伴う結節影を認める．

①スコープ回転前

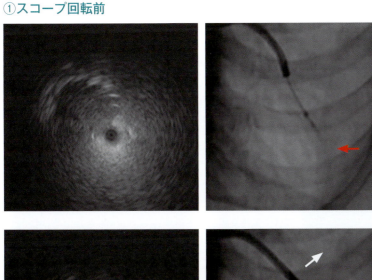

右 B^2bi からプローブ/GS を右 $B^2bi\alpha$ に挿入，adjacent to であった．➡ で示しているのが病変である．

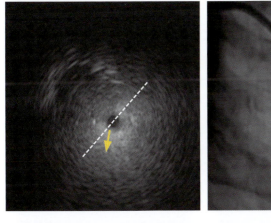
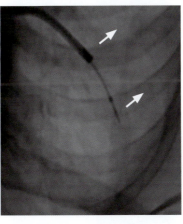

型通りに，気管支鏡の up/down angle レバーを用いる．
down angle をかける（⇨）と，プローブは病変辺縁の接線方向（左図点線）に近い方向に動き，わずかに病変から離れる方向に移動（➡）した．

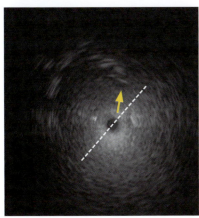
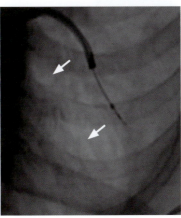

up angle をかける（⇨）と，プローブは病変辺縁の接線方向（左図点線）に近い方向に動き，わずかに病変に近づく方向に移動（➡）した．

②スコープ回転

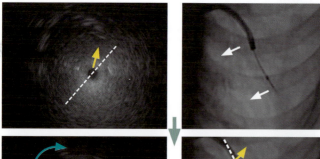

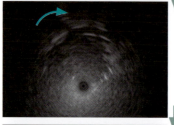 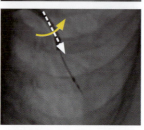

up angle をかけたときプローブは病変辺縁の接線方向から少し病変に近づく方向に移動し，そのままプローブを病変の中心に近づけるように EBUS 画像を時計方向に回転したくなる．

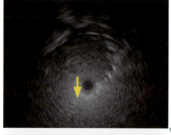 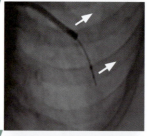

EBUS 画像を時計方向に回転する(→)ために気管支鏡自体の回転を，気管支鏡の中枢側から(⇨)みて，反時計方向の回転をする．

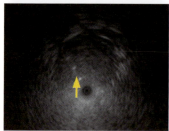 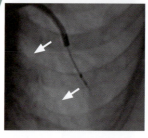

気管支鏡を反時計方向に回転後，down angle をかける(⇨)と，EBUS 画面でプローブは6時方向に動き，病変から離れる方向に移動(→)した．

同様に気管支鏡回転を継続し，up angle をかける(⇨)と，EBUS 画面でプローブは12時方向に動き，病変に近づく方向に移動(→)した．

③超音波下誘導

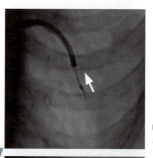

up angle をかけプローブを病変に近づけたままにしておき，プローブ/GS を手前に引いてくる．

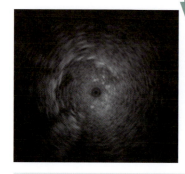 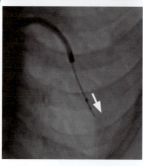

続いて up angle をかけプローブを病変に近づけたままで，プローブ/GS を再挿入する．
プローブ/GS は病変内(within)に誘導できた．

adjacent to の場合，気管支鏡の up/down angle レバーを用いプローブを移動させてみる．プローブが病変境界の接線方向に動く場合，**気管支鏡自体を回転させた上で up/down angle レバーを用いプローブを移動させるとプローブが病変の方向に動くようにできることがあり**，超音波下誘導手技につなげうる．

D pinpoint biopsy(⇒p130 参照)

B⁶a 復習症例

症例 1 左 B⁶a の典型的枝読み術を施行し，pinpoint biopsy を施行した結節性病変

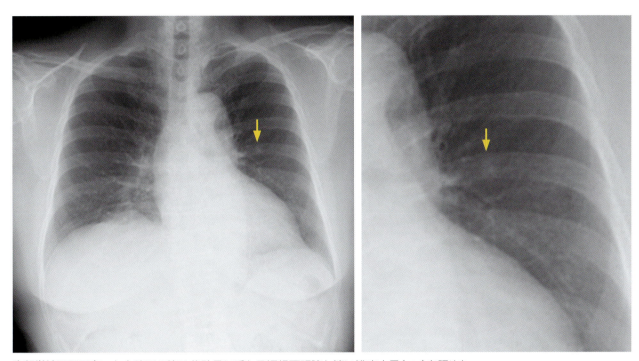

胸部単純正面写真　左中肺野の第 7 後肋骨に重なる辺縁不明瞭な淡い濃度上昇（→）を認めた．

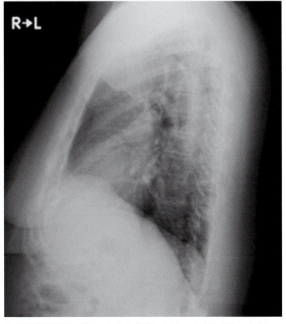

胸部単純側面写真　病変を指摘することは困難である．

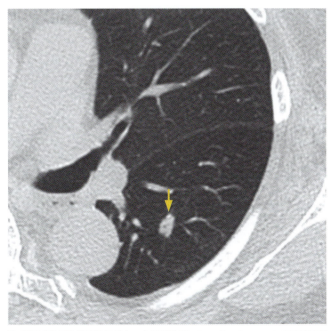

胸部造影 CT（肺野条件）　左下葉 S⁶a に，9×8 mm 大の結節影（→）を認める．

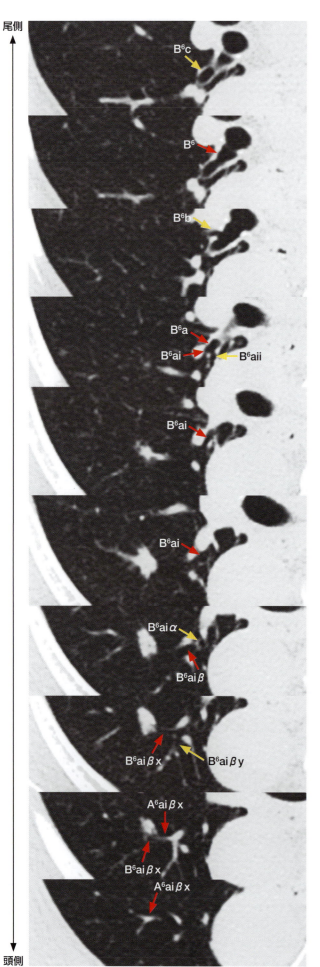

枝読み図をご記入ください

枝読み図をご記入ください

3 末梢病変アトラス―EBUSを用いた診断

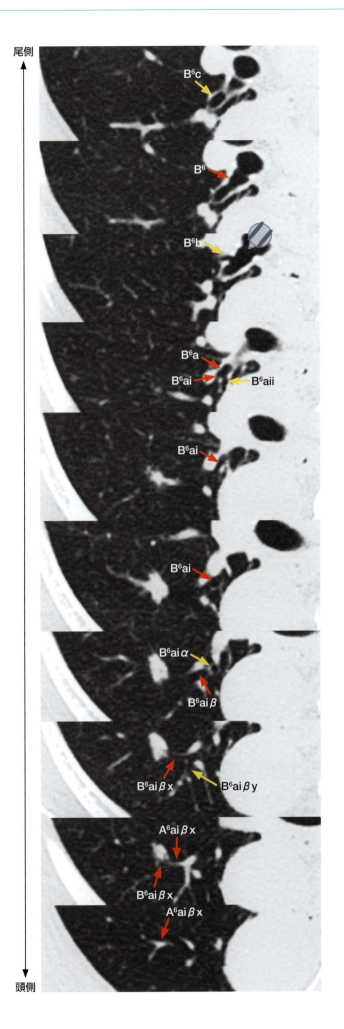

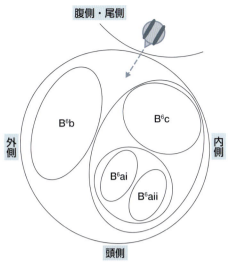

左B⁶気管支は，下葉気管支から7時方向に分岐している．B⁶は，外側のB⁶bと，内側のB⁶a+B⁶cの共通幹に分岐した（水平-水平枝にて左右分岐）．B⁶aは，外側のB⁶aiと内側のB⁶aiiに分岐する（水平-水平枝にて左右分岐）．

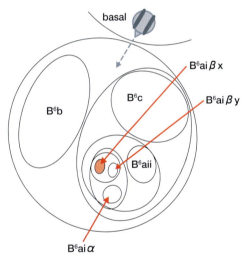

B⁶aiは，頭側のB⁶aiαと尾側のB⁶aiβを分岐する．CT画像ではB⁶aiαが右上，B⁶aiβが左下であるが，枝読み図では上下が逆のB⁶aiαが右下，B⁶aiβが左上に描くことになる．枝読み術では，CT画像を左右反転させ頭側から観察している状態であるが，B⁶aiは尾側から頭側に向けて反転してきているからである〔詳細は『気管支鏡"枝読み"術』（医学書院，2015）のp57を参照〕．
B⁶aiβは，外側のB⁶aiβx，内側のB⁶aiβyを分岐する（水平-水平枝にて左右分岐）．B⁶aiiβxが病巣の上極に入る．A⁶aiiβxはB⁶aiiβxの頭側を走行していた．

265

III編 末梢病変の気管支鏡診断

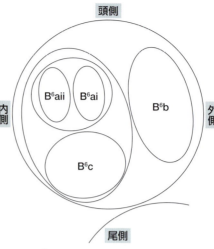

MPR（冠状断）
左下葉気管支から分岐した左 B^6 は，外側の B^6b と，内側の B^6a+B^6c の共通幹に分岐した．
B^6a は外側の B^6ai と内側の B^6aii に分岐する．

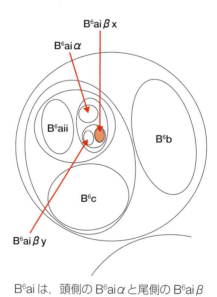

B^6ai は，頭側の $B^6ai\alpha$ と尾側の $B^6ai\beta$ を分岐する．$B^6ai\beta$ は，外側の $A^6ai\beta x$，内側の $A^6ai\beta y$ を分岐する．$A^6ai\beta x$ に伴走する $B^6ai\beta x$ が病巣に入る．
$A^6ai\beta x$ は $B^6ai\beta x$ の頭側を走行していた．

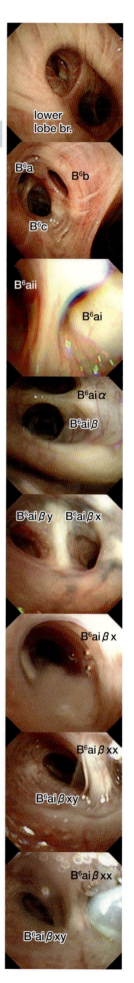

3 末梢病変アトラス―EBUS を用いた診断

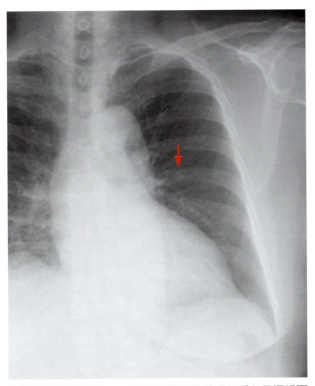

胸部単純正面写真 右中肺野の第 7 後肋骨に重なる辺縁不明瞭な結節（→）を認めた．

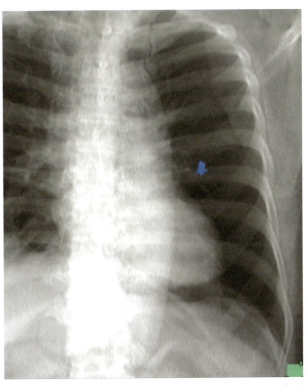

CT 画像からの volume rendering によるマルチマスク表示で，左 S^6 の病変を大きさ通りに青色で示した．

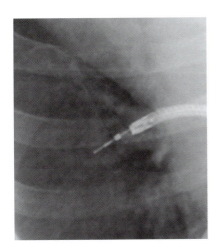

左 B^6ai に誘導された BF-P290 からプローブ/ガイドシース（GS）を B^6ai β に挿入し，走査した．

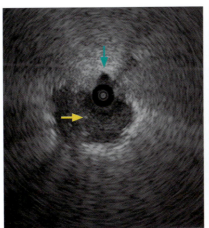

EBUS プローブの 12 時方向でプローブに隣接する肺動脈（→）を認めており，病変に対しては adjacent to の状態であった．up/down angle の down angle をかけてプローブ/GS を肺動脈と反対の病変に近づけておく．プローブの探触子が GS の内へ完全に入り EBUS 画像が暗くなる位置を病変の口側端になるように位置を調整した．down angle をかけたままその位置に GS を留置し，down angle をかけたままブラシ，生検鉗子を GS に入れ細胞組織を回収した．
点状エコーが散在（→）し，血管も開存（→）し，Type Ⅱb と判断した．

267

Ⅲ編　末梢病変の気管支鏡診断

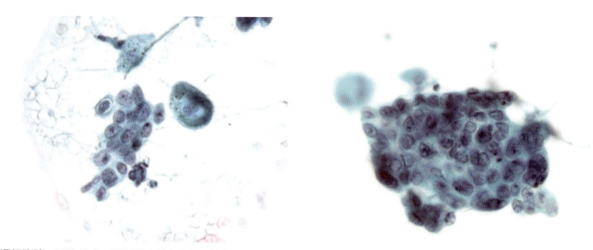

擦過細胞診　N/C比大，類円形の核を有し，核縁が肥厚し，核クロマチンは細顆粒状に増生し，好酸性の核小体を有する異型細胞が重積性のある集塊として少量出現しており，adenocarcinomaと考えられた．

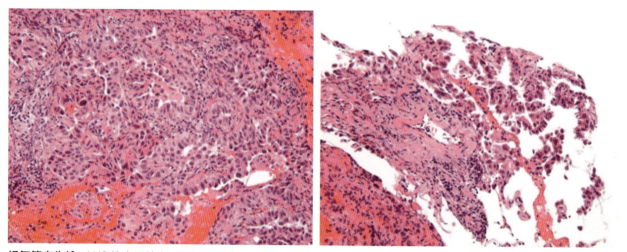

経気管支生検　N/C比大で核クロマチンの濃い腫瘍細胞が，腺様に見える配列や肺胞上皮に沿って増生しており，adenocarcinomaと診断された．

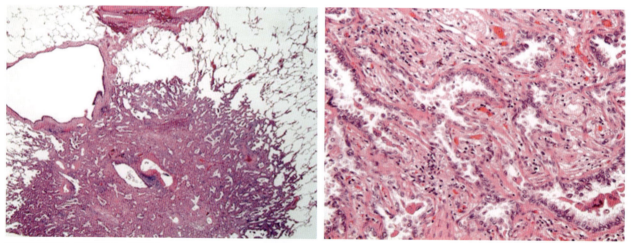

手術摘出標本病理所見　類円形の異型核でN/C比大の腫瘍細胞が，乳頭状構造を呈し，弾性線維の断裂や線維芽細胞の増生を認め，adenocarcinomaと診断された．病変は気管支に隣接しており，その側壁に肥厚部位がありadjacent toでpinpoint biopsyした位置に合致する可能性を推測した．

> **ポイント**
>
> ❶ B^6aの尾側から頭側へ反転してくる気管支の枝読み術の典型症例で，復習に値する例である．
> ❷ EBUS画像でadjacent toであり，GS先端を病巣に近づけpinpoint biopsyを施行し診断しえた．

| 症例 2 | びまん性肺疾患に対する TBLB で，肺動脈を避けて生検（pin-point biopsy）を行った 1 例 |

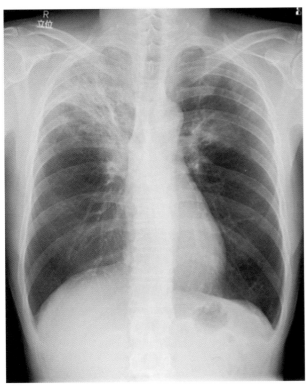

胸部単純正面写真 右上肺野・中肺野に浸潤影を認める．hair line より頭側の右上葉は収縮している．

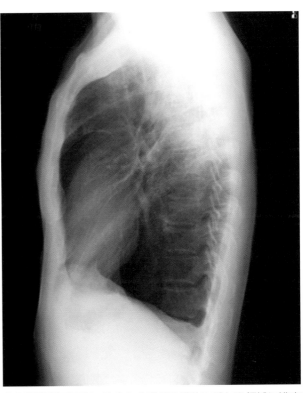

胸部単純側面写真 肺尖から背側の椎体に重なる領域に濃度上昇を認める．

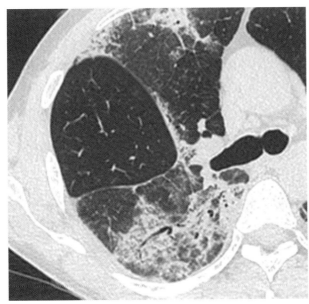

胸部単純 CT（肺野条件） 右 S^3b と右 S^6 を中心に，開存した気管支を有する浸潤影が広範囲に存在している．

III編　末梢病変の気管支鏡診断

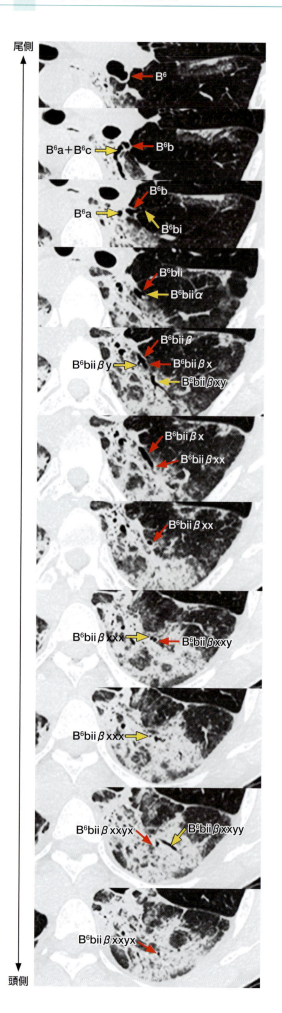

枝読み図をご記入ください

枝読み図をご記入ください

3 末梢病変アトラス—EBUS を用いた診断

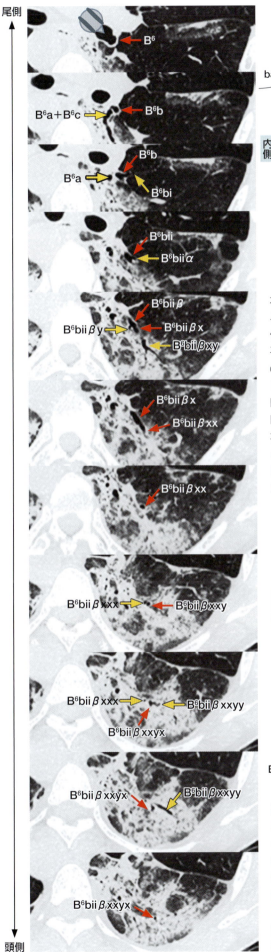

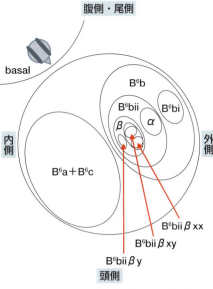

右 B^6 は，B^6a+B^6c と B^6b に 2 分岐する（水平-水平枝にて左右分岐）．B^6b は外側の B^6bi と内側の B^6bii を分岐する（水平-水平枝にて左右分岐）．B^6bii は，外側の $B^6bii\alpha$ と内側の $B^6bii\beta$ を分岐する（水平-水平枝にて左右分岐）．
$B^6bii\beta$ は，内側の $B^6bii\beta y$ と外側の $B^6bii\beta x$ を分岐する（水平-水平枝にて左右分岐）．$B^6bii\beta x$ は，頭側の $B^6bii\beta xx$ と尾側の $B^6bii\beta xy$ を分岐する（頭側から観察時に，反転して頭側へ向かう枝のため枝読みに注意する）．

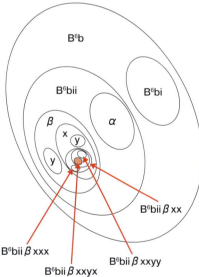

$B^6bii\beta xx$ は，頭側・内側の $B^6bii\beta xxx$ と尾側・外側の $B^6bii\beta xxy$ を分岐する（頭側から観察時に，反転する枝のため枝読みに注意する）．
$B^6bii\beta xxy$ は，外側の $B^6bii\beta xxyy$ と内側・頭側の $B^6bii\beta xxyx$ を分岐し（頭側から観察時に，反転する枝のため枝読みに注意する），$B^6bii\beta xxyx$ が病変の中央部を走行していた．

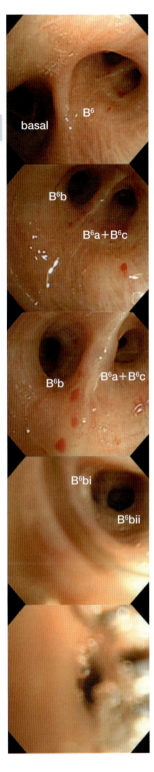

271

III編　末梢病変の気管支鏡診断

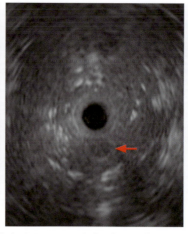
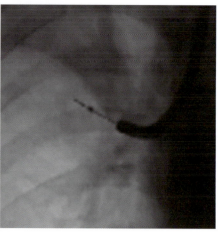

気管支鏡 neutral position. 右 B⁶b に挿入した BF-1T260 からプローブ/GS を右 B⁶bii に挿入した. 気管支鏡の up/down angle は, それ以上角度は変えず, EBUS 画像を描出した. within であり, 内部エコーは均一 (homogeneous) で血管が円形に開存しており Type Ⅰa と判断した. プローブの 6 時方向には伴走する太い肺動脈 (→) を認める.

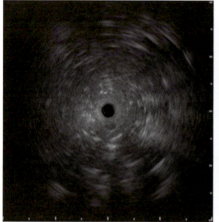
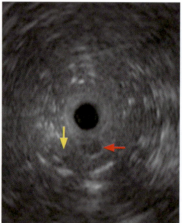
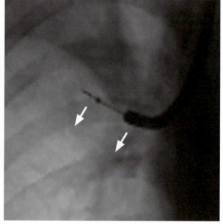

気管支鏡 down angle position. プローブの 6 時方向に伴走する太い肺動脈が見える断面で, 気管支鏡の down angle をかけ, 気管支鏡先端を尾側に向け (⇨), プローブを尾側に移動 (→) させる. **EBUS 画像でプローブは 6 時方向に移動し, 肺動脈を圧排し楕円形に変形 (→) した.**

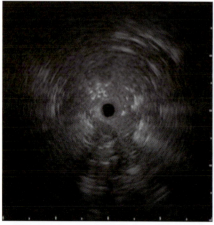
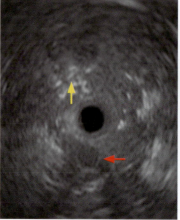
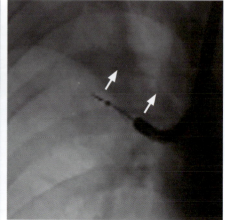

気管支鏡 up angle position. プローブの 6 時方向に伴走する太い肺動脈が見える断面で, 気管支鏡の up angle をかけ, 気管支鏡先端を頭側に向け (⇨), プローブを頭側に移動 (→) させる. **EBUS 画像でプローブは 12 時方向に移動し, プローブが肺動脈から離れ, 肺動脈は円形に戻った (→).** 気管支鏡の軸と先端の屈曲角度を保ちながら, 経気管支肺生検を行った.

3 末梢病変アトラス—EBUS を用いた診断

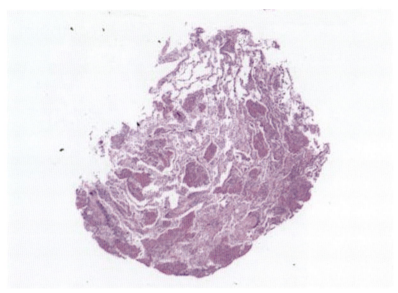

経気管支肺生検(transbronchial lung biopsy：TBLB) 生検組織内には肺動脈などの比較的大きな血管は含まれていなかった．EBUSで血管を避けて生検したつもりであり，ある程度有効であった可能性を推察した．

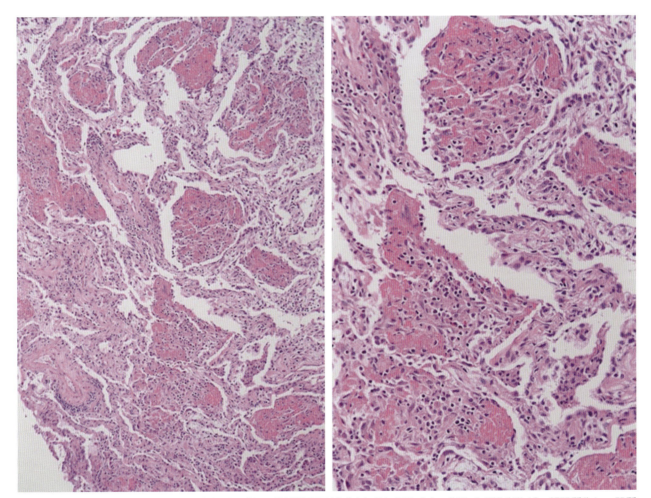

経気管支肺生検 間質に軽度のリンパ球浸潤があり線維性肥厚がびまん性に認められ，肺胞内の滲出物が一部器質化し，器質化肺炎像に間質性肺炎が混在された．NSIP パターンと考えられた．時相は均一であった．

> **ポイント**
> ❶ 枝読みで右 $B^6bii\beta$ xxyx が病巣の中心を走行していると判断した．
> ❷ EBUS 画像で，病巣内のプローブに接する位置に肺動脈があり，up/down angle を用いて，肺動脈と反対側に GS を向け経気管支肺生検を行った．肺動脈の生検を回避する手技と考えている．

症例3　病変内でプローブに隣接する肺動脈を避けて生検（pinpoint biopsy）したリンパ増殖性病変の1例

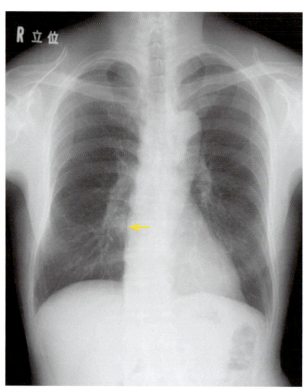

胸部単純正面写真　右肺中肺野・下肺野の境界領域の縦隔の近傍に濃度上昇域を認める（→）．

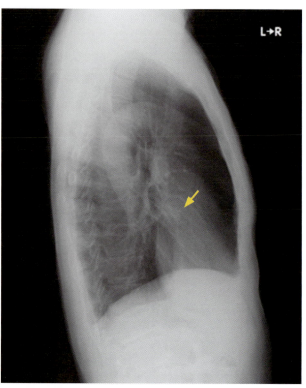

胸部単純側面写真　肺門部の尾側・腹側で，心陰影に重なる濃度上昇域を認める（→）．

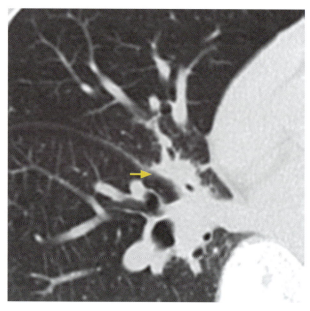

胸部単純CT（肺野条件）
右肺 B^5b を取り囲むような浸潤影があり（→），病変辺縁に小葉間隔壁の肥厚を疑う毛羽立ちがあり，炎症性病変を疑った．

3 末梢病変アトラス—EBUS を用いた診断

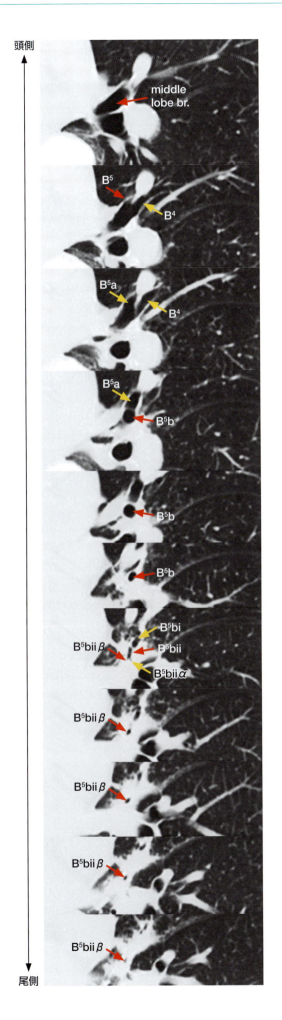

枝読み図をご記入ください

枝読み図をご記入ください

III編　末梢病変の気管支鏡診断

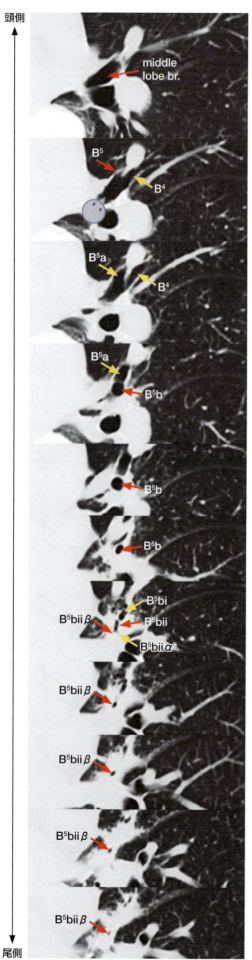

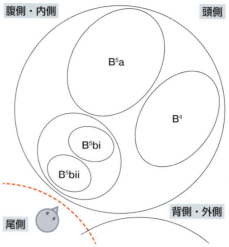

右中葉気管支は水平枝であり，自分の視点は，中葉支の長軸上の手前に置き，中葉支を観察する．右中葉支は，B^4，B^5a，B^5b に3分岐する．B^5b は，腹側の B^5bi と尾側・背側の B^5bii を分岐する．

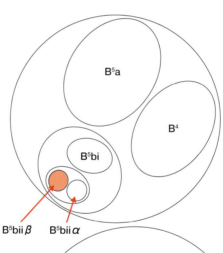

病変内に到達した B^5bii は，外側の $B^5bii\alpha$ と内側の $B^5bii\beta$ を分岐する．$B^5bii\beta$ が病変の中心部を走行しており細胞・組織を採取しやすい気管支と考えた．

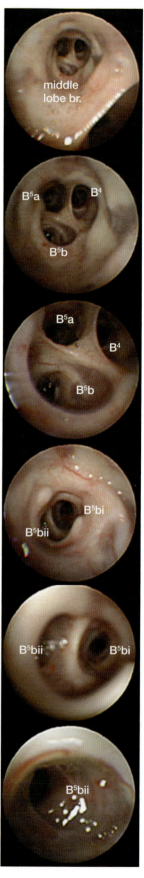

3 末梢病変アトラス—EBUS を用いた診断

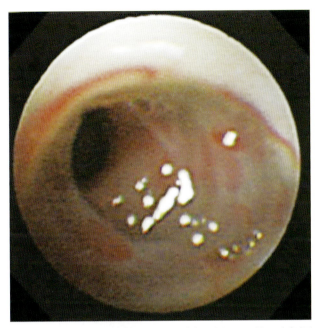

白色光 BF-P260F 先端が B^{5}bii に挿入されている．空気下の白色光で若干暗い画像である．

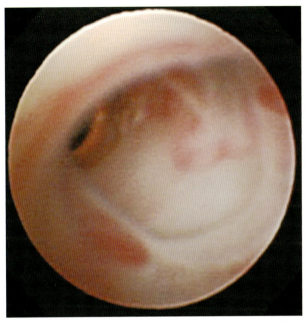

白色光 P260F の鉗子口から生理食塩液を注入し，白色光で観察している．遠近感が若干劣るが，全体が明るくなり，血管の存在位置が見えやすくなっている．

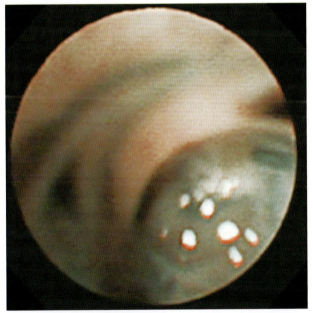

NBI P260F における NBI の観察である．空気下の観察ではピントが合っていない画像である．

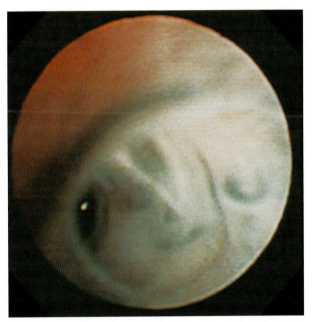

NBI 左の気管支鏡の位置で鉗子口から生理食塩液を注入した．明らかに全体のピントが合った画像になり，輪状襞・血管の存在が見えやすくなっている．

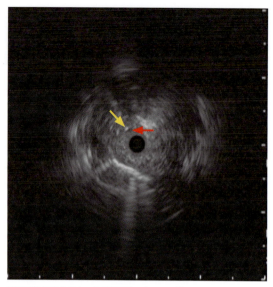
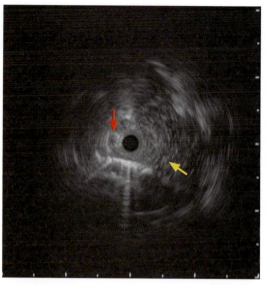

EBUS(20 MHz, ラジアルプローブ)
within で, 内部エコーは均一(homogeneous)であり, 無エコーを呈する小型の開存血管(→)と, その血管に伴走する点状高エコーを呈する開存気管支(→)を認め, 総合すると Type Ⅰaと考えた.

病変内部のプローブから3～4時方向の領域には, 線状の高エコー(→)が多発しており, 何らかの反射物(空気, 線維化などが疑われる)が存在するものと推測する. また, 9時方向に肺動脈(→)があり, up/down angle を用いて, 肺動脈から離れる方向にプローブ/GS を移動させた状態で, 擦過・生検を行った.

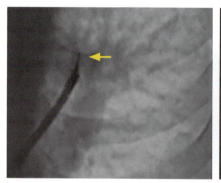
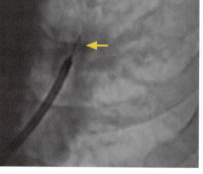
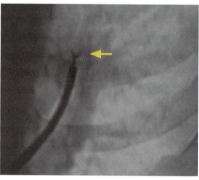

EBUS　　　　　　　　　　　　擦過　　　　　　　　　　　　生検

P260F 下に EBUS-GS を施行している. EBUS 画像を観察すると, プローブの存在する肋骨の尾側縁(180°回転した透視画像では, 向かって肋骨の上縁になる：→)が病巣の厚い部位であり, その部位で擦過, 生検を行った. 生検では鉗子を若干押して行っているので, 鉗子先端はやや尾側に位置しているように見えた.

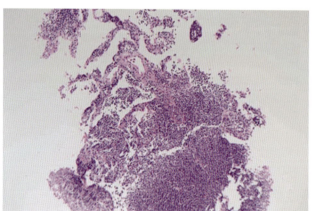
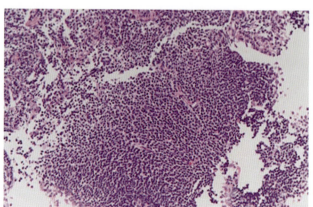

経気管支生検　肺胞組織が採取されている. 肺胞壁は小型リンパ球の集簇性増生により肥厚している.

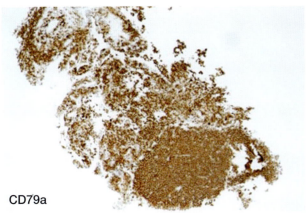
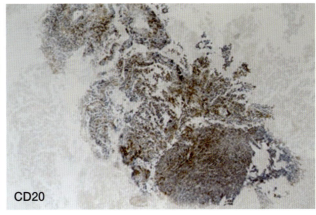

経気管支生検(免疫染色)
肺胞壁は小型リンパ球の集簇性増生により肥厚しており，B cell とする CD79a，CD20 陽性細胞が多く認められる．

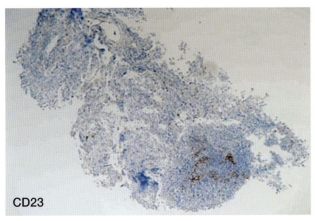
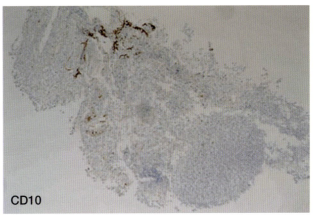

経気管支生検(免疫染色)
肺胞壁は小型リンパ球の集簇性増生により肥厚しており，CD23 に若干染まり(樹状細胞疑い)，CD10 は陰性(follicular lymphoma 否定的)であった．パラフィンブロックより IgH の再構成を検索し，再構成バンドを確認でき，リンパ腫として矛盾しないと考えられた．

> **ポイント**
>
> ❶ 枝読みで右 B^{5}biiβ が病巣に入っていると判断した．
> ❷ EBUS 画像は，線状高エコーが散見される領域があるが全般的には homogeneous であり，血管・気管支の開存があり，Type Ⅰa と判断した．

症例 4 　気管支鏡に up angle をかけ回転して，肺動脈を避けて pinpoint biopsy した胸膜直下病変

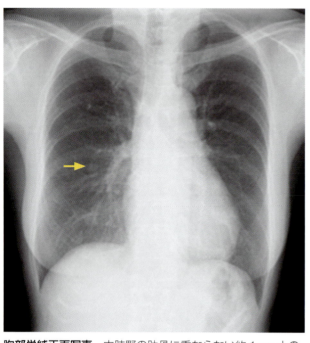

胸部単純正面写真　中肺野の肋骨に重ならない約 1 cm 大の，辺縁不鮮明な結節影を認める（→）．

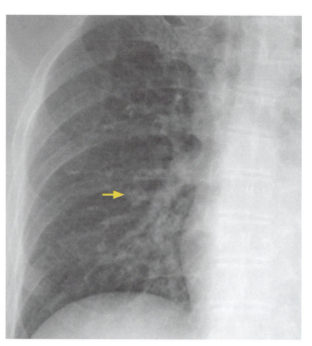

透視下画像　気管支鏡直前，仰臥位．中肺野，肺動脈の外側の位置で，肋骨に重ならない約 1 cm 大の，辺縁不鮮明な結節影を認める（→）．

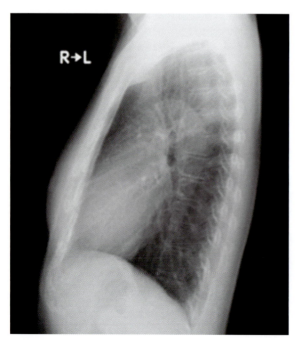

胸部単純側面写真　病変の指摘は困難であった．

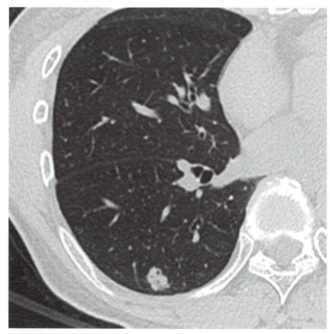

胸部造影 CT（肺野条件）　右肺下葉背側の胸膜近傍に存在する，境界明瞭な結節影を認める．

3 末梢病変アトラス―EBUS を用いた診断

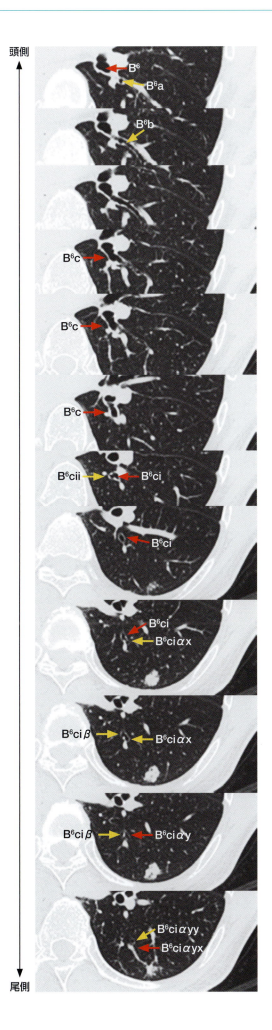

枝読み図をご記入ください

枝読み図をご記入ください

III編 末梢病変の気管支鏡診断

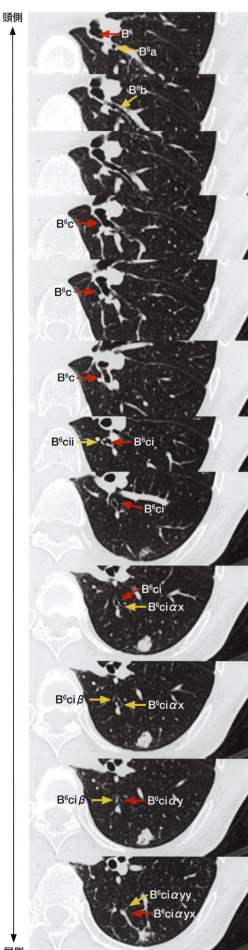

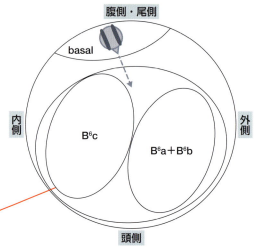

右下葉気管支から5時方向にB⁶が分岐．B⁶は外側・背側のB⁶a＋B⁶bと，内側・腹側のB⁶cを分岐した．

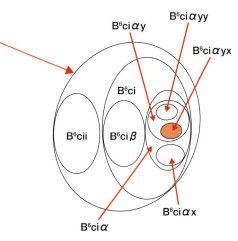

B⁶cは，内側のB⁶cii，外側のB⁶ciを分岐する．B⁶ciは，内側のB⁶ciβ，外側のB⁶ciαを分岐する．B⁶ciαは，頭側・背側のB⁶ciαx，尾側・腹側のB⁶ciαyを分岐する．B⁶ciαyは，頭側・背側のB⁶ciαyx，尾側・腹側のB⁶ciαyyを分岐する．B⁶ciαyxが病巣に入る．

3 末梢病変アトラス―EBUS を用いた診断

- 気管支鏡にて尾側より見上げで右 B^6 を観察しながら，EBUS-GS を施行

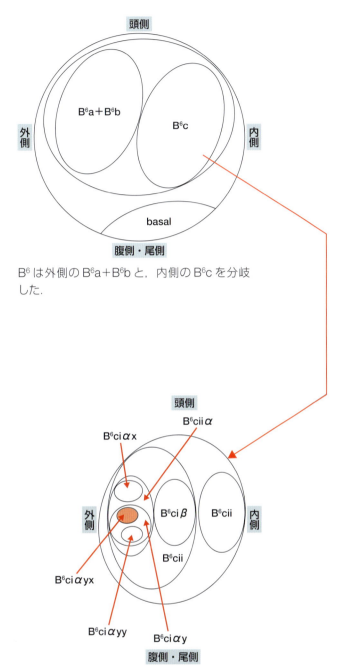

B^6 は外側の B^6a+B^6b と，内側の B^6c を分岐した．

B^6c は，内側の B^6cii，外側の B^6ci を分岐する．
B^6ci は，内側の $B^6ci\beta$，外側の $B^6ci\alpha$ を分岐する．
$B^6ci\alpha$ は，頭側の $B^6ci\alpha x$，尾側の $B^6ci\alpha y$ を分岐する．$B^6ci\alpha y$ は，頭側の $B^6ci\alpha yx$，尾側の $B^6ci\alpha yy$ を分岐する．$B^6ci\alpha yx$ が病巣に入る．

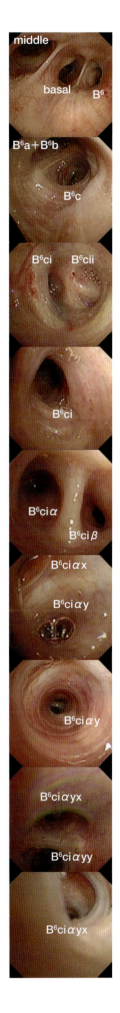

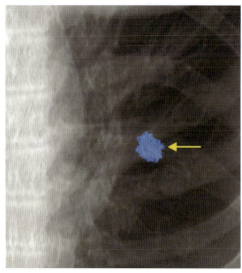

CT 画像からの volume rendering によるマルチマスク表示．180°回転した透視画面上で，病変を大きさ通りに青色で示す．

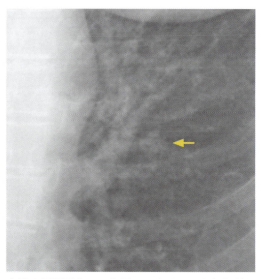

実際の透視画像で，左図のマルチマスクを参考にして，病変の位置（→）を確認した．

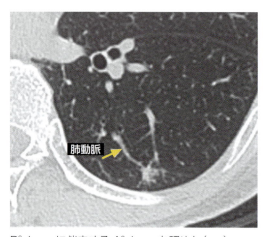

$B^6ci\alpha yx$ に伴走する $A^6ci\alpha yx$ を認めた（→）

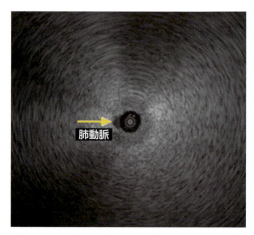

$B^6ci\alpha yx$ からの走査での EBUS で，気管支に伴走する血管 $A^6ci\alpha yx$ を認めた（→）．

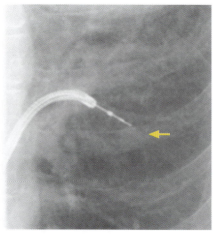

BF-P290 で，EBUS-GS を行っている．透視上，淡い病変（→）がかろうじて見えるようである．プローブ / ガイドシース（GS）を $B^6ci\alpha yx$ に誘導した．

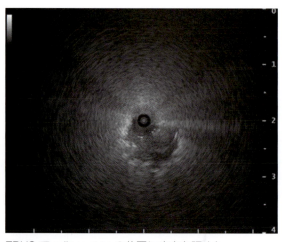

EBUS で adjacent to の位置に病変を認めた．

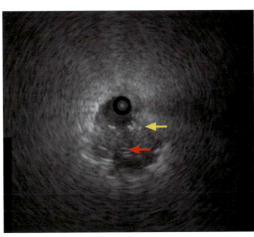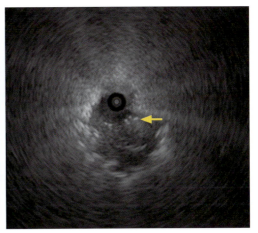

EBUS adjacent to の状態．病変内部には点状高エコー（→）が多発し，血管の開存（→）を認め，Type Ⅱb に分類した．**内部エコーは高エコーであり，粘液が豊富な病変を疑った**．

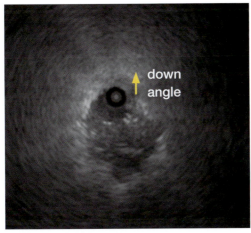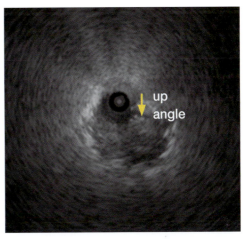

adjacent to の状態であり，down angle をかけるとプローブは病変から離れた（→）．

up angle をかけるとプローブは病変に近づき（→），up angle をかけた状態でプローブ/GS の出し入れを繰り返すも adjacent to のままであった．

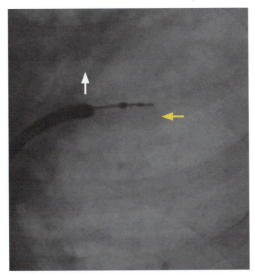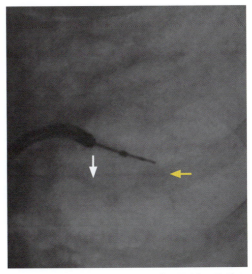

adjacent to の状態であり，down angle をかけるとプローブは尾側に移動し（⇨），EBUS では病巣（→）から離れる方向に移動した．

up angle をかけるとプローブは頭側に移動し（⇨），EBUS では病変（→）に近づいた．

III編　末梢病変の気管支鏡診断

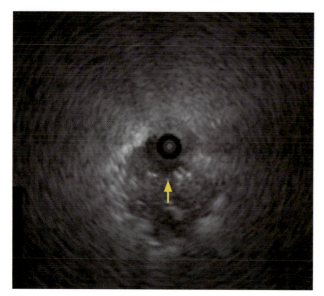

up angle をかけるとプローブは 6 時方向の血管（→）に近づく．

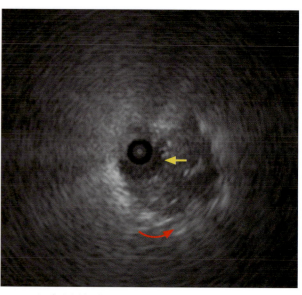

up angle をかけたまま，スコープを時計回りに回転すると，EBUS 画像は反時計回りに回転した（→）．
6 時方向にあった血管が 3 時方向（→）に移動した．この状態で up angle をかけると 6 時方向にプローブは動き，6 時方向の病変を生検した．

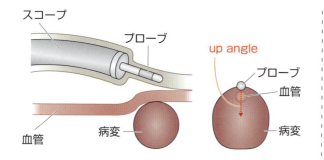

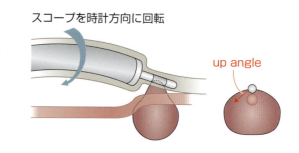

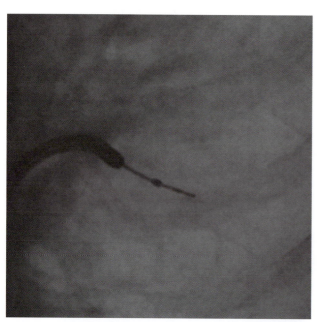

adjacent to の状態のため，up angle をかけたときの透視画像．プローブ先端は EBUS で 6 時方向の病変内にある血管に近づいた．

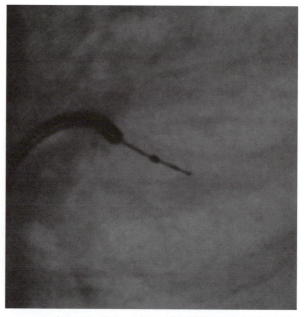

up angle をかけたまま，プローブを時計回りに回転させたときの透視画像．EBUS 画像は反時計回りに回転し，プローブに接する血管から離れるようにでき，擦過・生検を行った．

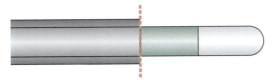

超音波プローブの探触子がGS先端から完全に出ているときは，病変をEBUSで明るい画像で観察できる．

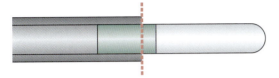

EBUSで描出後，プローブを引き探触子がGS内に引き込まれていくが，探触子の一部がGSから出ているときは，依然として病変をEBUSで明るい画像で観察できる．

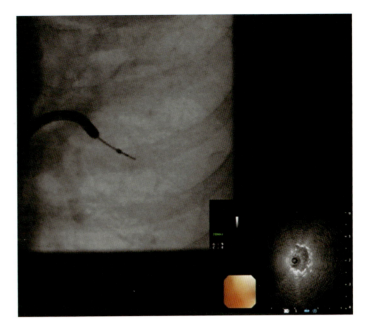

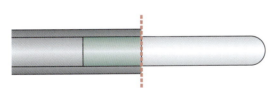

プローブを引き探触子がGS内に完全に引き込まれると，EBUS画像自体が急に暗くなる．再度プローブを押し，探触子がGSから少しでも出ると明るい画像になる．

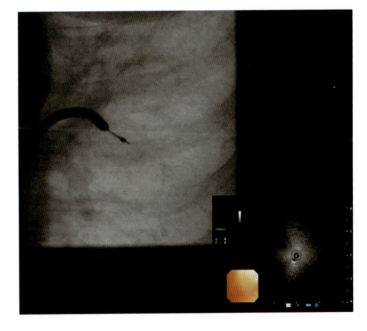

III 編 末梢病変の気管支鏡診断

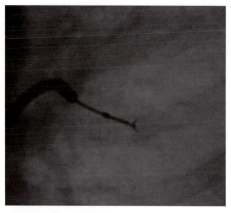
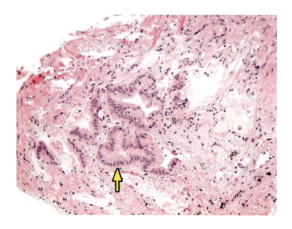

EBUS-GS で生検施行
経気管支生検．少数ながら腫瘍細胞と考えられる上皮を認める．円柱状で N/C 比は低く，ややクロマチンを増した核が基底部にある（→）．

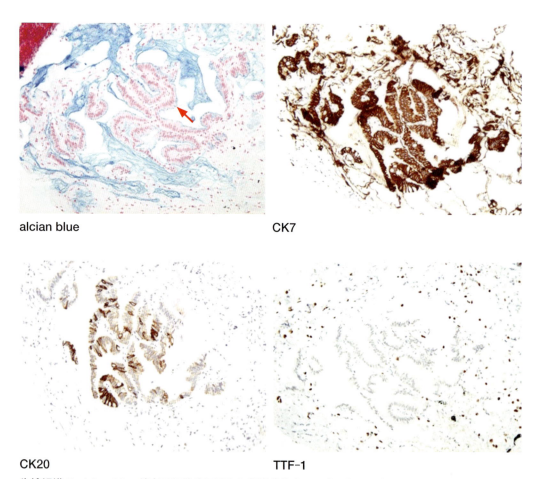

alcian blue　　　CK7

CK20　　　TTF-1

生検組織の alcian blue 染色で細胞表面寄りに粘液産生をみる（→）　免疫染色では CK7 陽性，CK20 一部陽性，TTF-1 陰性であり，高分化な adenocarcinoma を考える．既往の pancreas tumor の形態に類似しており，pancreas tumor の肺転移を疑う所見である．

ポイント

❶ 枝読みで右 $B^6ci\alpha yx$ が病巣に入っていた．
❷ 気管支鏡で up angle をかけて回転させ，肺動脈を避けて pinpoint biopsy を施行した．
❸ 内部エコーは比較的高エコーで粘液貯留を疑い，病理組織検査で粘液貯留を確認できた．

E 誘導子による誘導が成功した症例

症例 1 右 B^{6}bi β yxx が関与気管支であり，誘導子にて within に誘導可能であった 1 例

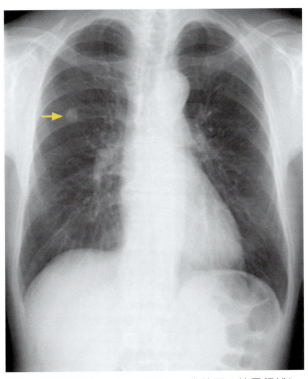

胸部単純正面写真 右肺上肺野・中肺野の境界領域に，1.5 cm 大の境界明瞭な結節影（→）を認める．

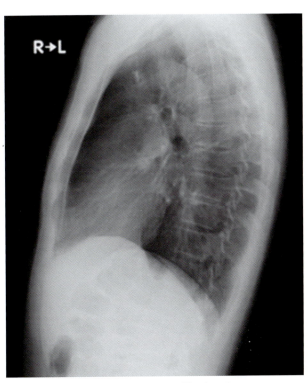

胸部単純側面写真 病変の指摘は困難であった．

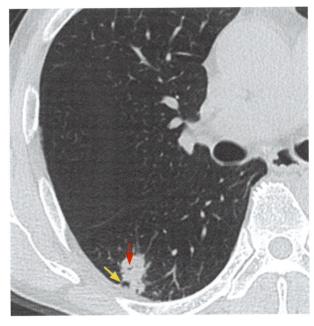

胸部単純 CT（肺野条件）
右肺 S^6 の胸膜直下に 17 mm 大の結節影を認める．病変辺縁は明瞭，病変内部に気管支透亮像（→）・短い胸膜陥入像（→）があり，高分化腺癌を疑った．

III編 末梢病変の気管支鏡診断

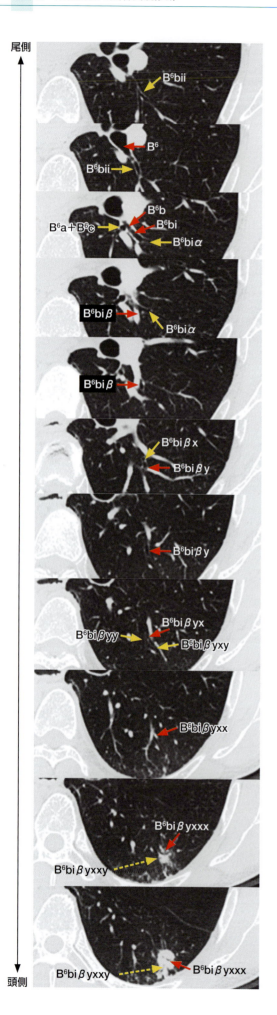

枝読み図をご記入ください

枝読み図をご記入ください

3 末梢病変アトラス—EBUS を用いた診断

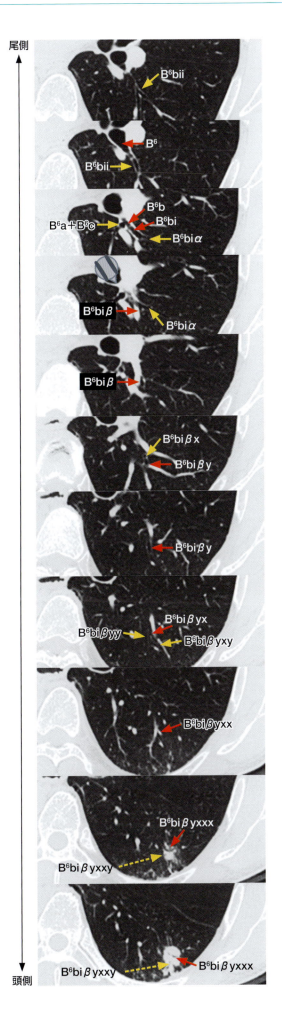

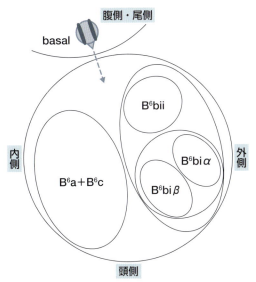

尾側から頭側に CT 画像を追う．右下葉気管支は，B^6，底区支に分岐する．B^6 は底幹から観察して水平-水平分岐（左右分岐）し，B^6a+B^6c と B^6b に分岐する．B^6b は，尾側・内側の B^6bii と頭側・外側の B^6bi を分岐する（水平-斜め枝にて斜め分岐）．B^6bi は，外側・尾側に $B^6bi\alpha$ と，内側・頭側に $B^6bi\beta$ を分岐する（水平-水平枝にて左右分岐）．

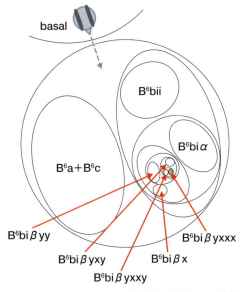

$B^6bi\beta$ は，頭側の $B^6bi\beta x$ と尾側の $B^6bi\beta y$ を分岐する（水平-垂直枝にて上下分岐．**頭側から観察時に，反転し頭側へ向かう B^6b のため枝読みに注意する**）．$B^6bi\beta y$ は，外側の $B^6bi\beta yx$ と内側の $B^6bi\beta yy$ を分岐する．$B^6bi\beta yx$ は，頭側の $B^6bi\beta yxx$ と尾側の $B^6bi\beta yxy$ を分岐する（水平-水平枝にて上下分岐．**頭側から観察時に，反転し頭側へ向かう B^6b のため枝読みに注意する**）．$B^6bi\beta yxx$ は病変に入っており，病変内部で外側の $B^6bi\beta yxxx$ と，CT で気管支内腔が見えないが内側の $B^6bi\beta yxxy$ を分岐している（水平-水平枝にて左右分岐）と推測した．$B^6bi\beta yxxx$ が最も病変の細胞・組織を採取しやすい気管支と考えた．

291

III編　末梢病変の気管支鏡診断

● 気管支鏡にて尾側より見上げで右 B^6 を観察しながら EBUS-GS を施行

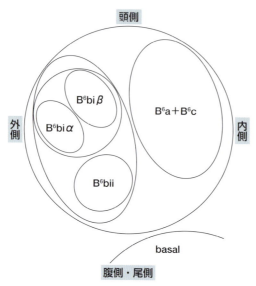

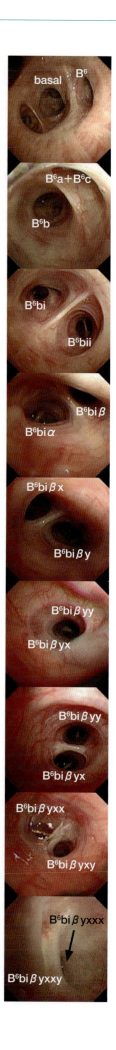

右下葉気管支は，B^6，底区支に分岐する．B^6 は，B^6a+B^6c と B^6b に分岐する．B^6b は，尾側・内側の B^6bii と頭側・外側の B^6bi を分岐する．B^6bi は，外側・尾側に $B^6bi\alpha$ と，内側・頭側に $B^6bi\beta$ を分岐する．

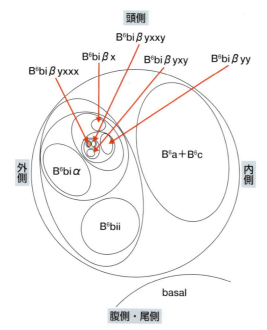

$B^6bi\beta$ は，頭側の $B^6bi\beta x$ と尾側の $B^6bi\beta y$ を分岐する．$B^6bi\beta y$ は，外側の $B^6bi\beta yx$ と内側の $B^6bi\beta yy$ を分岐する．$B^6bi\beta yx$ は，頭側の $B^6bi\beta yxx$ と尾側の $B^6bi\beta yxy$ を分岐する．$B^6bi\beta yxx$ は病変に入っており，病変内部で外側の $B^6bi\beta yxxx$ と，内側の $B^6bi\beta yxxy$ を分岐していると推測した．$B^6bi\beta yxxx$ が最も病変の細胞・組織を採取しやすい気管支と考えた．

3 末梢病変アトラス—EBUSを用いた診断

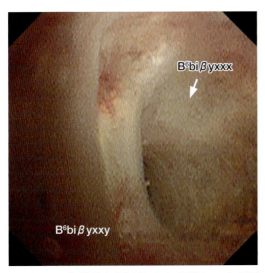

BF-XP290先端が右B^{6}biβyxxに到達し，上皮下に白色調の病変を観察した．

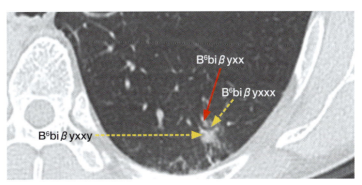

XP290先端が右B^{6}biβyxxに到達し（CT画像では➡のあたりに到達），上皮下に白色調の病変を観察した．

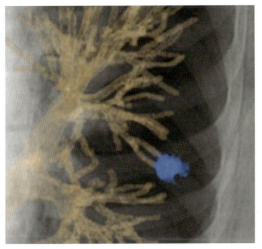

CT画像からのvolume rendering．マルチマスク表示で，右S^{6}病変をその大きさ通りに青色で示す．右前斜位40°に回転し，病変を明瞭に指摘できる．

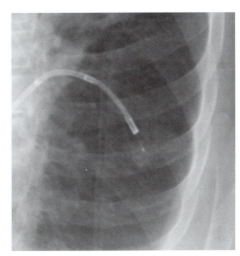

右B^{6}biβyxxに誘導されたXP290からブラシを挿入し，擦過した．

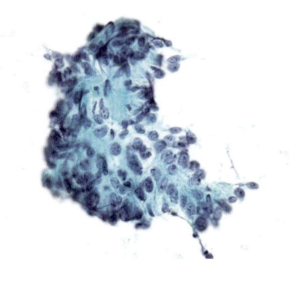

擦過細胞診
レース状の細胞質に，類円形の腫大した核を有し，核クロマチンが顆粒状に増量し明瞭な核小体を有する異型細胞の集塊を認める．また，一部で細胞質に厚みを持ち核濃縮状の異型細胞がシート状の集塊を形成していた．

本例での，EBUS-GS の手技の流れ

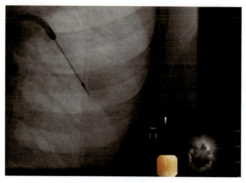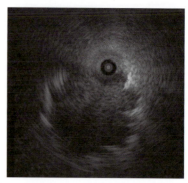

① BF-P290 で EBUS-GS を施行した．B⁶biβ にプローブ/ガイドシース（GS）を挿入し，プローブが病変辺縁に（adjacent to）到達した．

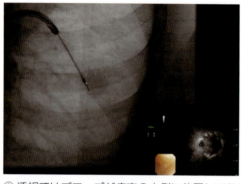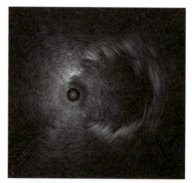

② 透視ではプローブが病変の内側に位置しており，EBUS 画像をモニター上で回転させプローブが病変の向かって左側にくるように調整し，透視上の位置と EBUS での位置が一致するようにした．

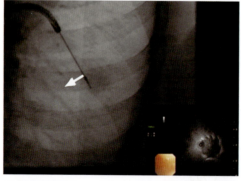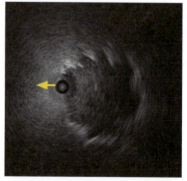

③ 気管支鏡の up angle レバーを用いると，透視画像上プローブは病変から離れ（⇨），EBUS 画像でプローブも病変からわずかに離れる（→）ことを確認した．

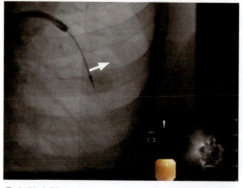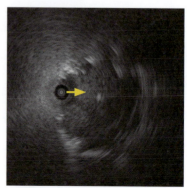

④ 気管支鏡の down angle レバーを用いるとプローブは病変に近づき（⇨），EBUS 画像でプローブも病変にわずかに近づく（→）ことを確認した．

3 末梢病変アトラス—EBUS を用いた診断

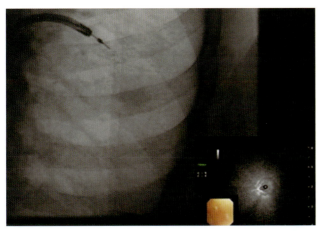

⑤ 気管支鏡の down angle をかけた状態でプローブ /GS を手前に引いた．

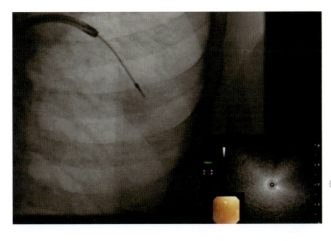

⑥ 気管支鏡の down angle をかけた状態で，プローブ /GS を引き，続いて末梢に押し挿入したが，EBUS は invisible であった．

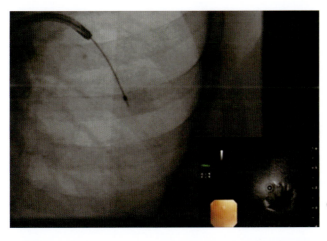

⑦ 気管支鏡の up angle を少しかけて再度プローブ /GS を手前に引き，末梢に押して，adjacent to に戻した．

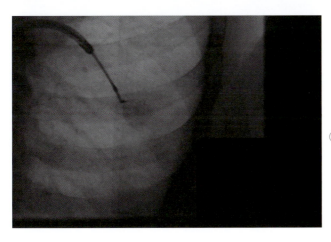

⑧ もう少し中枢側で，病変に入る気管支を選択したいため，プローブを GS から抜き誘導子を GS 内に入れた．**進めたい中枢側・外側に向け誘導子先端をわずかに曲げた状態を保ち，誘導子と GS をともに手前にゆっくり引いてくる**．強く屈曲することは，動かしにくくなることと，気管支損傷の危険が増すので行わない．

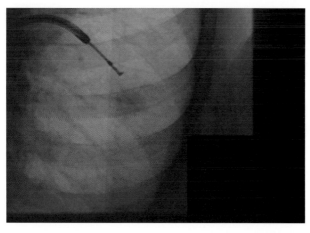

⑨ 先端を進めたい中枢側の外側に向け，わずかに屈曲させた誘導子と GS を手前に引いてくる．

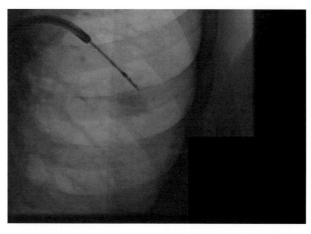

⑩ 手前に引いた誘導子を末梢に押すときは，気管支損傷の可能性を軽減する目的で誘導子先端を直線状にした．しかし，先ほどの EBUS で invisible であった気管支に入ったと推測した．

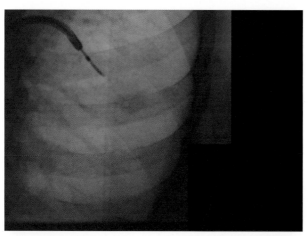

⑪ 当初の adjacent to の枝よりは中枢側で外側に向かう枝を選びたいため，病変中央部に向けて，プローブより**腰が強い誘導子を直線状にし挿入した**．

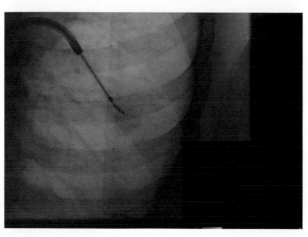

⑫ 誘導子先端は当初の adjacent to の枝よりは中枢側で外側に向かう枝に誘導できた可能性を疑った．

3 末梢病変アトラス―EBUS を用いた診断

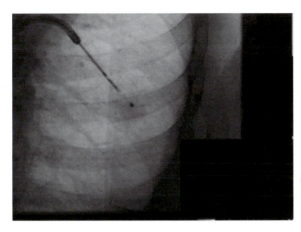

⑬ 誘導子に沿わせて GS をわずかに押して，病変内と思う位置に GS を留置する．

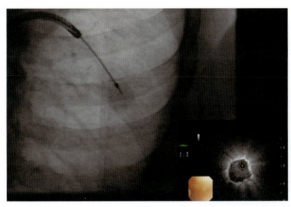 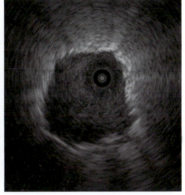

⑭ GS 内にプローブを進め，EBUS で病変内（within）に留置できていることを確認した．

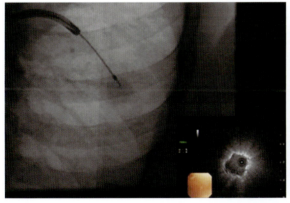 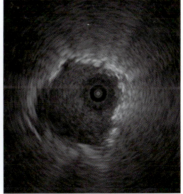

⑮ プローブのみを引き始めるとき，プローブ探触子の一部でも GS 先端から出ていれば，EBUS 画像はまだ全体的に明るい．

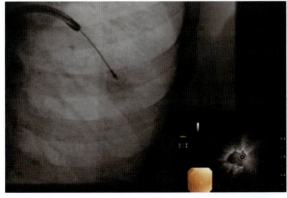 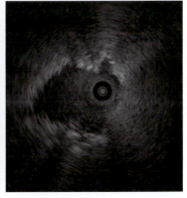

⑯ プローブの探触子全体が GS 内に完全に被われると，EBUS 画像は全体に暗くなる．

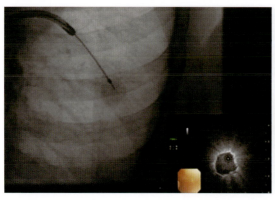
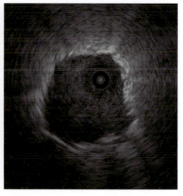

⑰ 超音波プローブを走査しているときに，EBUS 画像で病変の中枢側 1/3 の位置（GS の先端を留置したい位置）が，透視画面上で肋骨の中央部である（→）ことを，術者・助手の間で確認する．

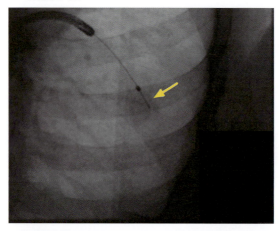

⑱ EBUS 画像において，病変の中枢側 1/3 の位置を走査しているとき，透視画面で肋骨の中央部（→）にプローブがあり，その記憶している位置を擦過する．

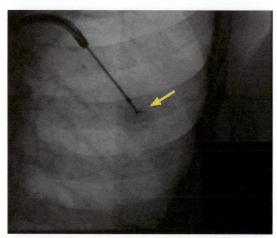

⑲ 記憶している肋骨の中央部（→）位置で，生検鉗子を病変に向けて押しつける．

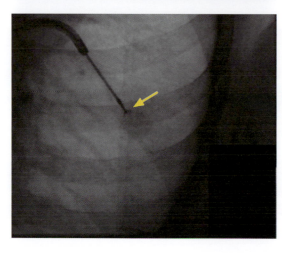

⑳ 鉗子先端を開いた生検鉗子を病変に向けて押しつけた状態で，ゆっくり 5 秒程度かけて鉗子を閉じて生検する．

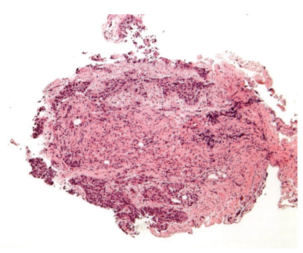 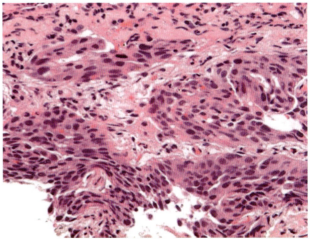

経気管支生検
クロマチンの粗い核で，好酸性胞体の異型上皮が，シート状・不規則な胞巣を形成して増生している．免疫染色でp40(＋)，CK5/6(＋)，Napsin A(－)，TTF-1(－)であり，non-small cell carcinoma, favor squamous cell carcinoma と診断した．

> **ポイント**
> ❶ 枝読みで左 $B^6biβyxx$ が病巣に入っていると判断しえた．
> ❷ 透視下誘導，超音波下誘導で adjacent to を変えられないため，GS 内で誘導子を用い within に誘導できた．

Ⅲ編　末梢病変の気管支鏡診断

> **症例 2**　狭窄した右 B^{1}b を通過した BF-XP290 が右 B^{1}biα まで到達後，右 B^{1}b を通過できなかった BF-P290 下で誘導子を用いて GS を右 B^{1}biαx に誘導し within にできた症例

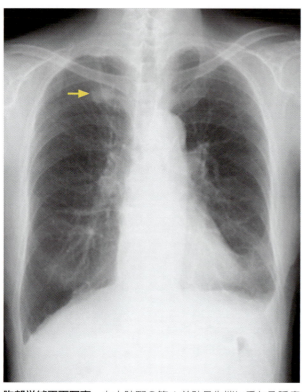

胸部単純正面写真　右上肺野の第1前肋骨先端に重なる腫瘤影（→）を認める．

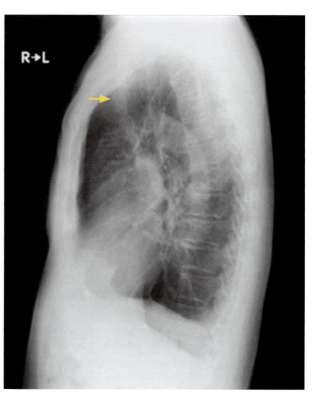

胸部単純側面写真　気管の前方に陰影を疑う濃度上昇あり．

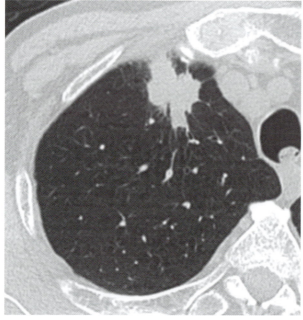

胸部造影 CT（肺野条件）
右肺上葉，胸膜近傍に存在する結節影を認める．境界は明瞭で不整，spicula と胸膜陥入像を認め，腺癌を疑う．

3 末梢病変アトラス—EBUS を用いた診断

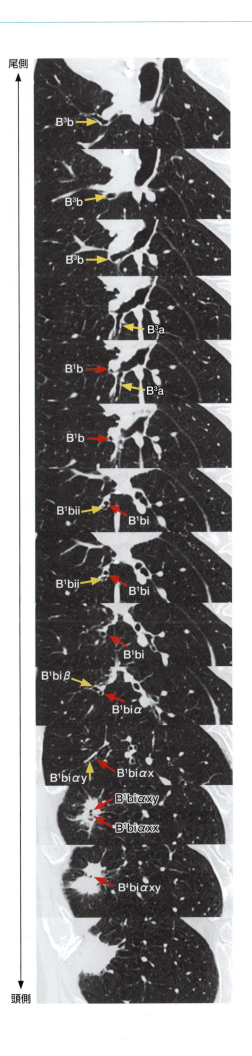

枝読み図をご記入ください

枝読み図をご記入ください

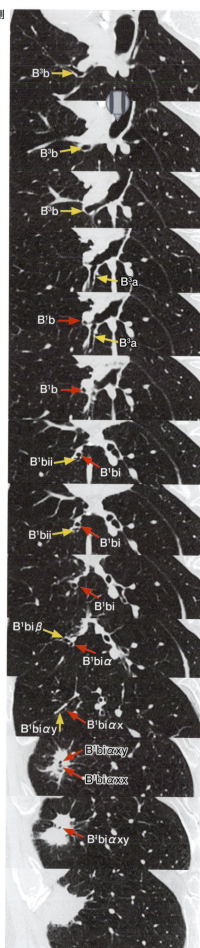

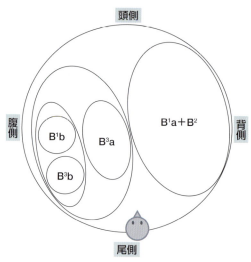

右上葉気管支は，B^1a+B^2 と B^1b+B^3 の２分岐であった．B^1b+B^3 は，外側の B^3a と腹側の B^1b+B^3b を分岐する（水平-水平枝にて左右分岐）．B^1b+B^3b は，頭側の B^1b と尾側の B^3b を分岐する（水平-垂直枝にて上下分岐）．

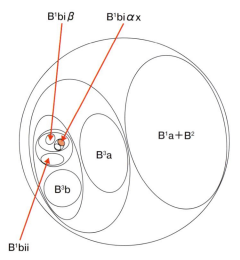

B^1b は，頭側の B^1bi と尾側の B^1bii を分岐する．B^1bi は，背側・外側の $B^1bi\alpha$，腹側・内側の $B^1bi\beta$ を分岐する．$B^1bi\alpha$ は，背側の $B^1bi\alpha x$ と腹側・外側の $B^1bi\alpha y$ を分岐する．
$B^1bi\alpha x$ が病巣に入っている．$B^1bi\alpha x$ は，病変の中で，外側の $B^1bi\alpha xx$ と内側の $B^1bi\alpha xy$ に分岐している．

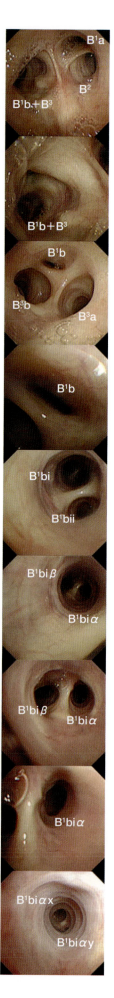

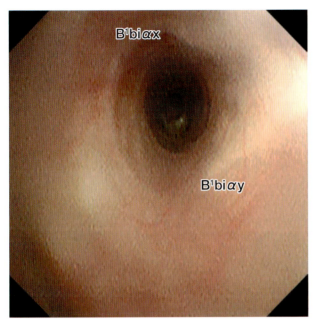

BF-XP290(外径 3.1 mm)の先端が B¹biαに到達して，奥にかろうじて B¹biαx と B¹biαy の分岐部が見えている．

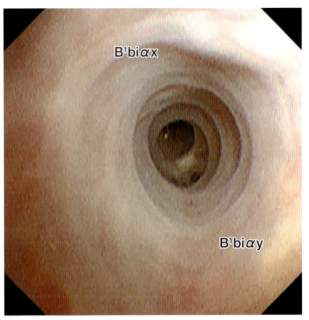

B¹biαに到達した XP290 の鉗子口から，生理食塩液を 5 mL 程度注入した．気管支内腔を生理食塩液で充満し，B¹biαx と B¹biαy の分岐部が少し手前に近づいたように見える．また，内腔は明るくピントの合った上皮を観察でき，輪状襞を認めた．

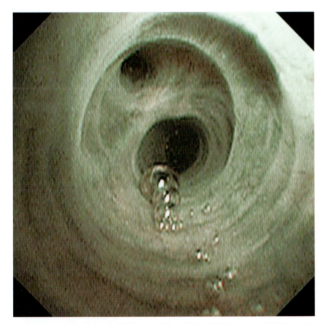

気管支内腔を生理食塩液で充満された B¹biαx と B¹biαy の分岐部を NBI で観察している．上皮・上皮下に異常な所見は認めない．

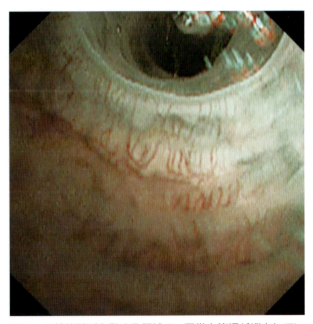

B¹biαの輪状襞が多発する領域で，正常血管網が縦走していた．

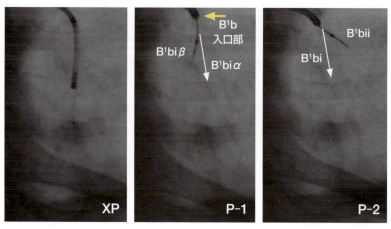

病変につながる B¹b は扁平化し狭窄していた．

XP：BF-XP290 は扁平化した B¹b を通過でき，B¹biα まで到達し，擦過細胞診を施行した．

P-1：BF-P290 は扁平化した B¹b を通過できず，B¹b＋B³ の共通幹まで挿入可能であった．プローブ／ガイドシース（GS）は縦隔側の B¹biβ に入ったと考えられる．

P-2：手前に引いたプローブ /GS を再挿入すると，外側の B¹bii に入ったと考えられる．

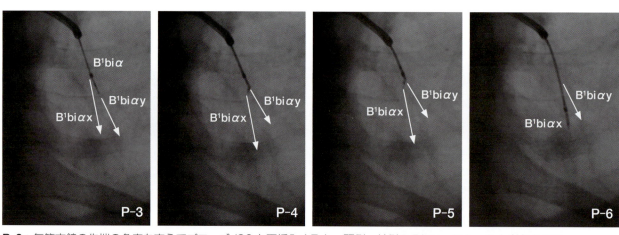

P-3：気管支鏡の先端の角度を変えてプローブ /GS を再挿入すると，頭側・外側の B¹biαy に入ったと考えられる．

P-4：気管支鏡の先端の角度を変えても，B¹biαy から少し縦隔側の B¹biαx に進めることができなかった．プローブを抜き B¹biαy に留置した GS に誘導子を入れた．

P-5：GS に入れた誘導子の先端を軽く縦隔側に曲げ，手前に引いてくる．誘導子の先端が縦隔側に分岐する枝（B¹biαx）の方向にガクッと動き，B¹biαx に入ったと推測した．

P-6：先端を少し曲げた誘導子を GS とともに，病変の方向に押し，病変に到達したと推測した．誘導子を強く屈曲しすぎると気管支損傷のリスクが上がり，また誘導がしにくくなることがあり，行うべきではない．

3 末梢病変アトラス—EBUS を用いた診断

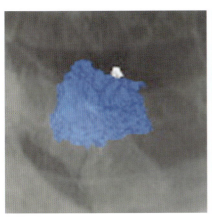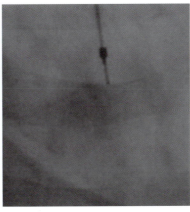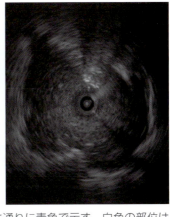

a | b | c

- a：CT 画像からの volume rendering によるマルチマスク表示で，病変を大きさ通りに青色で示す．白色の部位は B¹biαx が病変に入る位置を示す．
- b：c の EBUS 画像で，within のときのプローブ/GS の位置を示す．透視では病変内か病変外の鑑別が困難であった．
- c：EBUS 画像で，within，内部エコーは不均一（heterogeneous）で血管の開存はなく，線状エコーを認め，Type Ⅲa と判断した．

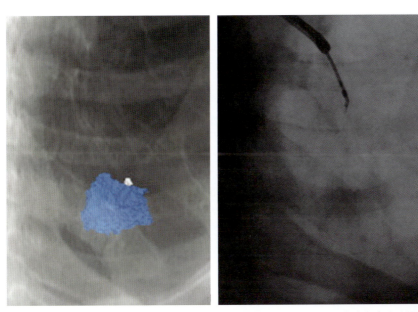

a | b

- a：CT 画像からの volume rendering によるマルチマスク表示で，病変を大きさ通りに青色で示す．病変の正確な大きさを示している．
- b：誘導子を操作しているときの透視画面である（a，b はともにほぼ同じ大きさにしてある）．病変の辺縁は不明瞭で，病変の大きさが a に比べ小さいように見える．透視では病変の境界を正確には決めれないように感じている．

305

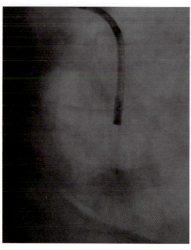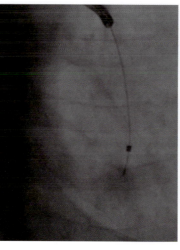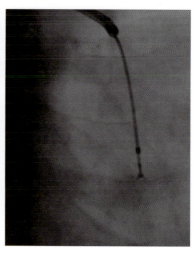

a：XP290 下に擦過細胞診を行っている．
b：P290 下で GS を介して，擦過細胞診を行っている．
c：P290 下で GS を介して，経気管支生検を行っている．

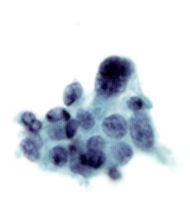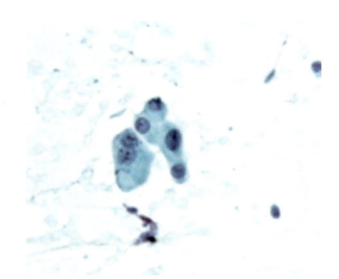

擦過細胞診　EBUS-GS でブラッシングを施行．大型で細胞質は泡沫状を呈する細胞もあり，核は偏在傾向を示すものが多数認めた．核形は不整，核クロマチンは増量し，好酸性の核小体を認めるものがある．一部に非常に大型で核クロマチンが濃染した異型細胞も出現している．adenocarcinoma と考えられた．

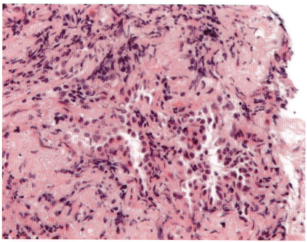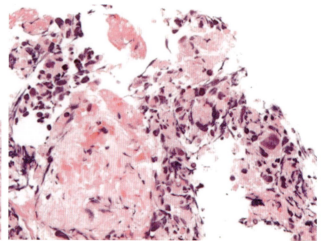

経気管支生検　線維性結合織の増生が強く，その中に間隙状に N/C 比大でやや腫大した肺胞上皮が見られる．この細胞は異型が比較的弱く，腫瘍性か反応性に腫大した肺胞上皮の鑑別が困難である．また，切片の端に，明らかに核が腫大した異型上皮集塊が少数見られ，免疫染色で TTF-1 陽性，Napsin A 陽性の腺系異型細胞であり，adenocarcinoma が強く疑われる．

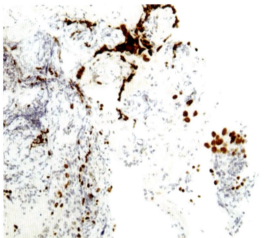
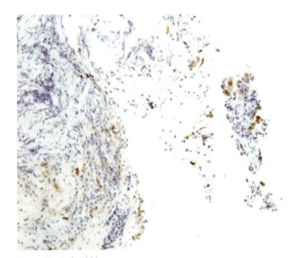

TTF-1（陽性）　　　　　　　　　　　　　　Napsin A（陽性）

ポイント

❶ 生理食塩液の気管支内注入は，気管支腔内の観察を助け，XP290下NBIでⅤ次気管支壁の血管網を観察できた．
❷ 誘導子を使用することでGSを病変に誘導できた．

COLUMN

求めるもの

　若いつもりであったが，50歳代後半になってしまった．30歳代半ばでEBUSを開始し，30歳代は「どういう病変がEBUSでどう見えるか」に，40歳代では「手技を完成すること」に，50歳代では「その手技を広めること」に熱中してきたように思う．EBUS開始し25年経過したが，2001年頃から多くの海外の先生方を研修にお迎えし，一緒に気管支鏡について議論・勉強したことは，私にとって大きな思い出であり収穫でもあった．最近は，研修に来ていただいた先生方が自国で活躍されている姿を見ることが多くなり，誇らしく思っている．
　国内の先生方も海外へ出向き，自分の興味のある領域を究めていただきたい．

F 側枝症例

症例1 右 B^4ai からの分岐が観察された側枝(右 B^4ai*)において，EBUS-GS 法により診断しえた肺腺癌の1例

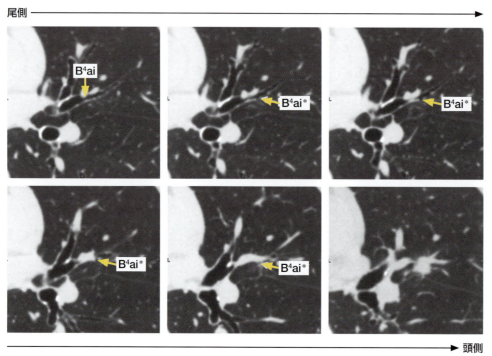

64列 MDCT，0.5 mm スライス，0.4 mm ピッチで再構成した CT 水平断(axial)画像(左右反転)．
右 B^4ai から頭側に分岐する側枝(娘枝)が病巣に入っている．

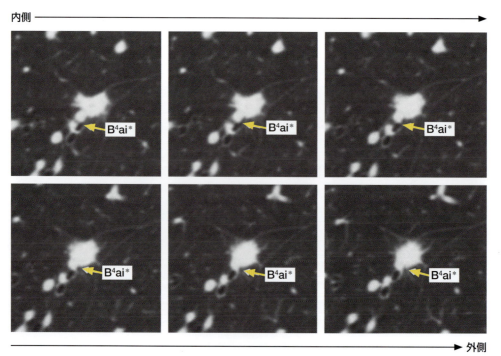

CT 画像(矢状断 MPR)．右 B^4ai から頭側に分岐する側枝(娘枝)が病巣に入っている．

3 末梢病変アトラス―EBUS を用いた診断

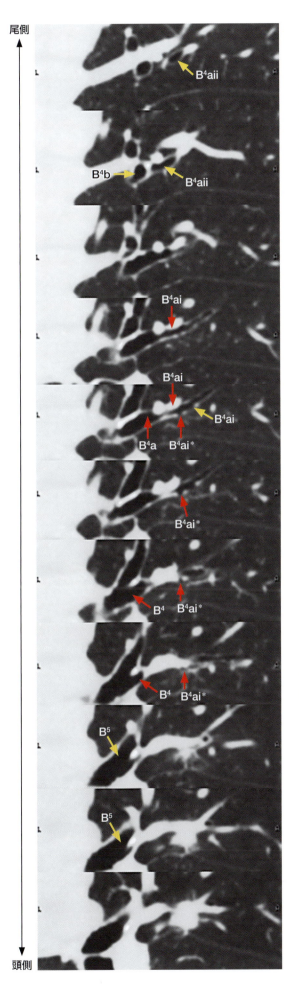

枝読み図をご記入ください

枝読み図をご記入ください

III 編 末梢病変の気管支鏡診断

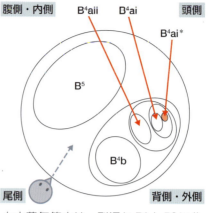

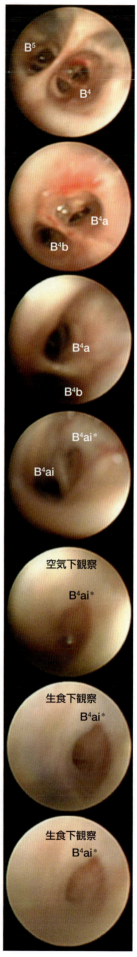

右中葉気管支は，型通り B^4 と B^5 に分岐する．右 B^4 は，外側・頭側の B^4a と内側・尾側の B^4b を分岐する．B^4a は，頭側・外側の B^4ai と尾側・内側の B^4aii を分岐する．B^4ai から頭側に大きな分岐角で細い側枝（B^4ai* と記載することにしている）と，主軸枝の続きの B^4ai に分岐する．B^4ai* が病巣の尾側に入る．
気管支鏡所見では，B^4ai* は空気下観察では不明瞭ながら膜様に閉塞しているように見えたが，生理食塩液を気管支内に注入するとピントが合い内腔が広がる様子を観察できた．内腔がよく見えるようになったことで，B^4ai* にプローブ/ガイドシース（GS）を挿入することができた．
側枝は本例での記載（B^4ai*）したように，主軸支の右肩に*を記載し，側枝の分岐は気管支次数に教えないほうがよいと考えている．

生食：生理食塩液

加藤らの娘枝の検討[2]によると,
- 娘枝と親枝との内径比：0.54 ± 0.11
- 相手の気管支（娘枝を分岐した後の気管支）との径比：0.75 未満
- 娘枝分岐角の平均値　　：56.3 ± 19.6°

との結果であった.

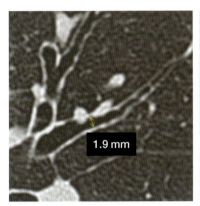
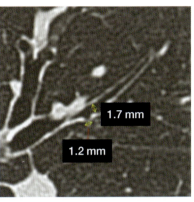
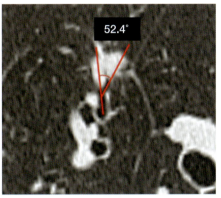

CT における気管支の直交断面からの平均径の計測を水平断画像に記載した．　　MPR 画像で，側枝と主軸枝の角度を計測した．

本例での CT 画像上の計測では,
- 娘枝と親枝との内径比：1.2 mm/1.9 mm ＝ 0.63
- 相手の気管支との径比：1.2 mm/1.7 mm ＝ 0.71
- 娘枝分岐角：52.4°

であり，娘枝（側枝）の上記の基準に適合している．

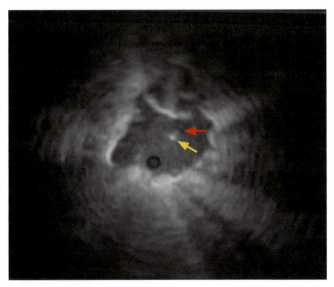
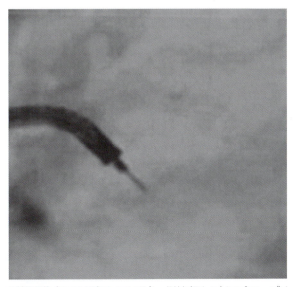

EBUS　病変内に点状高エコー（→）と開存血管（→）を認め，Type Ⅱb に分類した．プローブはかろうじて病変内にあり，within と判断した．

透視画像（180°回転している）　側枝（B⁴ai*）にプローブ/GS を挿入して走査している．

---

2) 加藤誠也, 小場弘之：伸展固定ヒト肺を用いた気管支分岐様式の検討−気管支娘枝とその他の気管支分岐との対比を中心に. 札幌医誌 1991, 60：479-488

III編　末梢病変の気管支鏡診断

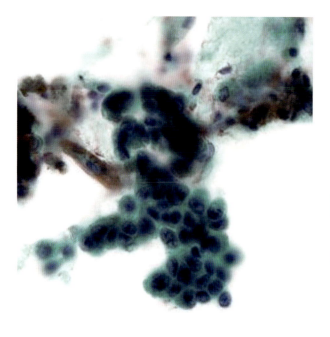

擦過細胞診　核が腫大し，核小体の明瞭化あり．細胞の重積性もあり，adenocarcinoma を疑う所見であった．

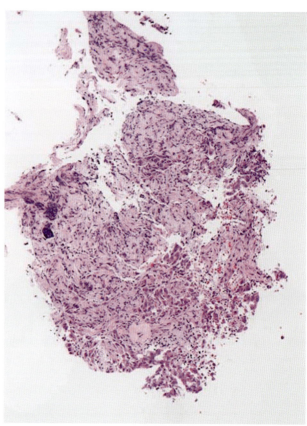

経気管支生検　異型上皮を認め，compatible with adenocarcinoma と報告された．

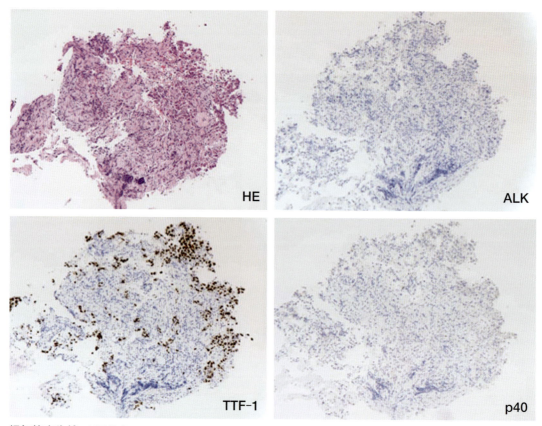

経気管支生検　HE 染色で atypical epithelium, compatible with adenocarcinoma であり，免疫染色で，TTF-1 陽性，ALK 陰性 p40 陰性，であった．

3 末梢病変アトラス―EBUSを用いた診断

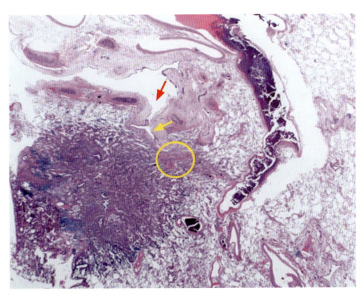

手術標本の病理組織所見 切除標本をB⁴aiの長軸に沿って切り出した．B⁴aiから腫瘍に向け，大きな分岐角でB⁴ai*（→）が分岐している．B⁴ai*からの遠位に分岐する枝が腫瘍辺縁に入っている（→）．このB⁴ai*からの遠位枝の少し末梢の気管支周辺に器質化した領域がある．

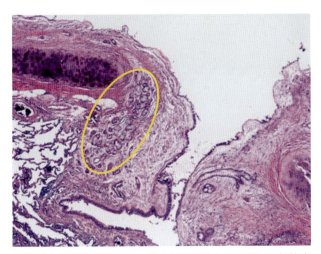

手術標本の病理組織所見 側枝入口部の上皮下深層に気管支腺が目立つ（◯）．軟骨がない部位で気管支腺のみを認めている．

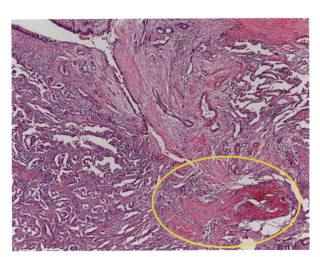

手術標本の病理組織所見 B⁴ai*からの遠位枝の少し末梢の気管支周辺に器質化した領域を認める．気道内，肺胞腔内に器質化像あり（◯）．この部位が気管支鏡下に生検した部位の可能性を推測した．

ポイント

❶ 枝読みで右B⁴aiから頭側に分岐する側枝（娘枝）が病巣に入っていると判断しえた．
❷ 分岐角の大きな側枝であっても，生理食塩液注入下にEBUS-GSが可能であった．
❸ 側枝の記載方法として，右B⁴ai*とした．

症例 2　右 B⁴bii＊（側枝）において，EBUS-GS で診断しえた肺腺癌症例

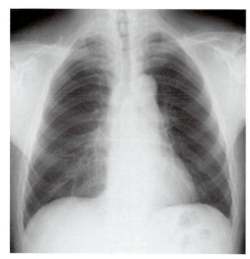

胸部単純正面写真　病変の指摘は困難であった．

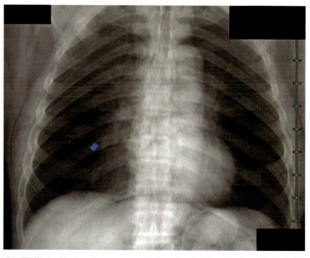

CT 画像からの volume rendering によるマルチマスク表示で，病変を大きさ通りに青色で示す．

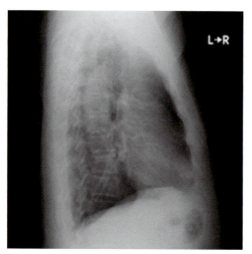

胸部単純側面写真　病変を指摘することは困難であった．

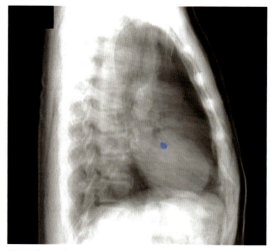

CT 画像からの volume rendering．マルチマスク表示で，病変を大きさ通りに青色で示す．

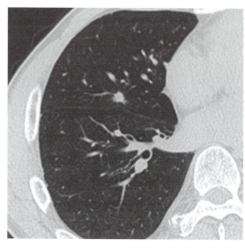

胸部造影 CT（肺野条件）
右肺中葉，葉間胸膜近傍に存在する結節影を認める．葉間胸膜を牽引し腺癌を疑わせる陰影である．

3 末梢病変アトラス―EBUS を用いた診断

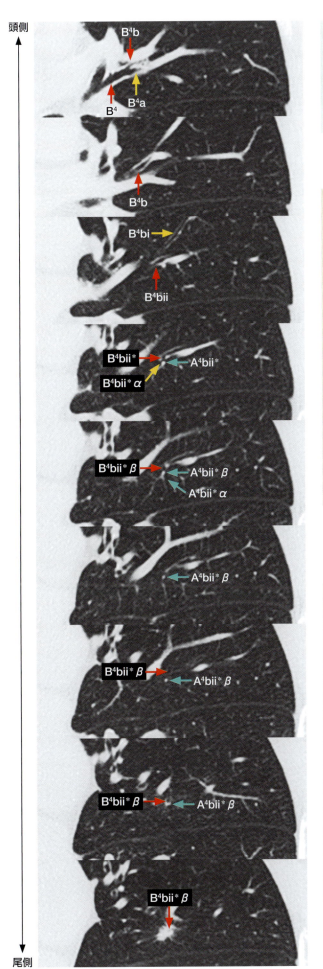

B⁴bi から尾側にほぼ直角に細い側枝（B⁴bi*）が分岐し，さらに腹側・尾側の B⁴bi*β が病巣に入っています．枝読み図を描いてみてください．
（次頁では CT 画像が小さくなるのでこの頁では少し拡大しています）

枝読み図をご記入ください

枝読み図をご記入ください

III編 末梢病変の気管支鏡診断

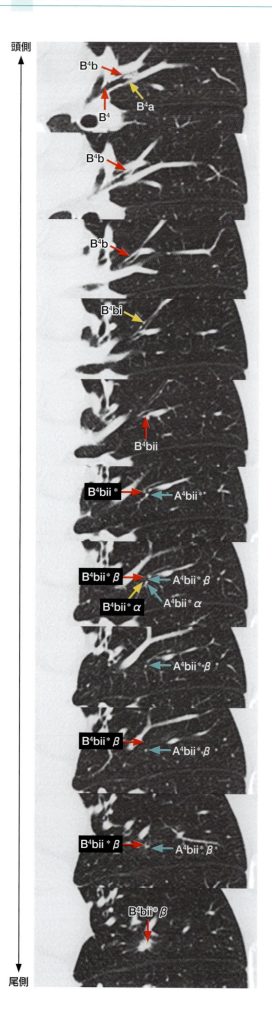

枝読み図をご記入ください

枝読み図をご記入ください

3 末梢病変アトラス—EBUSを用いた診断

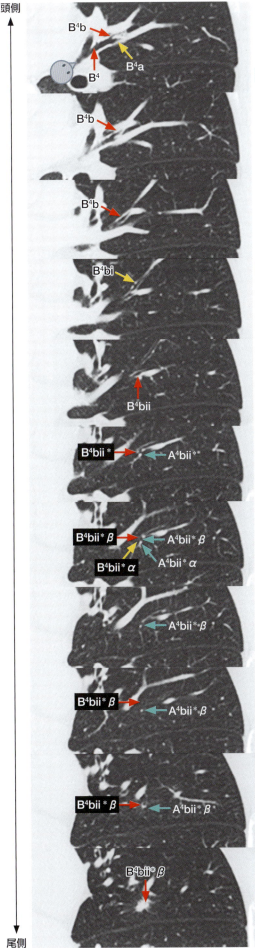

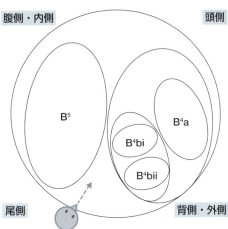

右中葉気管支は，背側・外側にB^{4}と腹側・内側にB^{5}に分岐する．B^{4}は，背側・外側・頭側のB^{4}aと，腹側・内側・尾側のB^{4}bを分岐する（水平-斜め枝にて斜め分岐）．B^{4}bは，頭側・腹側のB^{4}biと尾側・背側のB^{4}biiを分岐した（水平-斜め枝にて斜め分岐）．

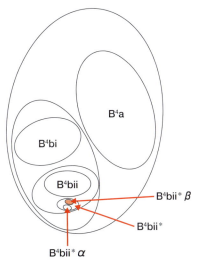

B^{4}biiは，尾側・背側にほぼ直角に分岐する細い側枝B^{4}bii*と，主軸枝としての外側・水平に走行するB^{4}biiを分岐する．B^{4}bii*は，背側のB^{4}bii*αと腹側のB^{4}bii*βを分岐し，B^{4}bii*βが病巣に入っている．B^{4}bii*からB^{4}bii*αとB^{4}bii*βの分岐は伴走する肺動脈の分岐（→）も参考にした．

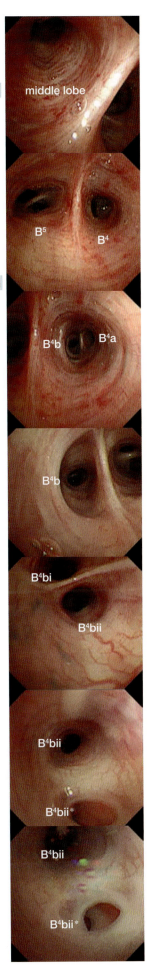

317

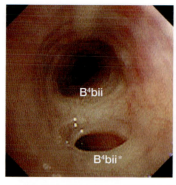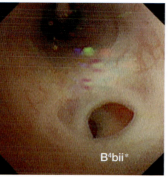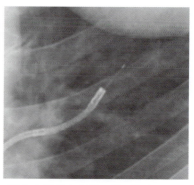

a｜b｜c

a：BF-XP290で右B⁴biiまで入り，B⁴bii*入口部を観察している．入口部の直後で赤色調の膜で狭窄しているように見える．
b：XP290で右B⁴biiまで入り，生理食塩液を5〜10 mL程度注入し観察した．B⁴bii*入口部は気管支軟骨が斜めに存在している．
c：XP290の鉗子口からB⁴bii*にブラシを挿入し，擦過している（180°回転した透視画像下で行っている）．

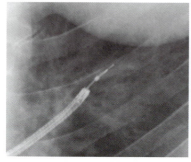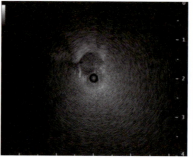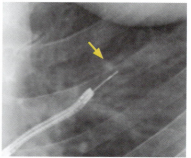

a｜b｜c

a：BF-P290で，EBUS-GSを行っている．P290はB⁴bまでしか入らず，B⁴bii*入口部を見ることはできなかった．そのためプローブ/GSを右B⁴biiに挿入し，down angleをかけ，尾側に誘導した．
b：EBUSではadjacent toの状態を描出した．内部エコーは均一に見える．
c：GS下で生検後，B⁴bii*入口部を見ることができたので，プローブのみをB⁴bii*入口部から挿入しEBUSでadjacent toの病変を再度確認した．→の先端は病変に重なって見えた血管の短軸像のようであり，その位置を走査すると病変が見え，擦過・生検するときにこの血管像が病変の位置のよい目印になった．

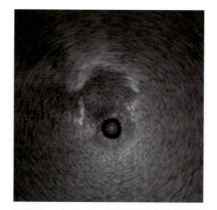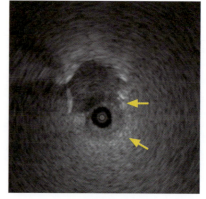

EBUS 病変は比較的輝度が高く，細胞密度は極端には密ではないと推測する．病変が小さいためhomogeneousかheterogeneousかの鑑別は困難であった．

低エコーを示す境界からプローブの右側に点状高エコーの集簇（→）を認め，空気を多く含む病変を疑った．

3 末梢病変アトラス―EBUS を用いた診断

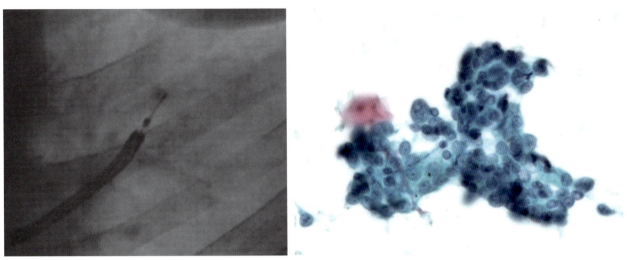

擦過細胞診 EBUS-GS でブラッシングを施行．類円形から一部くびれた腫大する核を有し，クロマチンは微細顆粒状で軽度増加，核小体が 1〜数個見られる腺系の異型細胞が散在性に出現している．adenocarcinoma を推測した．

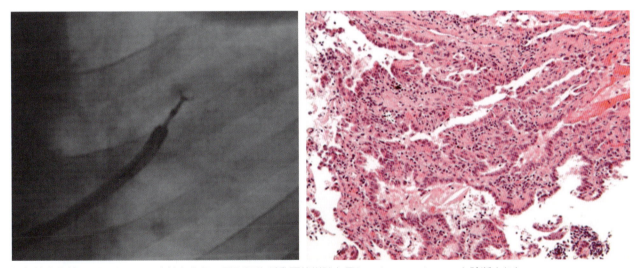

経気管支生検 EBUS-GS で生検を施行．異型細胞が乳頭状増殖を呈し adenocarcinoma と診断された．

ポイント

❶ 枝読みで右 B⁴bii* が病巣に入っていた．
❷ 生理食塩液の気管支内注入は，右 B⁴bii* 内腔の観察を助けた．
❸ 透視下で病巣が見えないため，EBUS で病巣の位置を決め，その位置が透視下で血管短軸像に重なることを確認しておき，擦過・生検時の位置同定に有用であった．

G 極細径気管支鏡による末梢気管支鏡所見

われわれは極細径気管支鏡(BF-XP290, BF-XP260F, オリンパス)による末梢病変へのアプローチを行ってきた．正確な枝読み図，気管支ナビゲーションに沿って，末梢病変の入口部近傍の気管支鏡所見を観察し，細胞の回収を行うようにしている．本項では代表的な症例を提示する．

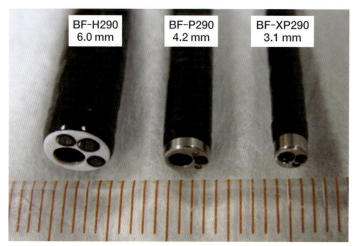

気管支鏡の太さの比較

通常用いている気管支鏡の外観を上に示した．代表的な気管支鏡外径を比較すると，観察用のBF-H290：6.0 mm，EBUS-GS で用いる細径気管支鏡の BF-P290：4.2 mm，極細径気管支鏡の BF-XP290：3.1 mm であった．

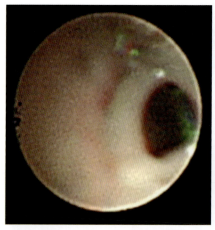
空気下観察

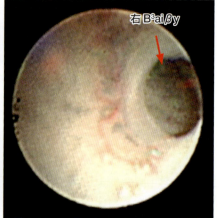
生理食塩液下観察

極細径気管支鏡により末梢病変の気管支内腔所見を観察するときには，空気下観察と生理食塩液(生食)下観察の両方を行っている．

空気下観察と生食下観察のそれぞれの利点として以下の点が挙げられる．
① 空気下観察では凹凸がわかりやすい．
② 生食下観察では上皮が詳細に観察できる．
③ 生食下観察では血管を詳細に観察できる．
④ 生食下観察では空気下で陰になっている領域(上図では右$B^3ai\beta y$)が明るくなり観察できる．

症例 1　病巣入口部の右 $B^9aii\beta$ が閉塞していた 1 例

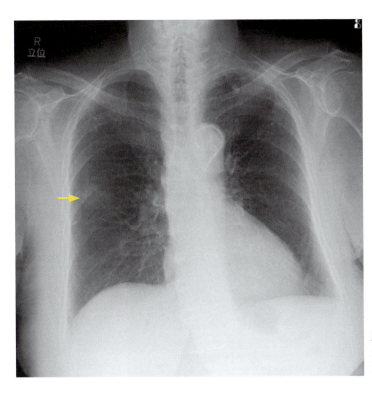

胸部単純正面写真
右肺中肺野に 3 cm 大の境界不明瞭な濃度上昇（→）を認める．

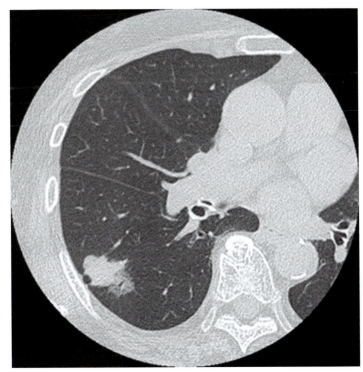

胸部単純 CT（肺野条件）
右 S^9 の胸膜近傍に 3 cm 大の part-solid lesion を認める．すりガラス影の境界は明瞭であり，腺癌を疑う所見である．solid 部分には胸膜陥入像があり間質浸潤を疑う．

III編　末梢病変の気管支鏡診断

3 末梢病変アトラス―EBUS を用いた診断

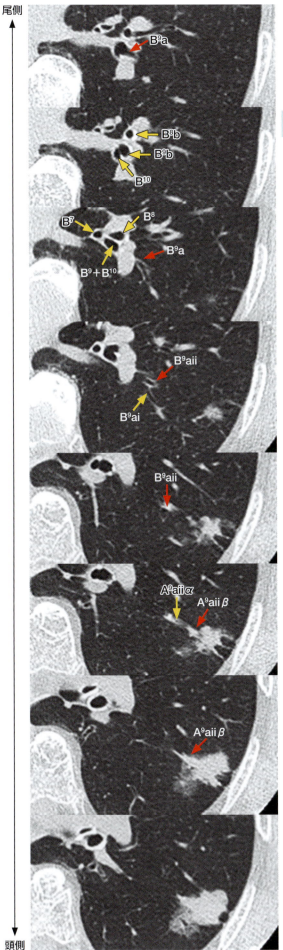

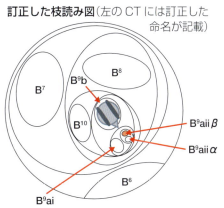

当初の枝読み図

左の CT を上から下，すなわち尾側から頭側に追っていくと，B⁹ から頭側の B⁸+B⁹ の共通幹から外側・背側に分岐する枝があり，sub-superior bronchus（B*）と考えた．しかし，実際は B⁹ から分岐した B⁹a であり，右下葉気管支の走行が水平断面（axial）に対し斜め尾側に走行しており，B⁹a が B⁸ と B⁹ の分岐より頭側で分岐しているように見えることがあることを推測するべきであった．

訂正した枝読み図（左の CT には訂正した命名が記載）

右下葉気管支は，B⁶，底区支に分岐する．底区支から B⁷，B⁸+B⁹+B¹⁰ に分岐する．B⁸+B⁹+B¹⁰ は B⁸，B⁹+B¹⁰ に分岐，B⁹+B¹⁰ から分岐した B⁹ から頭側・背側・外側の B⁹a，尾側・腹側・内側の B⁹b が分岐する．B⁹a は，背側の B⁹ai と腹側の B⁹aii を分岐した．B⁹aii は CT で追うことが困難で，肺動脈を追跡し，A⁹aii は頭側の A⁹aiiα，尾側の A⁹aiiβ を分岐した（**A⁹aii は反転して頭側に向かってきており枝読みに注意**）．A⁹aiiβ が solid lesion に入っており，同名気管支が肺動脈に伴走すると考え，B⁹aiiβ が病巣に入ると推測した．

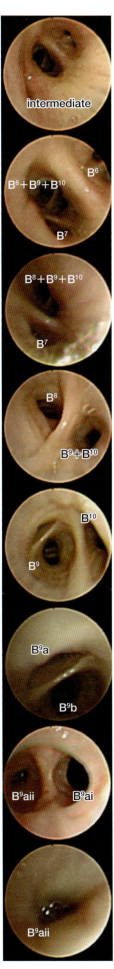

323

III編 末梢病変の気管支鏡診断

訂正した枝読み図を
気管支鏡所見の角度に回転した.

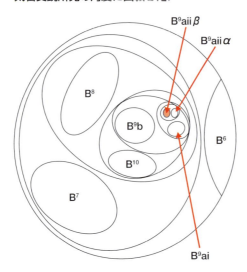

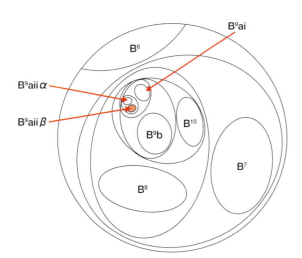

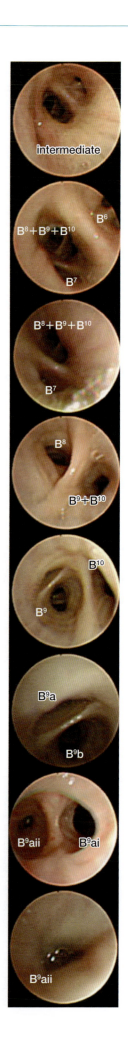

3 末梢病変アトラス—EBUSを用いた診断

極細径気管支鏡(BF-XP260F)による気管支鏡所見

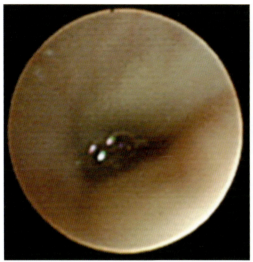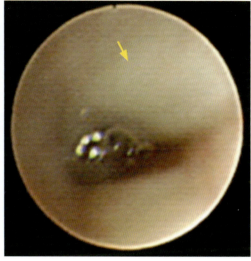

XP260Fの先端は右B⁹aiiβまで入った．空気下白色光で右B⁹aiiβは狭窄しており，12〜2時方向(→)の気管支壁が退色調になっていた．

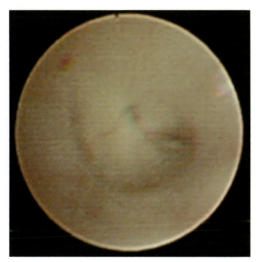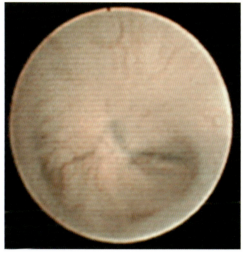

XP260Fの先端は右B⁹aiiβまで入り，空気下白色光での観察後，浸水下白色光で観察した．右B⁹aiiβは全周性狭窄から閉塞し，閉塞している気管支壁は全周性に退色を呈した．

XP260Fの先端は右B⁹aiiβまで入っている．浸水下NBIでは，閉塞している気管支壁は若干肌色のように見え，その部位の血管は先細り・途絶しており，血管の口径不同ありと判断した．

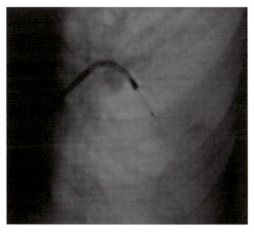

XP260Fの先端は右B⁹aiiβまで入り，空気下白色光，浸水下白色光・NBIで観察した後，擦過細胞診を行った．

325

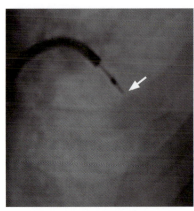 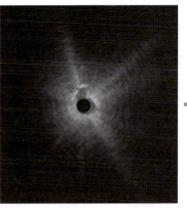 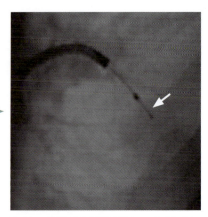

BF-P260Fの先端は右B⁹aまで入り，プローブ/ガイドシース(GS)を右B⁹aiiに挿入した．プローブ先端は病巣入口部から奥に挿入できず，病巣入口部で閉塞している気管支(⇨)と推測された．EBUSでは病変入口部がかろうじて見えていると推測した．

次に，病巣入口部で当たった地点にGS先端を留置し，GSからブラシを病変内に押し入れることができ擦過した（上図⇨）．

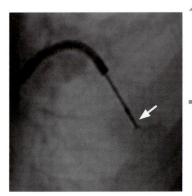 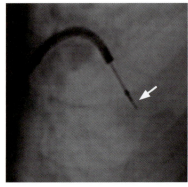

続いて，GSから生検鉗子を病変に押し入れることができ生検した．

続いて，GSに再度プローブを挿入すると病巣内に誘導でき(⇨)走査した．EBUS画像からwithinであり，点状高エコー(→)が散見され，血管開存(→)しておりTypeⅡbに分類した．この部位で擦過，生検を追加した．

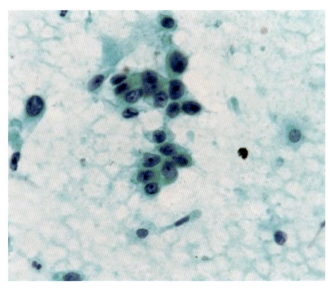

擦過細胞診
核偏在性で核小体腫大，クロマチンが微細に増量した細胞が結合した集塊を認め，adenocarcinomaを考える像であった．

3 末梢病変アトラス—EBUSを用いた診断

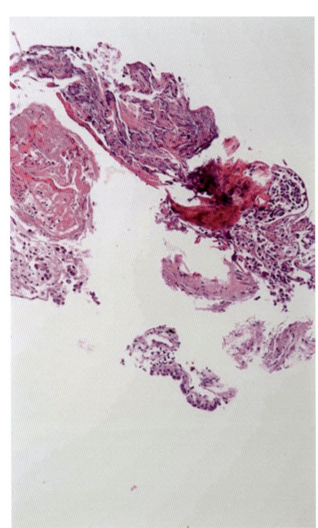 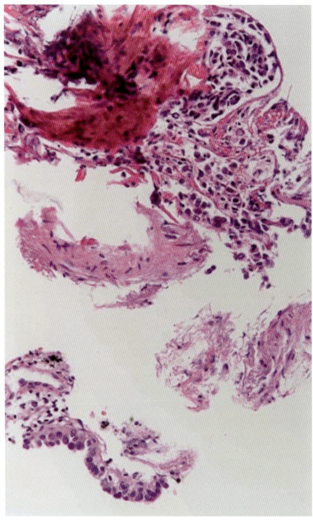

経気管支生検
肺胞壁に，偏在傾向を認める異型のある核を持つ細胞が集塊状に見られる．adenocarcinoma と診断された．

ポイント

❶ CT（水平断画像）では，病巣に向かう右 B*が B⁹ と B¹⁰ の分岐部より口側で分岐しているように見えたが，実際の気管支鏡所見では B⁹ と B¹⁰ の分岐部のほうが口側であり病巣に向かう右 B*と考えた枝は B⁹a であった．

❷ BF-XP260F（極細径気管支鏡）で右 B⁹aiiβ を観察すると，上皮下型病変で白色調を呈し閉塞しており，口径不同を認める血管を伴っていた．

症例 2　BF-P290 が右 B^{1}aii の病変に到達し，NBI で病変表面を観察した症例

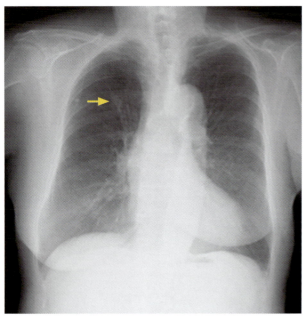

胸部単純正面写真　右第 6 後肋骨から第 7 後肋骨にかけて（第 6 肋間）に境界不明瞭な結節影を認めた．

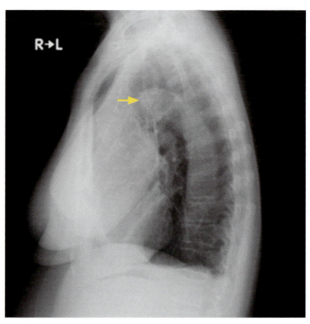

胸部単純側面写真　大動脈弓部に重なる境界不明瞭な結節影を認める．

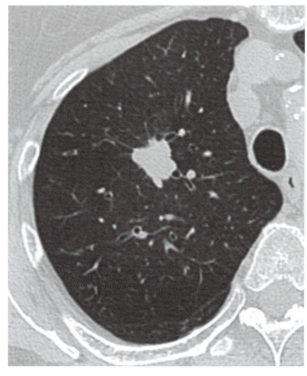

胸部造影 CT（肺野条件）
右上葉に辺縁不整，境界明瞭な spicula を伴う結節影を認める．

3 末梢病変アトラス—EBUS を用いた診断

枝読み図をご記入ください

枝読み図をご記入ください

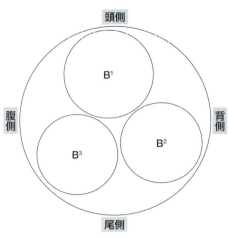

右上葉気管支は B^1, B^2, B^3 に 3 分岐している.

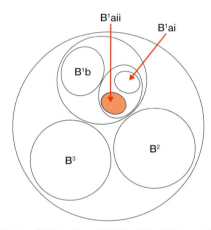

B^1 は, 背側に B^{1}a, 腹側に B^{1}b を分岐する. B^{1}a は, 頭側・背側・内側(縦隔側)に B^{1}ai, 尾側・外側に B^{1}aii を分岐する. B^{1}aii が病巣に入っている.

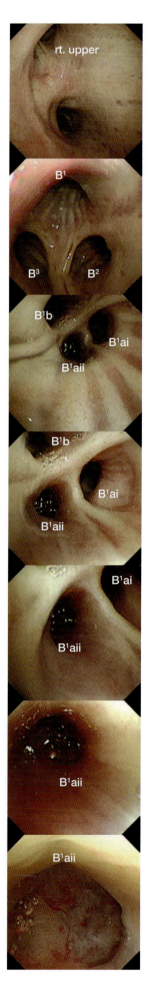

3 末梢病変アトラス—EBUS を用いた診断

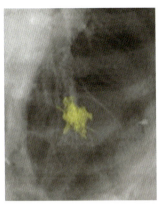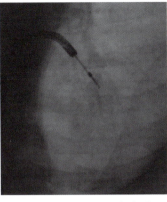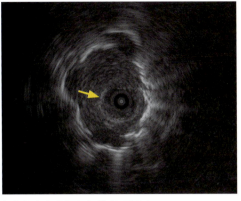

a|b|c

a：CT 画像からの volume rendering によるマルチマスク表示で，病変を大きさ通りに黄色で示す．
b：プローブ/ガイドシース（GS）を右上葉の病変に誘導した．
c：EBUS では，内部エコーは不均一（heterogeneous）であり，プローブから 2〜3 mm 離れた円形の高エコー（→）を認めた．この円形の高エコーは病変内に残存した気管支壁と推測しており，円形であることから気管支内から生じ外側に圧排増殖した病変（扁平上皮癌，小細胞癌など）を疑う所見と考えている．

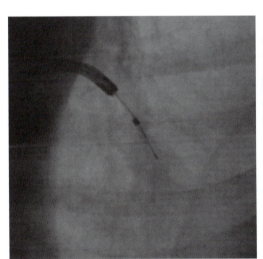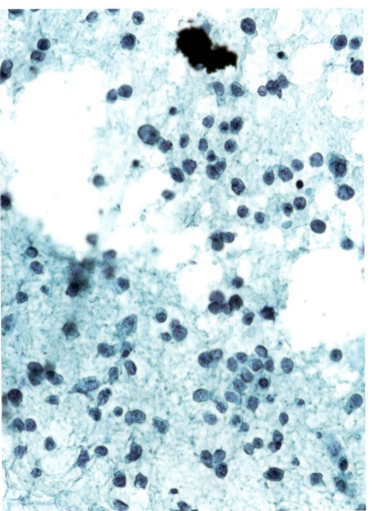

a|b

a：EBUS-GS でブラッシングを施行．
b：擦過細胞診．N/C 比が高度に増大し，裸核様のものも見られ，核は類円形からやや核形不整が見られ，核クロマチンは細顆粒状に増生する小型から中型の異型細胞が散在性に出現している．以上から，細胞診陽性で，small cell carcinoma と考えられた．

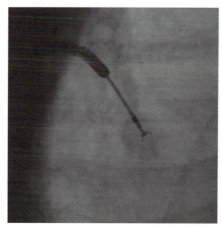

EBUS-GSで生検を施行した.

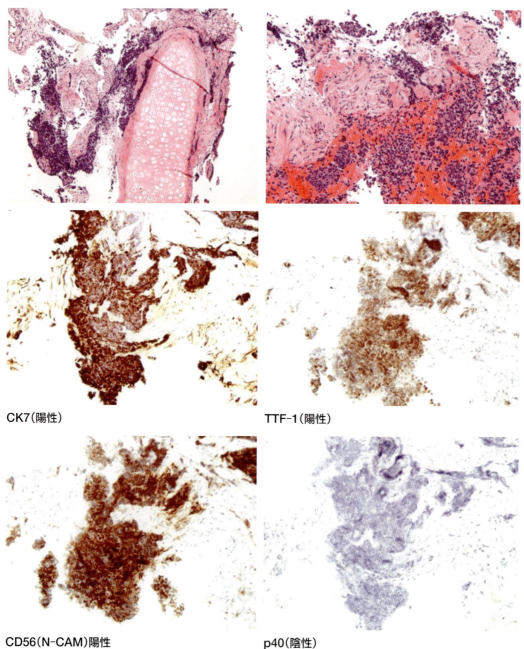

CK7(陽性)　　　　　　　　　　　TTF-1(陽性)

CD56(N-CAM)陽性　　　　　　　p40(陰性)

経気管支生検　腫瘍組織が採取されており，気管支壁への浸潤が疑われる．クロマチンが濃く，核小体不明瞭の小型核で胞体のきわめて乏しい腫瘍細胞が，充実性に増生しており，アーチファクトで核線状になったものもある．腫瘍細胞はCK7陽性，TTF-1陽性，Napsin A陰性，CD56陽性，p40陰性であった．以上よりsmall cell carcinomaと診断した．

3 末梢病変アトラス―EBUS を用いた診断

XP290（直径 3.1 mm）

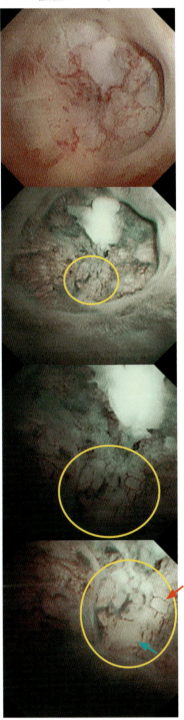

P290（直径 4.2 mm）

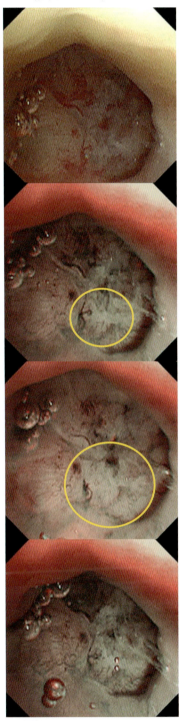

XP290 は B¹aii まで到達し，生理食塩液下に気管支閉塞部を観察した．上皮を押し上げながら増殖し血管を押し上げ（→），その左下に avascular area あり（→），上皮直下に腫瘍量の多い部位の存在を疑った．

P290 も同様に B¹aii まで到達し，生理食塩液下に気管支閉塞部を観察した．XP290 に比べスコープが太いため病変に近接できず，avascular area は同定できなかった．
NBI で血管形態を評価するためには，病変に近接して観察することの必要性を感じた．

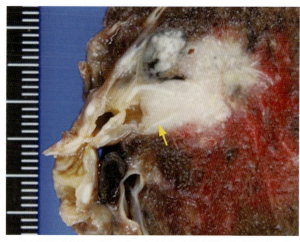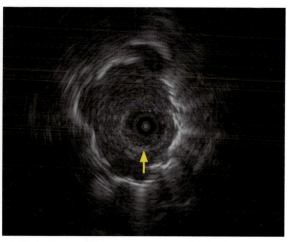

a｜b

a：手術摘出標本．腫瘍内で気管支軟骨が残った状態(→)で，気管支壁外に浸潤している
b：EBUSでは，内部エコーは不均一(heterogeneous)であり，プローブから2〜3 mm離れた円形の高エコー(→)を認めた．この円形の高エコーは，aの病変内に残存した気管支壁(気管支軟骨)に一致していると推察された．

ポイント

❶ BF-XP290で病変に近接でき，avascular areaが観察できた．NBIで血管構造を評価するためには，病変に近接すること，つまり拡大することの必要性を感じた．
❷ EBUSで，病変内に残存した気管支壁(高エコー層)を認めた．

症例 3　BF-XP290 で右 B⁴biαx/y の気管支内腔所見を観察できた症例

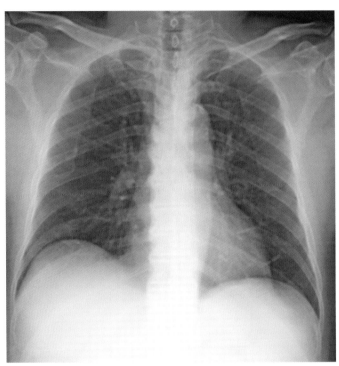

胸部単純正面写真
異常を指摘できない.

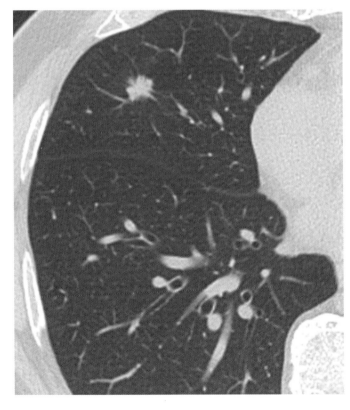

胸部造影 CT(肺野条件)
右中葉に辺縁不整の結節影を認める.

III編　末梢病変の気管支鏡診断

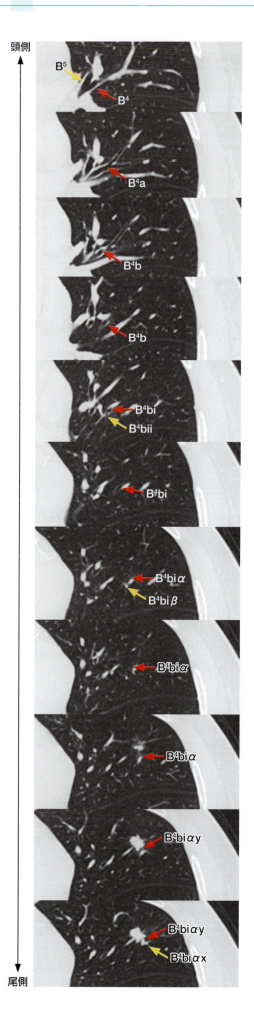

枝読み図をご記入ください

枝読み図をご記入ください

3 末梢病変アトラス—EBUS を用いた診断

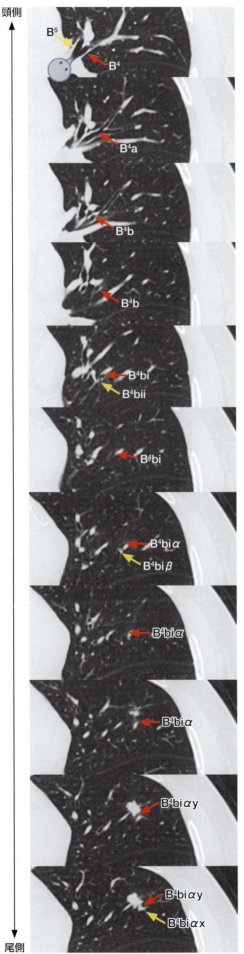

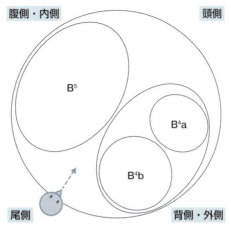

右中葉気管支は型通り B^4, B^5 に2分岐している（水平-水平枝にて左右分岐）．B^4 は，外側・頭側の B^4a と内側・尾側の B^4b を分岐する（水平-斜め枝にて斜め分岐）．

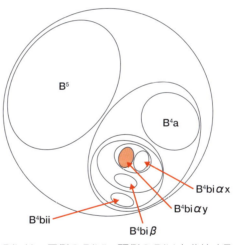

B^4b は，尾側の B^4bii，頭側の B^4bi を分岐する（水平-垂直枝にて上下分岐）．B^4bi は，頭側の $B^4bi\alpha$，尾側の $B^4bi\beta$ を分岐する（水平-垂直枝にて上下分岐）．$B^4bi\alpha$ は，外側の $B^4bi\alpha x$，内側の $B^4bi\alpha y$ を分岐する（水平-水平枝にて左右分岐）．$B^4bi\alpha y$ が病巣に入っている．

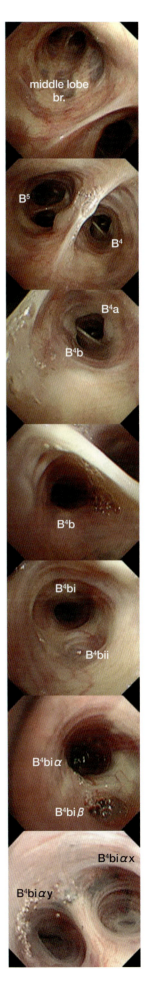

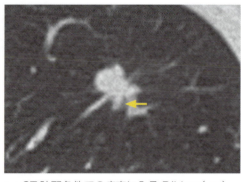
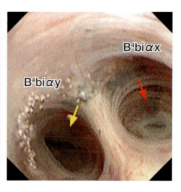

a：CT 肺野条件での病変に入る B^{4}biαy（→）．
b：生理食塩液注入下 BF-XP290 による内腔所見．B^{4}biαy（→）は狭窄し，B^{4}biαx（→）は白色調の全周性狭窄を認めた．

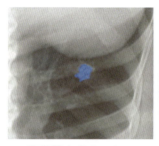
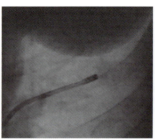
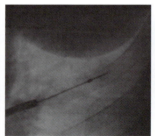
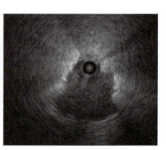

a：CT 画像からの volume rendering によるマルチマスク表示で，病変を大きさ通りに青色で示す．
b：XP290 先端は B^{4}biαまで到達し，擦過細胞診を施行．
c：P290 先端は B^4 まで挿入可能であった．XP290 が入った気管支を想像しプローブ/ガイドシース（GS）を挿入した．
d：EBUS では，プローブは病変に接した（adjacent to）．内部エコーは比較的低エコーであり，血管・高エコーはほとんど認めていない．小型病変のため heterogeneous か homogeneous の鑑別は困難であった．

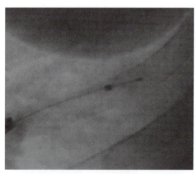
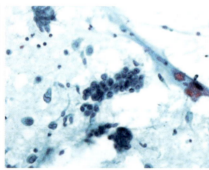
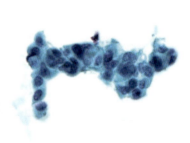

a：EBUS-GS でブラッシングを施行した．
b，c（擦過細胞診）：立方状の細胞質に，類円形で辺縁のくびれや切れ込みを認める腫大した核を有し，核クロマチンが顆粒状に増量し，核小体が目立つ異型細胞が集塊を形成し出現している．以上より細胞診陽性 adenocarcinoma が推測された．生検は，重度の肝硬変のため血小板数が低値で施行できなかった．

ポイント

❶ 生理食塩液の気管支内注入は，気管支腔内の観察を助けた．
❷ BF-XP290 の観察で，病巣までの気管支ルートを確認できた．

3 末梢病変アトラス—EBUSを用いた診断

症例 4　BF-XP290 で右 $B^5aii\beta xyy$ の気管支内腔所見を観察できた症例

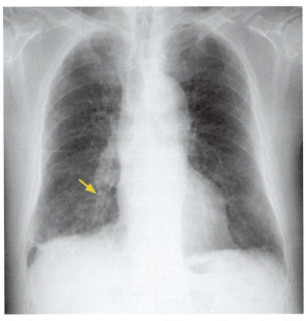

胸部単純正面写真　右肺門部の肺動脈の尾側に，辺縁不明瞭な濃度上昇域を認めた（→）．

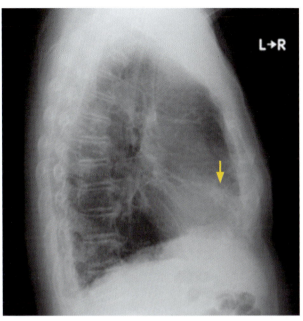

胸部単純側面写真　腹側・尾側で心陰影に重なる結節影を疑う陰影あり（→）．

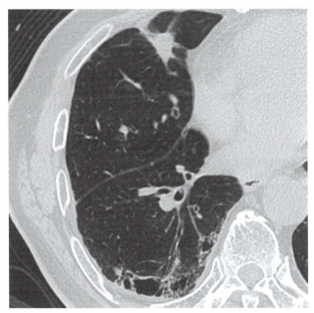

胸部造影 CT（肺野条件）
右中葉 S^5 領域の，胸膜直下に胸膜陥入像を有する三角形状の結節影を認める．

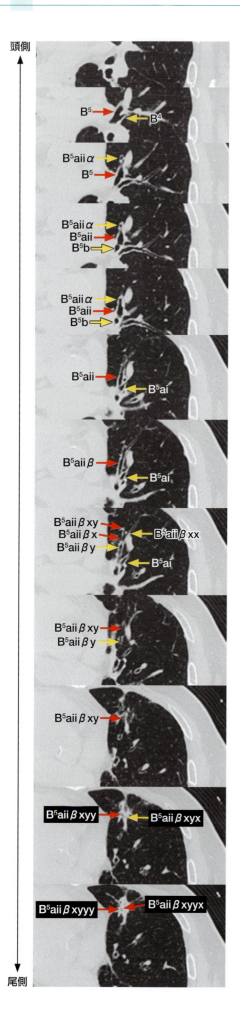

枝読み図をご記入ください

枝読み図をご記入ください

3 末梢病変アトラス—EBUSを用いた診断

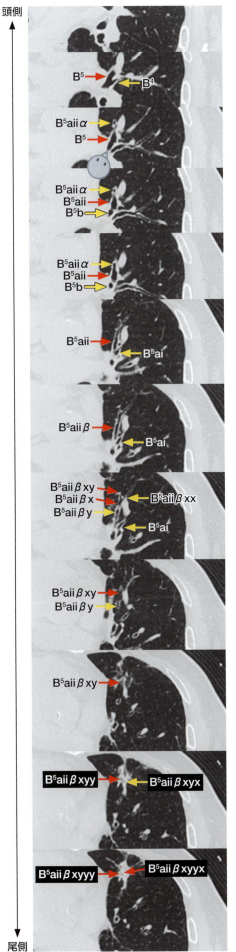

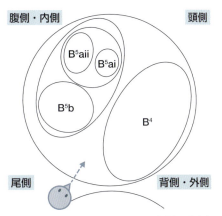

右中葉気管支は，外側・背側のB^{4}と内側・腹側のB^{5}を分岐した（水平-水平枝にて左右分岐）．B^{5}は，頭側のB^{5}aと尾側のB^{5}bを分岐した（水平-垂直枝にて上下分岐）．B^{5}aは，外側のB^{5}aiと内側のB^{5}aiiを分岐する（水平-水平枝にて左右分岐）．

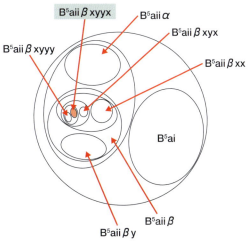

B^{5}aiiは，頭側・腹側のB^{5}aiiα，水平側（尾側）のB^{5}aiiβを分岐する（水平-垂直枝にて上下分岐）．B^{5}aiiβは，水平側（頭側）のB^{5}aiiβx，尾側・腹側のB^{5}aiiβyを分岐する（水平-垂直枝にて上下分岐）．B^{5}aiiβxは，外側のB^{5}aiiβxx，内側のB^{5}aiiβxyを分岐する（水平-水平枝にて左右分岐）．

B^{5}aiiβxyが病変に到達し，病変内でB^{5}aiiβxyは，外側のB^{5}aiiβxyx，内側のB^{5}aiiβxyyを分岐する（水平-水平枝にて左右分岐）．B^{5}aiiβxyyは，外側・やや頭側のB^{5}aiiβxyyx，内側・やや尾側のB^{5}aiiβxyyyを分岐し（水平-斜め枝にて斜め分岐），B^{5}aiiβxyyxが病巣の中央部を走行する．

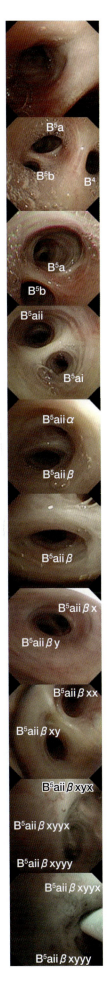

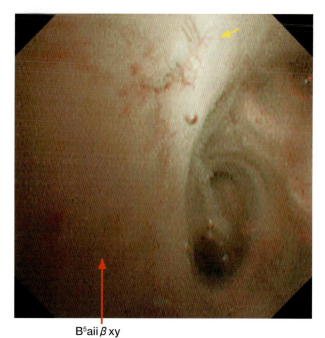

B⁵aiiβxy

BF-XP290の先端をB⁵aiiβxyに誘導し，NBIで観察した．上皮下浅層の褐色調の血管の途絶（→）を認めた．

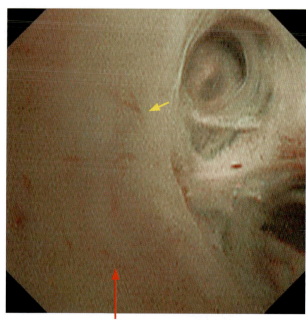

B⁵aiiβxyy

XP290をさらに1分岐末梢のB⁵aiiβxyyに誘導し，NBIで観察した．全周性に気管支壁は退色調であり，上皮下浅層の褐色調の血管の狭小化・途絶（→）を認め，病変の進展を疑った．

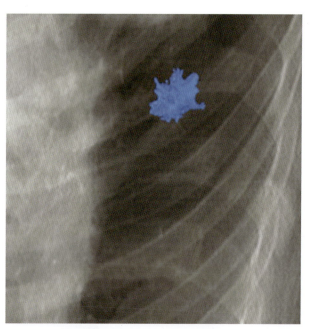

CT画像からのvolume renderingによるマルチマスク表示で，右中葉病変を大きさ通りに青色で示す．

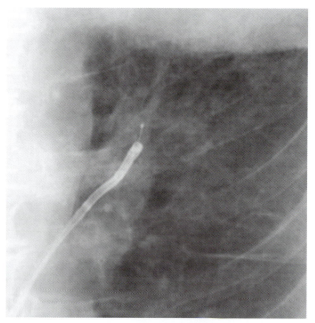

B⁵aiiβxyyに誘導されたXP290から擦過を行った．仰臥位の透視画像では，病変が肺門の腹側にあり肺門の肺動脈と重なりが生じた．

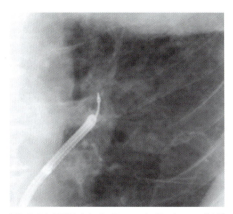

B⁵aiiβに誘導されたP290からプローブ/ガイドシース(GS)をB⁵aiiβxに挿入し，走査した．

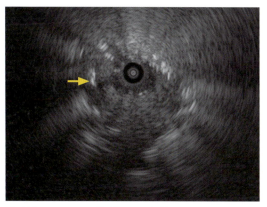

EBUS withinの状態で，内部エコーは不均一(heterogeneous)で比較的高輝度であった．線状エコーが散在(→)し，Type Ⅲaと判断した．

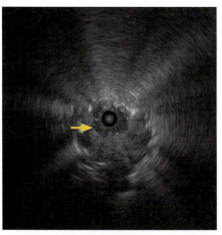

病変を貫通する気管支の末梢から引き中央部で走査すると，プローブから8時方向のプローブに隣接する位置に血管の開存を認める．

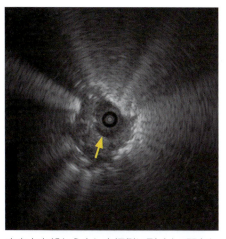

病変中央部から少し中枢側に引くと，開存した血管は8時から5時に向けて走行していた．病変内の中枢側における生検は危険であり病変の中央部における生検を予定した．

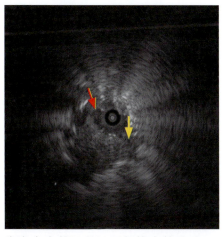

病変中央部において気管支鏡のdown angleをかけて，プローブを病変の中央部(下方，6時方向)に向かって移動させておく(→)．プローブから9時方向に血管を認める(→)．

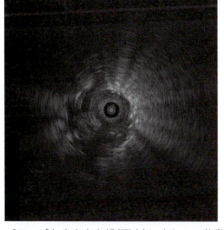

プローブを病変中央部(下方)に向かって移動させておき，プローブの探触子をGS内に引き込むとEBUS画像自体が暗くなった．再度プローブを押し，探触子がGSから出ると左側の図のように明るい画像になり，GS先端を病変中央部で6時方向の血管のない位置に向けることができたと考えた．プローブに隣接する血管は8時から9時方向に位置し，6時方向の血管のない部位を生検することが可能であった(pinpoint biopsy)．

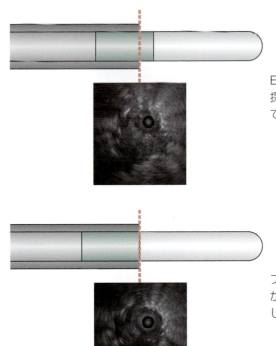

EBUS を描出後，プローブを引き探触子が GS 内に引き込まれていくが，探触子の一部が GS から出ているときは，依然として病変を明るい画像で観察できる．

プローブを引き探触子が GS 内に完全に引き込まれると，EBUS 画像自体が急に暗くなる（GS における超音波の反射による）．再度プローブを押し，探触子が GS から少しでも出ると上図のように明るい画像になる．

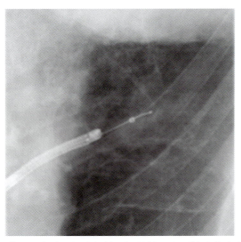
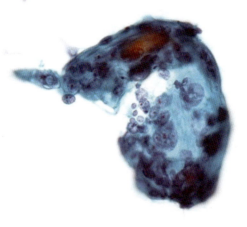

擦過細胞診　細胞集塊は好酸性の大型核小体を有し，悪性を疑う．

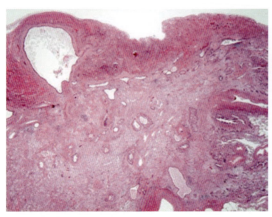
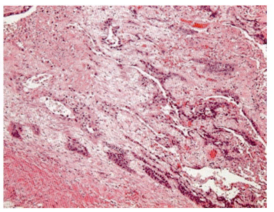

手術摘出標本の病理組織所見　病変中央部は，気管支が残存し周囲に弾力線維が密に見られる線維組織となっている．腫瘍細胞は中心近くにも少量あるが，ほとんどは腫瘍の辺縁に存在する．

3 末梢病変アトラス—EBUS を用いた診断

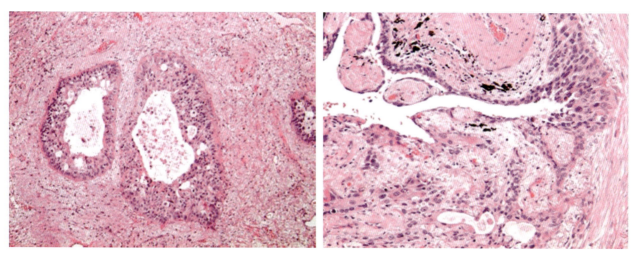

手術摘出標本の病理組織所見 大型の大小不同の強い異型核に好酸性の淡明な豊かな胞体の腫瘍細胞は，スリット状あるいは一見管腔形成するような胞巣を形成して増生する．シート状増生で細胞間橋があり，右図では気管支上皮が腫瘍につながっていた．p40(＋)，TTF-1(－)であり，squamous cell carcinoma と診断された．

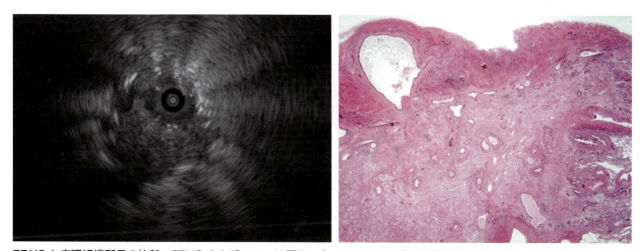

EBUS と病理組織所見の比較 EBUS の内部エコーは不均一(heterogeneous)で比較的高エコーであった．病変は，弾力線維が密に見られる線維組織であり，構造が不均一のために超音波の反射が多く，比較的高エコーになったものと推察した．

ポイント

❶ 病巣内部のⅧ-Ⅸ次気管支（右 B^{5}biiβxyy-右 B^{5}biiβxyyx）まで BF-XP290 で観察できた．
❷ EBUS 画像を観察し血管を避けて生検（pinpoint biopsy）を施行した．

Ⅲ編　末梢病変の気管支鏡診断

H スコープ180°回転（逆手）が有効であった症例

◆ 病変が左 $S^{1+2}c$，左 S^3a，左 S^3b の尾側領域にある場合にスコープを 180°回転しアプローチすることの有用性

　気管支鏡で末梢病変にアプローチするとき，通常は背側（膜様部側）を気管支鏡画面の約6時の方向に見ながら入っていく．しかし，病変が左 $S^{1+2}c$，左 S^3a，左 S^3b の尾側領域にある場合には，しばしば誘導が困難になる．理由としては，① 左上葉入口部等を越えていくときに気管支鏡先端は頭側に向いており尾側に向けにくい，② 左 $B^{1+2}c$，左 B^3a，左 B^3b の気管支鏡所見は左端に見え，スコープの右側にある鉗子口からプローブ/ガイドシース（GS）などを挿入しにくい，などが挙げられる．

　そのため，左 $B^{1+2}c$，左 B^3a，左 B^3b の尾側に行く気管支にプローブ/GSなどを誘導する必要がある場合，気管支鏡を**左上下葉分岐の手前（左主気管支遠位側）で気管支鏡自体を時計方向に180°回転**し，膜様部を約11時方向に見ながら down angle をかけて**左上葉気管支，左上区気管支に入っていく**．このように入ると，左 $B^{1+2}c$，左 B^3a，左 B^3b は気管支鏡画面で右側に観察でき，さらに左 $B^{1+2}c$，左 B^3a，左 B^3b の尾側の枝の方向には気管支鏡の up angle（角度をよりつけやすい）を用いてプローブ/GSなどを挿入しやすくなる．

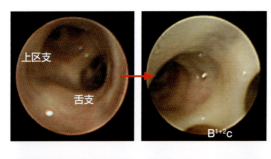

通常の up angle をかけながら $B^{1+2}c$ へのアプローチ
$B^{1+2}c$ は左側下方にあり，angle をかけても左図のようにするのが限界であった．

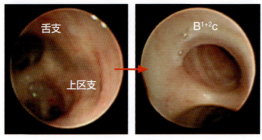

180°回転で down angle をかけながら $B^{1+2}c$ へのアプローチ
$B^{1+2}c$ は正面視でき右側にある鉗子口から挿入しやすくなる．

● 180°回転アプローチの気管支鏡画像の実際

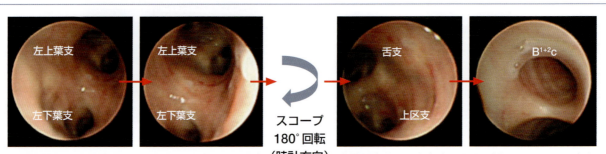

気管支鏡を左上下葉分岐の手前（左主気管支遠位側）で気管支鏡自体を時計方向に回転する．

膜様部を約11時方向に見ながら down angle をかけながら左上葉気管支，左上区気管支，$B^{1+2}c$ に入っていく．左 $B^{1+2}c$ は気管支鏡所見で右側に観察できる．

このdown angleをかけながら入っていくときには，通常のup angleをかけながら入るときと異なる操作になる．up angleをかけながら（上方に向かいながら）左右分岐の右の枝に入るときは，スコープ先端を時計方向に回転しながらup angleをかける．スコープ先端を時計方向に回転するためには気管支鏡を把持している手首を時計方向に回転している．down angleをかけながら（下方に向かいながら）左右分岐の右の枝に入るときは，スコープ先端を反時計方向に回転しながらdown angleをかける．スコープ先端を反時計方向に回転するためには，気管支鏡を把持している手首を反時計方向に回転する必要がある．

この操作を多く積み重ねる必要があり，われわれは通常観察で左 B^6 へ入るときに，左 B^6 入口部直前の左下葉気管支入口部で，スコープを時計方向に回転しながらdown angleをかけて左 B^6 入口部の端を見ながら，B^6 へ滑り込むようにしている．上記の左 B^6 down angle観察を心がけると，症例ごとに毎回この手技を経験できることになる．また，この左 B^6 down angle観察のメリットには，① 左 B^6 の亜区域支を正面視できる，② 左 B^6c，左 B^6b の尾側の枝へプローブ/GSなどを挿入しやすい，などがあり，ぜひ会得しておきたい手技・考え方であると確信している．

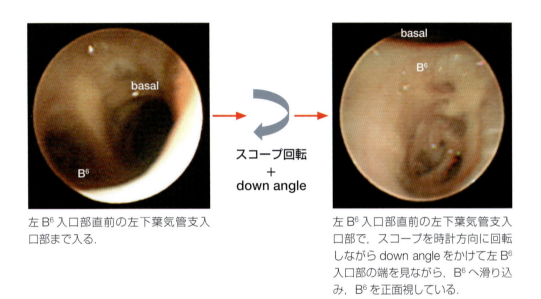

左 B^6 入口部直前の左下葉気管支入口部まで入る．

左 B^6 入口部直前の左下葉気管支入口部で，スコープを時計方向に回転しながらdown angleをかけて左 B^6 入口部の端を見ながら，B^6 へ滑り込み，B^6 を正面視している．

このように考えてくると，気管支鏡検査においてはup angleをかけながらスコープを回転して末梢気管支に入るのが標準的な手順でありそうである．down angleをかけながら入っていく機会は多くないが，手技として分けて考える必要があり，実臨床で簡単にスタッフが理解できる用語の必要性を感じている．『広辞苑（第7版）』には，逆手を「刀などを逆に持つこと」と記載されており，われわれの施設では，up angleをかけながら（膜様部を下方に見ながら）入る手技を「順手」，down angleをかけながら（膜様部を上方に見ながら）入る手技を「逆手」と呼ぶようにしている．

III編　末梢病変の気管支鏡診断

症例1　左 $S^{1+2}c$ の尾側病変に対し，BF-P260F を 180°回転し EBUS-GS で診断した病変

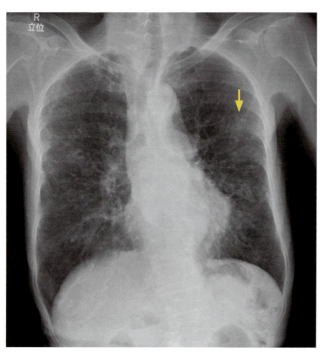

胸部単純正面写真
両肺野に微小陰影が多発している．左上肺野から中肺野の境界領域の側胸壁から少し離れた位置（→）に若干の濃度上昇を疑う．

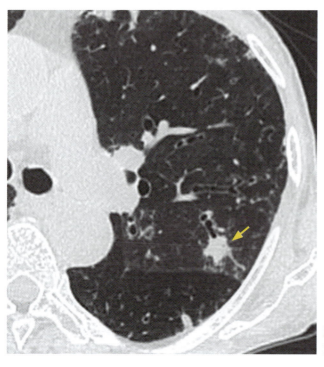

胸部単純 CT（肺野条件）
左上区 $S^{1+2}c$ の葉間胸膜近傍に，結節影を認める．

3 末梢病変アトラス—EBUS を用いた診断

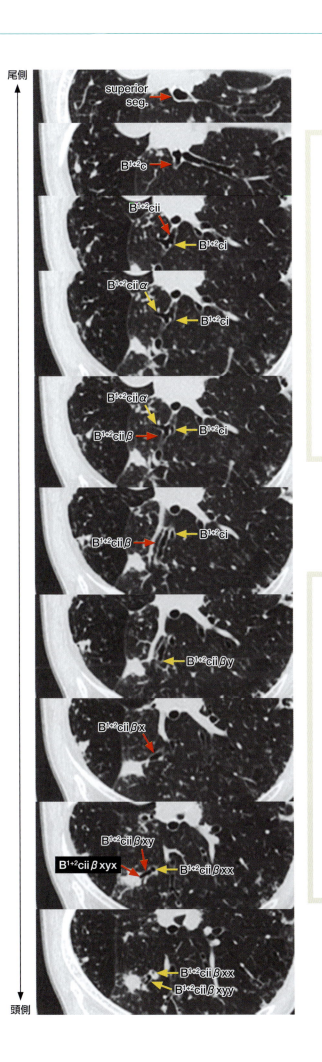

III編　末梢病変の気管支鏡診断

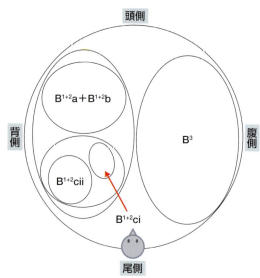

左上区気管支は，型通り B^3 と B^{1+2} に分岐した．
B^{1+2} は，$B^{1+2}a+B^{1+2}b$ と，7時方向の $B^{1+2}c$ を分岐する．$B^{1+2}c$ は，頭側・腹側の $B^{1+2}ci$ と尾側・背側の $B^{1+2}cii$ を分岐する（水平-斜め枝にて斜め分岐）．

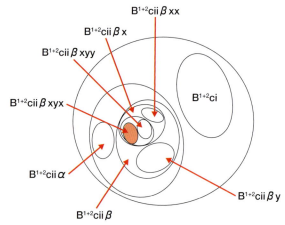

$B^{1+2}cii$ は，背側の $B^{1+2}cii\alpha$，腹側・外側の $B^{1+2}cii\beta$ を分岐する（水平-水平枝にて左右分岐）．$B^{1+2}cii\beta$ は，頭側・背側の $B^{1+2}cii\beta x$，尾側・腹側の $B^{1+2}cii\beta y$ を分岐する（水平-斜め枝にて斜め分岐）．
$B^{1+2}cii\beta x$ は，頭側の $B^{1+2}cii\beta xx$，尾側の $B^{1+2}cii\beta xy$ を分岐する（水平-垂直枝にて上下分岐）．$B^{1+2}cii\beta xy$ は，背側の $B^{1+2}cii\beta xyx$，腹側の $B^{1+2}cii\beta xyy$ を分岐する（水平-水平枝にて左右分岐）．
$B^{1+2}cii\beta xyx$ が病巣に入っている．

3 末梢病変アトラス—EBUS を用いた診断

180°回転した気管支鏡（逆手）での左上区の分岐

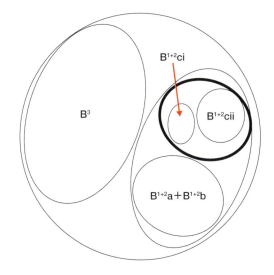

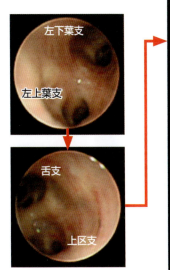

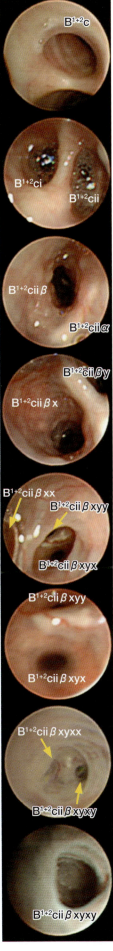

180°回転した気管支鏡（逆手）での $B^{1+2}c$ の分岐

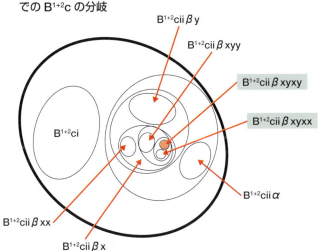

$B^{1+2}cii\beta xyxy$ と $B^{1+2}cii\beta xyxx$ は，枝読み術では認識されず，病変内の分岐の可能性がある．

III編 末梢病変の気管支鏡診断

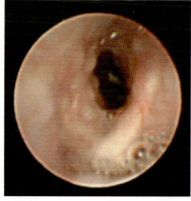
$B^{1+2}cii\alpha/\beta$ の spur

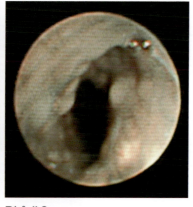
$B^{1+2}cii\beta$

極細径気管支鏡(BF-XP260F)で $B^{1+2}cii\beta$ を観察すると，上皮下型隆起性病変が多発していた．

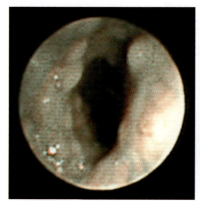
$B^{1+2}cii\beta$

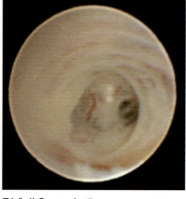
$B^{1+2}cii\beta$ xyxx/y の spur

さらに末梢の $B^{1+2}cii\beta$ xyxx/y（$B^{1+2}cii\beta$ xyxx と $B^{1+2}cii\beta$ xyxy の分岐部）の spur を生理食塩液を注入して観察すると，分岐部近傍が白色調を呈し肥厚している．

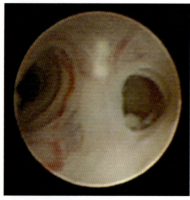
$B^{1+2}cii\beta$ xyxx/y の spur

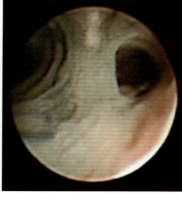
$B^{1+2}cii\beta$ xyxx/y の spur

$B^{1+2}cii\beta$ xyxx/y の spur 周辺の肥厚は，上皮は温存されており，境界が不鮮明であり，血管も拡張はあるが，口径不同なく炎症性病変を疑った．

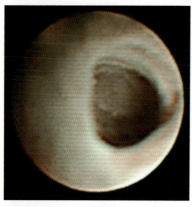
$B^{1+2}cii\beta$ xyxy　粘土様の色調をした隆起性病変による閉塞を認めた．

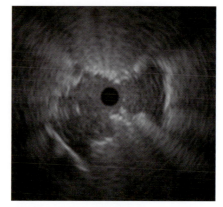
EBUS　病変は多角形様で，内部エコーは均一(homogeneous)，血管を認めず Type Ib と考えた．

3 末梢病変アトラス―EBUSを用いた診断

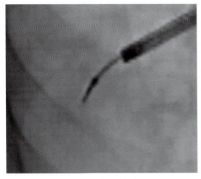

EBUS-GSにて病変を描出している．

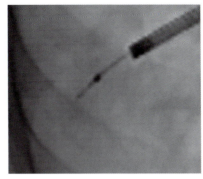

EBUSで病変の存在する位置を決めておき擦過している．

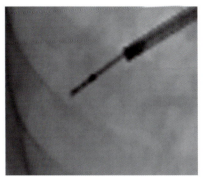

同様に，EBUSで決めておいた病変の位置で生検している．

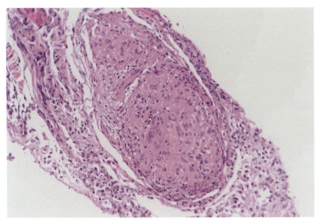

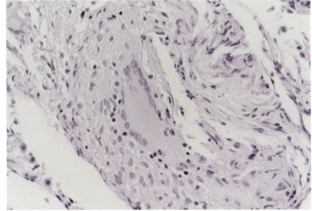

経気管支生検 類上皮細胞，リンパ球，多核巨細胞を有する肉芽腫を認めた．気管支洗浄液のPCRで *Mycobacterium avium* を検出し，非結核性抗酸菌症と診断した．

ポイント

❶ 左 $B^{1+2}c$ の尾側に存在する病変であり，スコープを180°回転して入ることで容易に到達できた．
❷ 極細径気管支鏡（BF-XP260F）が左 $B^{1+2}cii\beta xyx$ に到達し左 $B^{1+2}cii\beta xyxy$ の閉塞を直接観察しえた．左 $B^{1+2}cii\beta$ から左 $B^{1+2}cii\beta x$ にかけて多発隆起性病変を認めた．

IV編

症例を突き詰める

―診断のプロセスを学ぶ6症例

Case 1 極細径気管支鏡でⅦ次気管支内を観察しえた胸膜直下 NTM

症例

60歳代，男性．職場検診の胸部単純写真で左肺野異常陰影を指摘された（図1, a）．咳嗽は時々あるもいったん精査拒否され，かかりつけ医にてフォロー中であった．かかりつけ医が保管していた1年以上前の胸部CTと比較して明らかな増悪ありと判断され，再度当院に紹介された．当院初診3か月後に気管支鏡検査施行となった．当院施行の胸部CTで，3か月の経過で結節内部に空洞様変化が生じていた（図1, c）．結節内の拡張気道内部の貯留液体の"抜け"を見ている可能性ありと判断した．検査前に排痰はなく，喀痰検査はできていない．抗酸菌症を疑い検査を施行した．

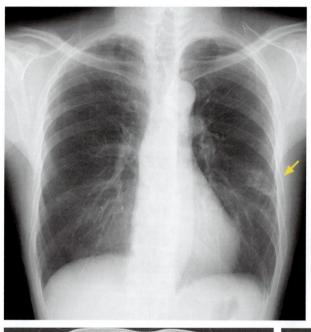
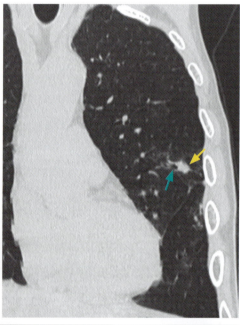
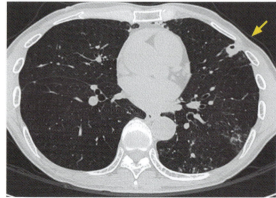
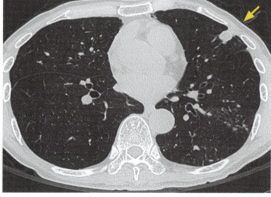

図1 胸部単純写真とCT

a	b
c	d

a：胸部単純写真で左中肺野外側に異常陰影を見る（→）．
b：CT（coronal，冠状断）で左上葉に結節をみる．この結節には細い気管支（→）が直接関与している（→）．
c：気管支鏡検査直前の胸部CTでは胸膜直下の多角形の結節に空洞様陰影が出現していることが判明した（→）．
d：初診時CTでは空洞様陰影はなかった（→）．bの冠状断CTで→で示す胸膜より少し離れた結節は，外側尾側へ伸びており，c, dの水平断CTで示す胸膜に接する結節と一連のものである．

Case 1 極細径気管支鏡でⅦ次気管支内を観察しえた胸膜直下 NTM

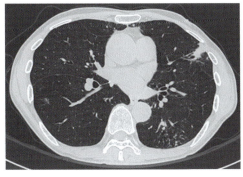
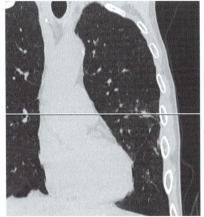
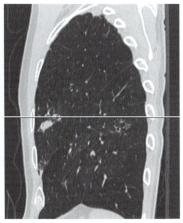
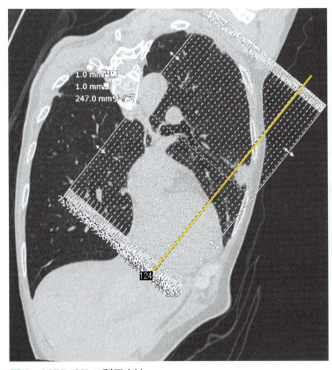
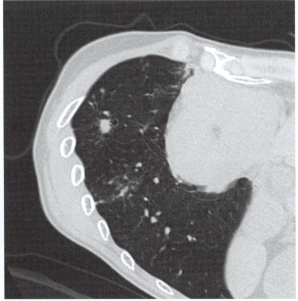

a	b	c
d	e	

図2　MPR CT の利用方法

a：CT axial 断面，b：CT coronal 断面，c：CT sagittal 断面，d：CT oblique 関与気管支に対する長軸断（以下，CT oblique 長軸断と略す），e：CT oblique 関与気管支に対する短軸断（以下，CT oblique 短軸断と略す）．

b，c に示される水平線は a の断面を示す．oblique 断面を出す方法は，まず，連動する axial or coronal or sagittal の3断面で関与気管支の長軸断が出るように角度調整を行い，肺門の関与気管支入口部と病変を結ぶ断面を抽出する．今回 d で示すような，肺門から伸びる関与気管支の全長が描出されるように角度を微調整する．次に，肺門からターゲットと考えられる病変まで，関与気管支の短軸断を作成する．d において，FOV(field of view) を設定する．結果として，e に示す CT oblique 短軸断が作成される．e は多数作成される CT oblique 短軸断のうち，気管支鏡で到達が予想されるポイントがわかる1枚である．d の FOV を示す，長方形内の点線の中で黄色線レベルの短軸断が e である．枝読み図を作成するときに，まず axial 断面から作成し，次に MPR CT を見直し，より正確な分岐を確定する．本例のように関与気管支のメインストリームが CT における x-y-z 軸を斜めに走る場合には CT oblique 短軸断が非常に有用である．

枝読み

　関与気管支を同定し，枝読みの手描きの図を作成する．始めにまず参考にするのは水平断の CT である．現在，CT 画像データは容易に任意多断面再構成(multi-planar reconstruction：MPR)法で違う断面に再構成できる．関与気管支がどの方向に走るかによって，MPR 法で axial, coronal, sagittal の3断面のみではなく，oblique 断面が有用である(図2)．本例では関与気管支に対して直交する"CT oblique 短軸断"を作成し，枝読みをした(図3)．左 B^5ai β yx が終点として望ましいと判断した．

IV編 症例を突き詰める―診断のプロセスを学ぶ6症例

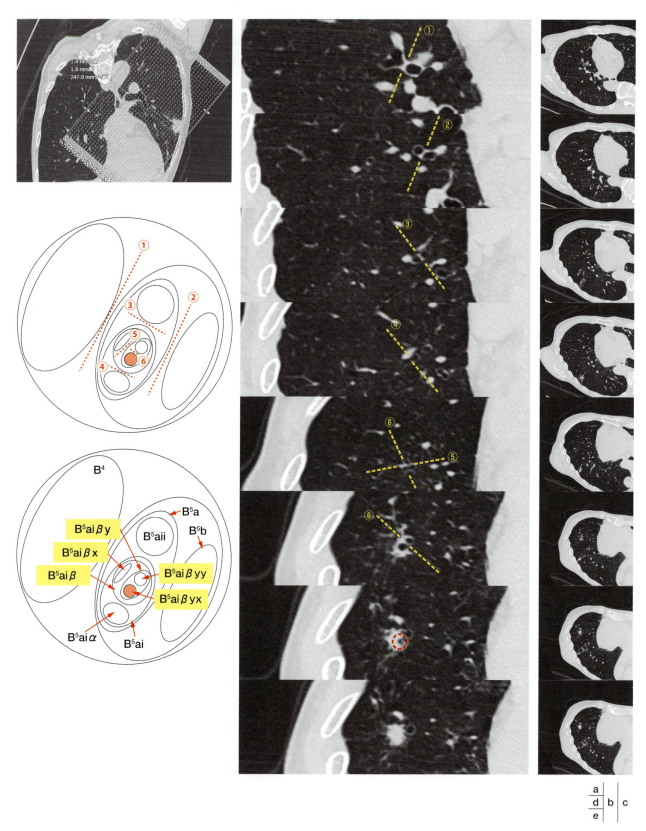

図3 CT oblique 関与気管支に対する短軸断から枝読み図の作成
a に CT oblique 関与気管支に対する長軸断を示す写真に FOV を設定したものを示す．FOV として示す長方形の点線で作成された CT oblique 関与気管支に対する短軸断（以下，CT oblique 短軸断と略す）の元の CT サイズのままで，右列に中枢から順に示す（c）．現在，多くの施設でモニター表示されるので，CT をモニターに拡大表示し，連続的に切り替えることができると思われる．ここでは各分岐を示すと思われる拡大 CT を中央列に示す（b）．中枢からターゲットとして設定した病変に至る関与気管支を追っていく．中枢から末梢，末梢から中枢と繰り返し，トレースし，納得できたら，左舌区を入口部として，大きな円を描く．その中に CT oblique 短軸断において中枢から順次，分岐部の角度に注意して枝を描いていく（d）．分岐部の角度を中枢から順に b に黄色点線で示す（①〜⑥）．完成した枝読み図が e で，左 $B^5ai\beta yx$ が終点として望ましい．

Case 1 極細径気管支鏡でⅧ次気管支内を観察しえた胸膜直下NTM

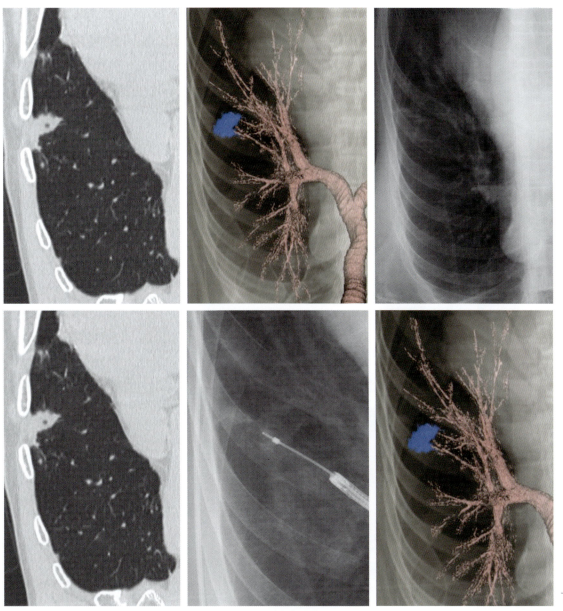

図4 気管支鏡検査における透視とCT(coronal)と気管支樹の対応

a：CT(coronal)．左肺病変にて気管支鏡検査時に術者からみて被検者の左肺の上下関係が理解しやすいようにCT(coronal)を180°回転している．
b：気管支樹．Synapse Vincent(FUJIFILM Medical)の気管支鏡シミュレータで作成した気管支樹に病変に対応する位置，形状を青色トレースしたもの．
c：検査直前の透視．透視台上で仰臥位の姿勢で撮影した静止画像(X線方向：前→後)．
d：aと同一画像．
e：気管支鏡検査中の透視．P290を使用し，プローブ/GSを病変にむけて挿入した．EBUSでスキャンし，生検したい場所で静止画を撮影した(X線方向：前→後)．
f：bと同一画像の拡大．

気管支鏡検査

　CTの枝読みでは左B⁵aiβyxが結節直前で拡張し，関与していると考えた．
　図4には"透視上の病変位置同定の工夫"として当院放射線技師がルーチンに実施していることを示す．まず，被検者が透視台に仰臥位になったら1枚写真撮影する．この静止画をトリミングして病変が描出されたCT(coronal)と病変が青色トレースされた気管支樹を並べて対応させる(図4, a~c)．透視で確認しにくいような小さい病変や含気性の病変であっても存在位置を推定でき

Ⅳ編 症例を突き詰める─診断のプロセスを学ぶ6症例

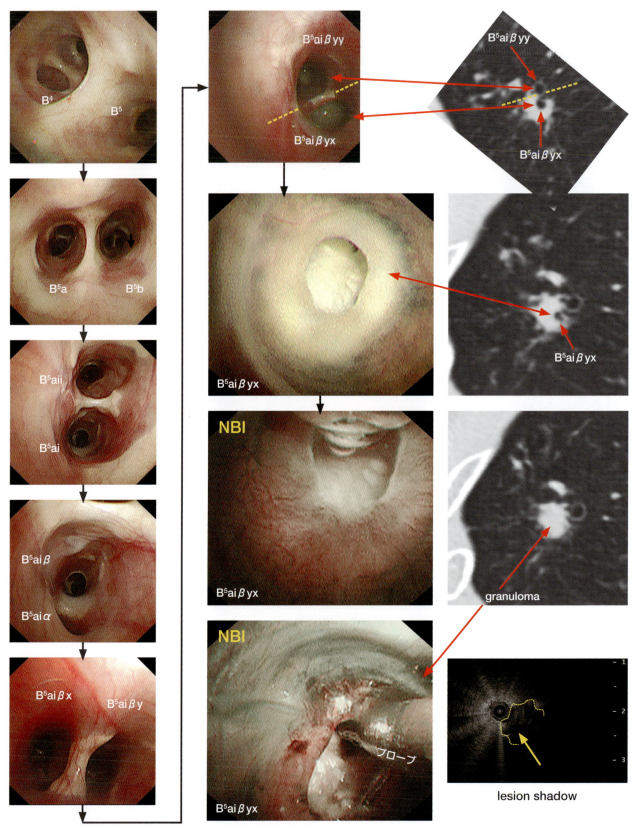

図5 気管支鏡画像とCT,EBUS画像の対応
XP290による気管支鏡画像を左舌区支入口部から順次並べている.中央列最上段では,B⁵aiβyxに黄色痰を見たが,洗浄吸引,生食注入により,白色の肉芽腫を見た.膜様狭窄に見える部分は注水にて圧をかけないと血管模様が出てきたのでNBIで観察した.深部の白色肉芽腫と思われる部分は表面から血流を見ないため,EBUS下に生検した.右列には対応するCT画像(oblique再構成)を並べた.右最上段CTにおいて黄色点線はB⁵aiβyxとB⁵aiβyyの分岐を示すが図3の⑥の黄色点線と対応する.

る．気管支鏡検査においてプローブ/ガイドシース(GS)を挿入し，エコーで描出できたときにも1枚写真を撮影する．検査後に，この静止画をトリミングして，検査直前に推定した病変の位置が正しかったのか検証する(図4, d〜f).

　図5において，実際の極細径気管支鏡(BF-XP290, オリンパス，以下XP290と略)による気管支鏡画像を各分岐で中枢から並べた．XP290で左B^{5}aiβyまで入り，黄色痰の貯留した左B^{5}aiβyxを見た．洗浄吸引して注水下にブラシ1回，生検2回施行した．主病変は手前で膜様狭窄し，注水圧で白色に変化し乏血になると判明した．奥の顆粒状表面の白色部分は色調変化なく，血流のない肉芽腫性病変と思われた(図5中央2段目と3段目の写真)．細径気管支鏡(BF-P290, オリンパス，以下P290と略)に入れ替え，左B^{5}aiβまで入り，注水下に遠めに見える左B^{5}aiβyxにプローブ/GSを挿入し，adjacent toであった．スコープ先端のup/down angleでプローブ/GSの内部誘導を試みたが無理であったのでブラシ3回，生検4回を追加した．

抗酸菌検査

　擦過塗抹ガフキー1号．洗浄液培養増菌後のPCRで*Mycobacterium intracellulare*と判明した．呼吸器内科で経過観察の方針となった．

Case 2 標本気管支鏡でⅥ次気管支に生検跡が判明した右上葉腺癌

症例

60歳代，男性．軽い左下肢脱力を自覚して近医脳神経外科受診し，脳MRIが撮影された．ラクナ梗塞であったが，MRI撮像範囲に入った右上葉異常陰影を指摘された．当院に紹介され，胸部CTで右上葉に結節性の異常陰影を認めたため，気管支鏡検査を施行した．

画像

本例では，脳MRI検査において撮像範囲全体を読影した脳外科医に感謝したい．そのMRI，胸部X線写真，CTを順に示す（図1）．右肺尖部はブラが多発している．そのすぐ尾側にspiculaを有するφ2.3×2.1×2.0 cmの結節性病変を見る．

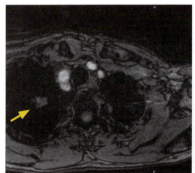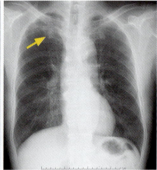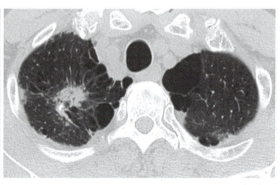

図1　脳MRI，胸部単純写真，胸部CT　　　　　　　　　　　　　　　　　　　　　　　　　a｜b｜c
a：脳MRIにおいて撮像範囲に左右差を見る．右肺尖に病変がありそうである（→）．
b：胸部単純写真上，肺尖近傍の左右差を見る．右肺尖のブラ尾側に濃度上昇を見る（→）．
c：胸部CTで右上葉に明らかな結節を見る．

気管支鏡検査

CTより，枝読みでは右 $B^1bi\beta xy$, $B^1bii\alpha x$, $B^1ai\beta$, $B^1aii\alpha$ の4ルートが候補に挙がった．

実際にはBF-XP290で右 B^1bi まで挿入した時点で右上葉支の角度が強く，Stick現象が生じて先端に力が伝わらなくなった（図2）．そこで生検鉗子を鉗子孔の途中まで挿入し，スコープの硬度を上げることにより，もう1分岐 $B^1bi\beta$ まで進んだ．ブラシを1回のみ施行した．次にBF-P290に入れ替え，B^1bi まで到達した．やや離れて B^1b からⅥ次気管支の $B^1bi\beta x$ を視認し，プローブ/GSを挿入した．始めはinvisibleであったが，down angleでプローブ/GSを入れ直すと，adjacent toであった．また伴走する肺動脈があり危険と判断した．EBUS画像を見ながらスコープのdown angleをかけるとプローブが病変に近づくことから，downをかけたまま，プローブ/GSを出し入れしたらadjacent toからwithinにすることが可能であった．ブラシと生検を3回繰り返し，気管支洗浄後にスコープを抜去した．途中のEBUS画像ではtumor内に線状高エコー域の所見を見た．検査中にも想定されていたが，後方視的に $B^1bi\beta xy$ と $B^1bi\beta xx$ の両方にプローブが入ったのではないかと類推された（図3）．

Case 2 標本気管支鏡でⅥ次気管支に生検跡が判明した右上葉腺癌

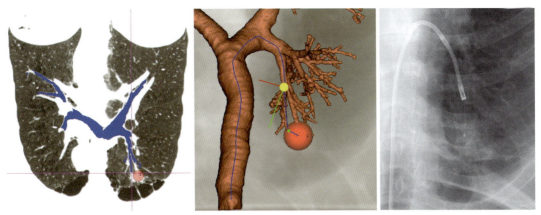

図2　右上葉支の強い屈曲と Stick 現象　　　　　　　　　　　　　　　　　　　　a｜b｜c

a：DirectPath(オリンパス)による気道抽出(青色部分)後に前額断で表示．赤丸がターゲットである．気管支鏡検査時の被検者の向きと対応させるため180°回転してある．
b：気管支樹と気道内ルート．
c：極細径気管支鏡のXP290を右上葉に挿入するが，右上葉入口部でスコープが屈曲し，スコープの途中が中間気管支幹の方向にたわんでしまう(Stick現象)．気管支鏡の硬度を上げる目的で生検鉗子をスタイレット代わりに鉗子口から挿入し，"腰"をつくって挿入すると深部まで入った．ブラシを施行している．

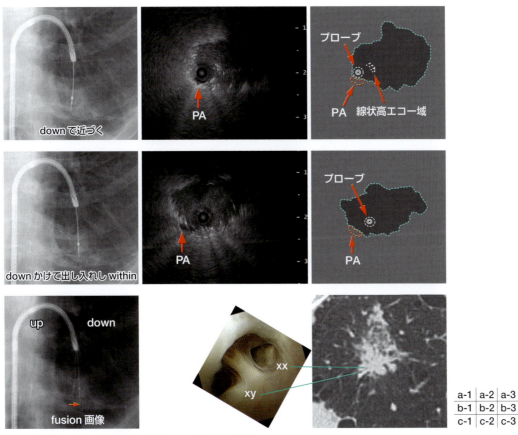

a-1	a-2	a-3
b-1	b-2	b-3
c-1	c-2	c-3

図3　透視とEBUS画像からプローブ/GSを誘導

a-1：P290でプローブ/GSを病変方向に挿入し，adjacent to になった．透視上も，次に示すEBUS上も down angleで tumorに近づくこと判明．**a-2**：EBUSではプローブに接してPAの拍動をみた．何度か誘導を試みた後のEBUSであるからかもしれないがtumor内に線状高エコー域を見た．**a-3**：EBUSのシェーマ．
b-1：透視上スコープを down angleでプローブ/GSを出し入れした．**b-2**：EBUS上，within に誘導できた．**b-3**：EBUSのシェーマ．a-2のEBUS画像で線状高エコー域が存在していた領域に入った可能性があると思われた．
c-1：プローブ/GSが adjacent to から within に誘導できたときのプローブ/GSの位置を融合させた．プローブ先端の位置がわずかに外側に移動している．**c-2**：対比のための摘出標本における気管支鏡画像でプローブ/GSが入った B¹biβxy と B¹biβxx を示す．**c-3**：対比のための胸部CTで，わかりやすくするため180°回転した．CTの9時方向が正中側，3時方向が外側である．

細胞診，組織診

細胞診陽性：adenocarcinoma〔ブラシ（＋），気管支洗浄（＋），シース洗浄（＋），器具洗浄（＋）〕，組織診：adenocarcinoma（図4）．

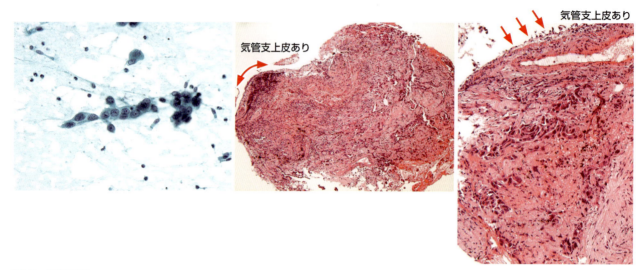

図4 病理結果

a | b | c

a：細胞診．大型で N/C 比大，核の大小不同，核クロマチンの顆粒状の増量を認める異型細胞が重積を伴う集塊として出現している．細胞質は淡く，核は偏在傾向を示す．
b：組織診（弱拡）．adenocarcinoma．
c：組織診（中拡）．adenocarcinoma．核クロマチンの濃い小型異型核をもつ上皮が不明瞭な腺腔，乳頭状構造を呈して増生している．➡の箇所に気道上皮を見る．ここはちょうど気管支上皮ごと生検鉗子がかみ込んだ部分の可能性がある．

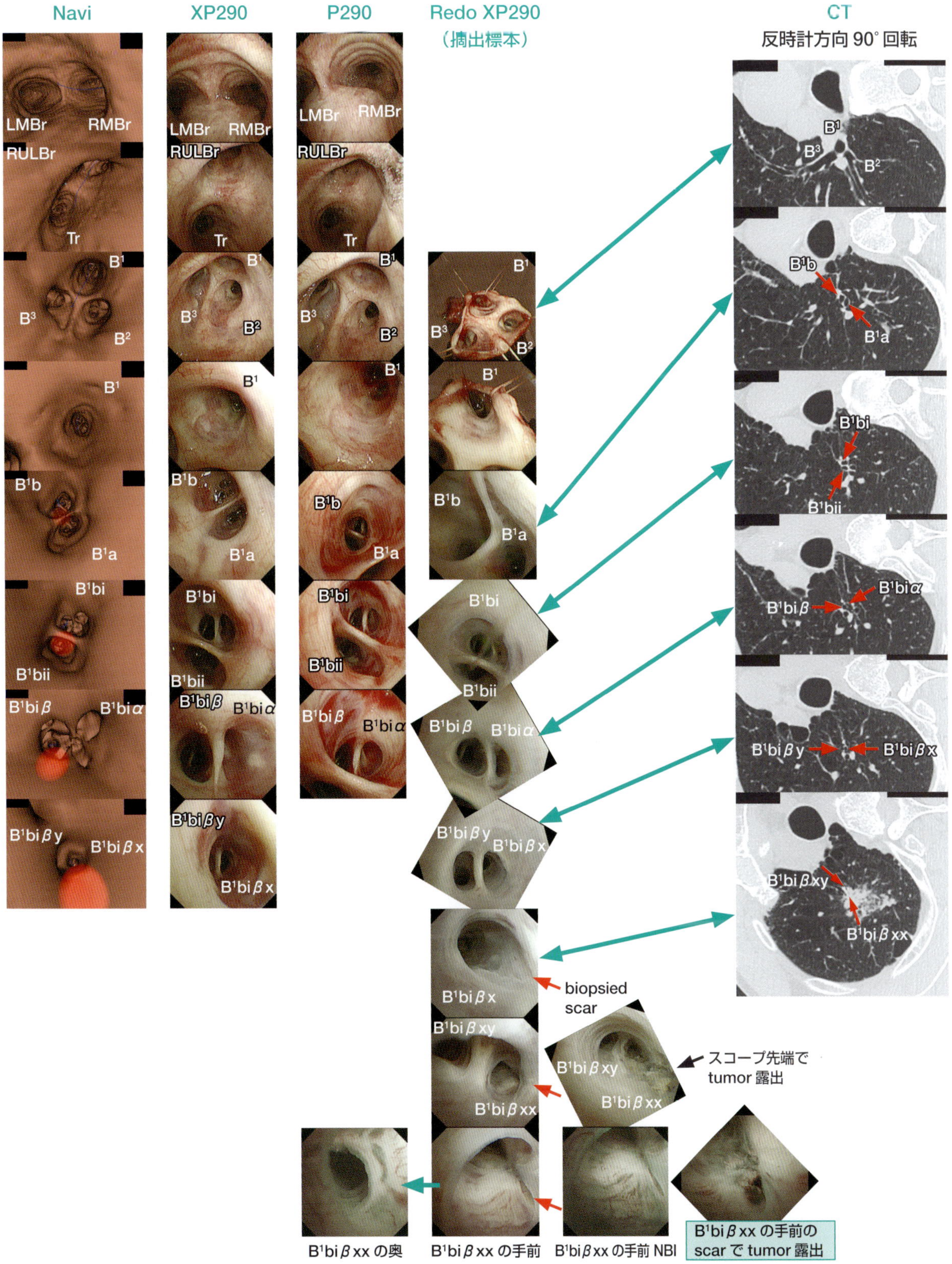

Case **2** 標本気管支鏡でⅥ次気管支に生検跡が判明した右上葉腺癌

図5　気管支鏡画像とCTの対応

Navi：DirectPathによる仮想気管支鏡画像．**XP290**：極細径気管支鏡による実際の気管支鏡画像．

P290：細径気管支鏡による実際の気管支鏡画像．**Redo XP290**：摘出標本に対してXP290で気管支鏡検査を"Redo"（やり直し）をした．今回は右上葉に対する極細径気管支鏡による気管支鏡画像．右上葉にて気管支断端はB¹, B², B³の3穴から始まる．ここではB¹biβxに生検によってできたと思われる瘢痕が確認された（➡：biopsied scar）．また，この瘢痕はwithinに誘導できたと思われたB¹biβxxの方向に伸びていた．しかも，この瘢痕直下には明らかに腫瘍組織があった．

CT：右上葉の関与気管支を枝読みするときのように，反時計方向に90°回転させたCT画像を気管支鏡画像とできるだけ対応すべく並べた．

RMBr：right main bronchus，LMR：left main bronchus，RULBr：right upper lobe bronchus，Tr：Truncus intermedius.

標本気管支鏡

右上葉切除後の標本では注水下に $B^1bi\beta x$ まで挿入したところ，$B^1bi\beta x$ の入口部の $B^1bi\beta y$ の対側に生検によると思われる scar を見つけた．先端径 ϕ 3.1 mm（taper した最先端面は ϕ 2.9 mm）の極細径気管支鏡 XP290 でさらに深部を観察するため $B^1bi\beta x$ に挿入すると 7 次分岐の $B^1bi\beta xx$ と $B^1bi\beta xy$ が観察された．scar は $B^1bi\beta xx$ 方向に連続していた．スコープをゆっくり抜いてくると scar が離開しているのが観察され，直下に腫瘍の露出と思われる白色で表面不整な組織を見た（図 5 の Redo XP290）．

対比

摘出標本において関与気管支 B^1bi 方向をゾンデにて確かめ，$B^1bi\beta xx$ に直交するつもりで割を入れた（図 6）．今回の関与気管支は頭尾方向に伸びているため，およそ CT の水平断（axial）と対比できる割が得られた．腫瘍の全体像から関与気管支，あるいは生検がなされた可能性がある部分のプレパラートを作製してもらい鏡検し，腫瘍内に $B^1bi\beta xx$–$B^1bi\beta xy$ に相当する部分を同定した．そのさらに頭側の割面（気道中枢から見ると末梢側という意味）において明らかな生検後と思われる部分を $B^1bi\beta xx$ と思われる気管支に同定できた（図 7）．

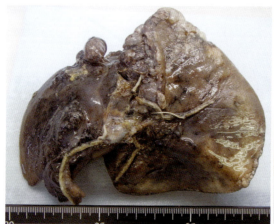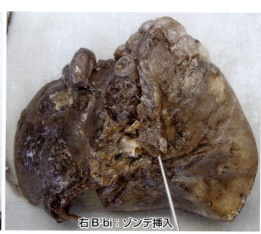

図 6　摘出標本　　　　　　　　　　　　　　　　　　　　　　　　　　　　a｜b
a：気管支断端は閉鎖してホルマリンによる伸展固定した．
b：気管支断端を開き，関与気管支である B^1bi を同定し，外科ゾンデをゆっくり挿入していく．胸膜まで進まず，抵抗があると病変方向に進んでいることが多い．今回は関与気管支の直交断で割を入れるためにゾンデに直角に切り出していった．

Case 2 標本気管支鏡でⅥ次気管支に生検跡が判明した右上葉腺癌

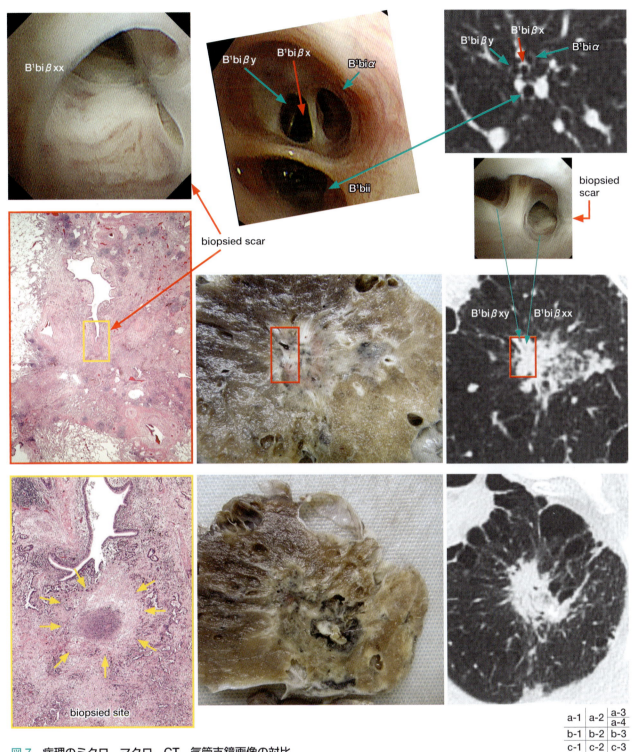

図7 病理のミクロ，マクロ，CT，気管支鏡画像の対比

a-1：摘出標本の気管支鏡検査で見られたB¹biβxxの生検後と思われる瘢痕（→，biopsied scar）. **a-2**：生検時の極細径気管支鏡によるB¹biβx近傍の分岐. **a-3**：CTでB¹biβx近傍の分岐をa-2の気管支鏡像と対応. **a-4**：摘出標本の気管支鏡検査でB¹biβxから見たB¹biβxxとB¹biβxyの分岐. b-3のCT写真と対応している. すでに腫瘍内部と思われる.

b-1：B¹biβxxとB¹biβxyに分岐する直前と考えられる気道が出ている切片の病理像. B¹biβxx側に人工的な瘢痕がある. **b-2**：固定標本の対応で，赤枠内がb-1の病理像の範囲と想定. **b-3**：CTの対応.

c-1：b-1で得られた切片のさらに頭側（中枢から見て末梢側）で気道直下に明らかに生検した痕と判断される部分を見る（→）. 同定された枝，スコープのangle方向と一致する. **c-2**：b-2の1スライス頭側. **c-3**：c-2に対応するCT.

Case 3 右上切後(SqCC)フォロー中にⅥ次気管支で病変が半周性に確認できた小細胞肺癌

症例

70歳代,女性.主訴は歩行困難.他院で20××年×月右上切 pT2aN0M0,SqCC であった.Lambert-Eaton 筋無力症候群疑いの症状あり,抗 P/Q 型 VGCC(voltage gated calcium channel)抗体価は高値であった.徐々に増大してくる右中葉の径7 mm 小結節を指摘され,気管支鏡検査の適応とした.

画像

胸部単純写真では,筋無力症様の症状で再入院したときでも病変の指摘は困難である(図1, a).経過の CT では後方視的にみると再入院の11か月前の CT で径3 mm の微小結節を見る(図1, b-1).同部が徐々に増大し,最終的には径8 mm に増大していた(図1, b-3).

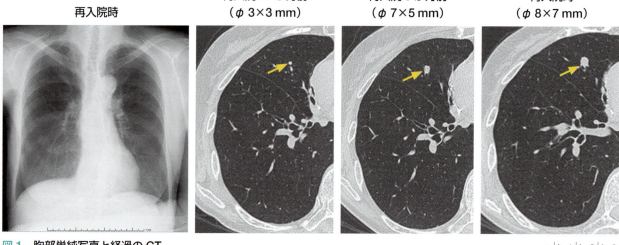

図1 胸部単純写真と経過の CT a | b-1 | b-2 | b-3
a:再入院時の胸部単純写真では異常結節を指摘するのは困難.
b:再入院11か月前(b-1),再入院5か月前(b-2),再入院時(b-3)の CT で,長径で3 mm,7 mm,8 mm と徐々に増大していた(➡).

CT 枝読み

本例は右上葉切除後の右中葉にある小結節に対して関与気管支を同定しなければならなかった.右上葉切除後で右中葉支は本来の気管支走行の角度からかなり偏位していた.入口部の変形も激しかった.DirectPath(オリンパス)によるナビでは,気道の自動抽出は中葉入口部より深部はできず,半自動抽出も困難であった.そこで CT 枝読みでは Synapse Vincent(FUJIFILM Medical)の 3D viewer 機能で再確認しながら,CT 水平断や CT 冠状断を中葉入口部から病変へ至る関与気管支をトレースしていった.気管支というトンネルを小さい人間になって歩いていくイメージで枝読みするとよい.詳細は図2に示すが枝読みを言葉で表現すると次のようになる.つまり,右 B⁴b に入り,右下に憩室疑いの陥凹があり,その陥凹を越えると次の分岐までかなり距離があった.CT 水平断からいうとスロープを上がって下がったところに上下の枝が出て,その下の枝を選んだ.この枝の中

に小さい自らが入り，歩いて行くと想像すると，伴走血管が右上に走り，すぐに nodule の尾側 4 時方向に接する部位に到着すると読んだ．この枝は右 B⁴bii に相当する．図 2 には枝読み図を正確に作成するように，冠状断(coronal)の CT を左右反転し，中葉入口部から順に並べ，分岐を読んでいった(図 2 の左列 a，b-1〜9)．

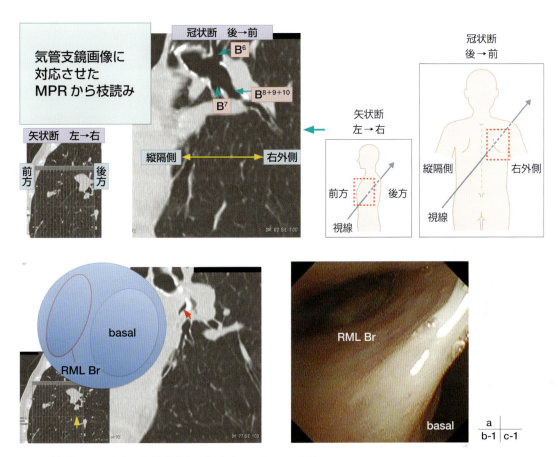

図 2 　枝読み図と実際の気管支画像の対応(p371 までつづく)
CT 冠状断を並べて枝読みをした(b-1〜9)．それに対応する BF-XP290 による気管支鏡像を右に並べた(c-1〜9)．枝読み図内の B⁴bii を示す赤い輪郭のサークルにおいて赤く塗りつぶした円は B⁴bii の内腔面のどの方向にどのくらいの大きさで主病変が接しているかを示す．b-7 と b-8 で示す CT スライスにおいて最も大きく主病変が気管支に接していると予測された(b-6〜9)．実際気管支鏡検査において b-6，c-6 から b-7，c-7 に移るところ(c-6 "B⁴bii")で半周性に白色調の病変が観察された("tumor"→)．末梢にて生理食塩液を注入しての観察であり，病変内にもともとは開存していたであろうと想像される陥凹にバブルが存在している(c-8，c-9 "B⁴biiα"→)．XP290 をさらに深部に挿入しようとしたら腫瘍の対側方向の気道が縦方向に裂けた(c-9 "injury"→)．あまり出血しなかったので検査は継続した．注水下の腫瘍部の NBI 観察をした．
白色の腫瘍と思われる領域(c-9)に血管が明瞭に観察できるようになった(c-10)．注水の圧を少し弱めると隆起の丈は少し高くなった(c-11)．注水圧により上皮下の血管模様が明瞭，不明瞭と変化した．わかりやすくするために模式図を描いた．血管イメージ(d-1,d-2)，形態イメージ(d-3)である．血管イメージから上皮下浅層血管が腫瘍に圧排を受けてややうっ血ぎみになっていると想像される(d-1)．腫瘍の瘢痕収縮により陥凹中心に走行の偏りがある(d-2)が，形状，分布に異常はなかった．形態イメージ(d-3)から深部の腫瘍の存在が想像される．
BF-P290 に入れ替え，EBUS でこの腫瘍に対して adjacent to の状態でブラシ，生検を施行した．病変部(c-10)と EBUS(e)はおおよそ対応する．EBUS により描出された実際の動画では腫瘍内に血管と思われる構造を見た．
RML：right middle brouchus，basal：basal brouchus．

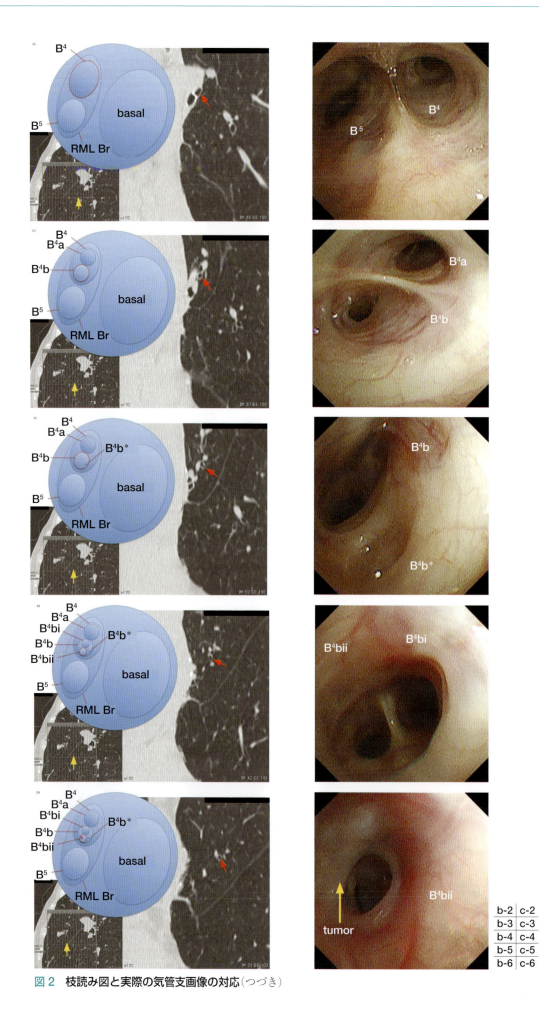

図2 枝読み図と実際の気管支画像の対応（つづき）

Case 3 右上切後(SqCC)フォロー中にⅥ次気管支で病変が半周性に確認できた小細胞肺癌

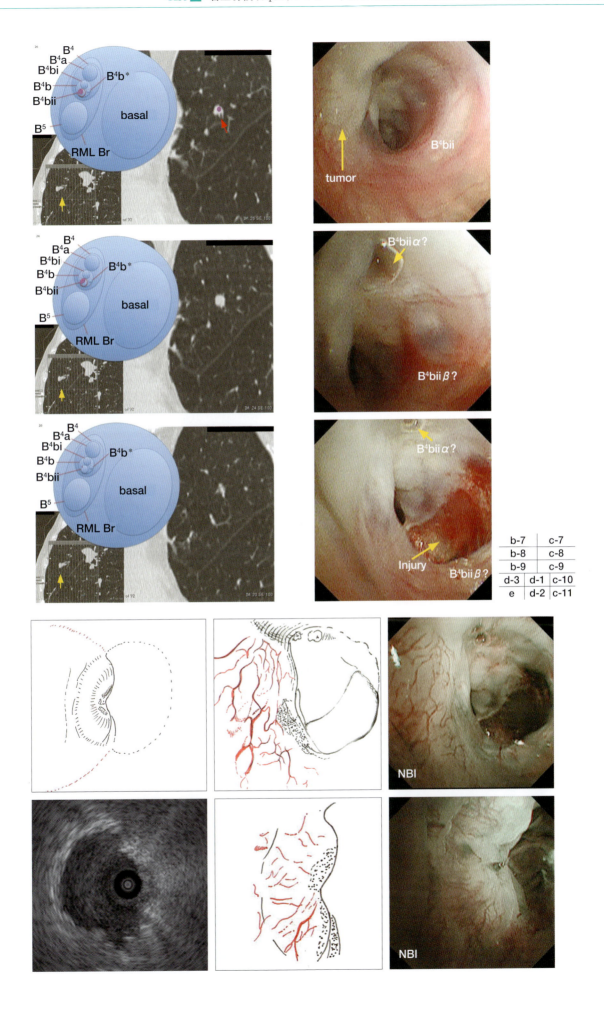

気管支鏡所見

枝読みに従って XP290 で観察し，B^4b^*（憩室か枝か内視鏡的にも不明であった）が出て（図2，c-4），上下の下（B^4bii）に入っていくと左半分の壁に浅い中心陥凹を伴う退色調の領域が現れた（図2，c-7）．少し深部に入ろうとすると4時方向に上皮の裂創ができた（図2，c-9）．この裂創の創底を見ると正常肺実質にみえる．退色調の腫瘍領域内の少し奥に閉塞した枝らしき陥凹を見た（図2，c-8 "$B^4bii\alpha$?" →）．ここにブラシを入れるのは困難であった．NBI 観察（図2，c-10，11）し，白色光では退色調であった領域に上皮下血管増生を確認した．同部の生検，ブラシを施行したが，生検は難しかった．

P290 に入れ替え，左前斜位の体位に変換し，B^4b まで入った．注水下に B^4b の下方の B^4bii を選びその10時方向にアングルをかけながらプローブ /GS を進めた．辺縁到達で描出された（図2，e）のでブラシと生検を5回繰り返した．この際，プローブ近傍に肺動脈と思われる構造があったので血管が離れる少し末梢でサンプリングするように心がけた．細胞診陽性，組織診で small cell carcinoma であった（図3）．

本例では，NBI 近接写真（図2，c-10，11）において，単に「末梢気道において半周性に存在する，中心に浅い陥凹を有する隆起性病変が観察された」という解釈だけでなく，管腔内所見から上皮下，その深部を想像することは重要である．つまり，形態イメージ（図2，d-3）のように深部に腫瘍の mass としての広がりを想像できる．また，上皮下の血管の状態を詳細に分析すると，本例は陥凹の中心に向かって血管が集中しているように見える（走行に極性がある．d-2）．1本1本の血管は浅層の茶褐色調の血管がよく観察できる．1本1本をトレースすると口径不同はなく，分岐様式は正常で，屈曲蛇行などの走行異常はないと思われる（d-1）．胃拡大内視鏡において用いられる微小血管パターンの解析用語に準じる[1]と，「形状は均一，配列は規則的，分布は対称性」であった．胃粘膜において規則正しい胃小区・胃小窩構造が存在するが，末梢気管支には規則的配列を示す解剖学的特徴は不明である．また胃のように広い範囲を観察できるわけではない．よって「配列」「分

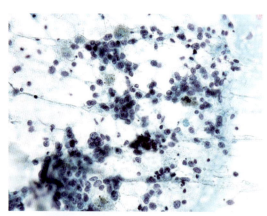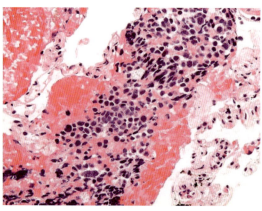

図3 細胞診，組織診　　　　　　　　　　　　　　　　　　　　　　　　　　　　　　　　　a｜b
a：細胞診陽性，推定診断 small cell carcinoma. 泡沫細胞とともに，小型〜中型で N/C 比が非常に高く，ほぼ裸核状で核クロマチンが粗く増加する異型細胞が散在性に出現している．
b：組織診 small cell carcinoma, mostly suspected. tumor cell と考えられる異型細胞が凝血に混じって少数採取されている．核小体不明瞭でクロマチンの濃い小型核で N/C 比が高く，細胞量も少ないことから特有の構造や角化などは見られない（扁平上皮癌の再発は否定的）．免疫染色では p40（-），TTF-1（+），CD56（+）であり，small cell carcinoma が最も考えられる．

---

1) 八尾建史，長浜 孝，松井敏幸，他：Narrow-band imaging 併用拡大内視鏡による早期胃癌診断．Gastroenterological Endoscopy 53：1063-1075, 2011

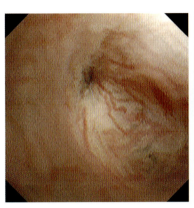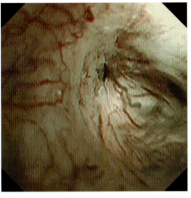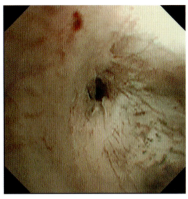

a | b | c

図4　注水圧による上皮下血管の変化（右 B¹ai に狭窄のある別症例，腺癌）
a：白色光浸水下に狭窄をみる，b：NBI で注水圧をかけない，c：NBI で注水圧をかける．
生理食塩液の末梢気道への注水では，その圧の調整により上皮下血管の見え方を微調整することができる．上皮下の血管内血液量は陽圧ぎみにすると減るし，少し陰圧をかけぎみにすると増える．血管は見えにくくなったり，見やすくなったり変化させることができるが，走行自体は変わらない．このように，水漬下での変化は，空気の存在下でも同様な変化を起こすと想像されるので，病変の普段の状態と想像される写真を撮ることを心がけるべきと思われる．

布」をそのまま適応するのは困難であるかもしれない．今後の研究課題と思われる．血管イメージの解析の前に注水圧により血流は大きく変化することを理解していなければならない．その理解のために別症例であるが典型的な所見を提示しておく（図4）．図5の f に見るように腫瘍は線維成分は豊富であった．中心陥凹の説明になると思われる．

対比

本例の対比のポイントは以下の2点である．
① 末梢気道で裂傷が正常気道側に生じたと判断したが，その部分でちょうど腫瘍側に閉塞した B⁴biiα と思われる陥凹があった．末梢気道においても病変の範囲を同定でき，気道から病変内部の変化が読み取れたと思われるが，病理でこれらの同定ができるかが問題である．
② 生検する前に，まず伴走血管が EBUS で同定できたが，出血させないように気道から伴走血管が離れたやや深部で生検がなされた．切除標本で腫瘍内の血管と気道の位置関係を確かめる必要があると思われた．以上を踏まえて，図5，6に対比を示す．

図5，a は XP290 による手術前の気管支鏡である．気管支鏡先端で裂創を腫瘍対側に生じてしまった．注水下で視野が確保されていた．➡ は B⁴biiα の陥凹部，青線が割が入った想定ラインである．生検後3週間で右中葉切除施行した．図5，b は XP290 による手術直後，摘出標本の気管支鏡で裂創は残っていた．同様に➡ は B⁴biiα の陥凹部，青線は切り出し想定ラインである．冠状断 CT で腫瘍の辺縁を通る気管支の位置（図5，c の➡）である．

EBUS 画像では CT から想定していた気管支と伴走する肺動脈（PA）が認められる（図5，d　➡ は腫瘍内の肺動脈）．固定標本の割面では損傷された気道と腫瘍内の肺動脈がわかる（図5，e）．HE 染色弱拡大で，B⁴biiα の陥凹部（➡）に対応する，気道損傷部，腫瘍内の肺動脈がよくわかる（図5，f）．病理でも気道損傷部は非腫瘍部である．

Ⅳ編 症例を突き詰める―診断のプロセスを学ぶ6症例

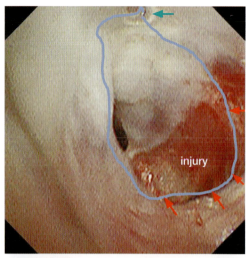
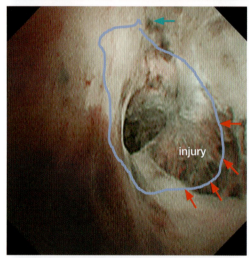
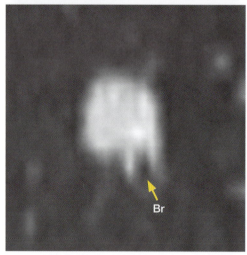
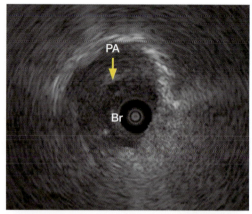
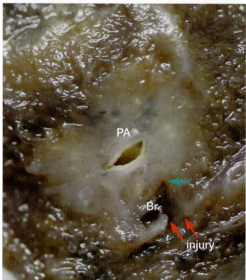
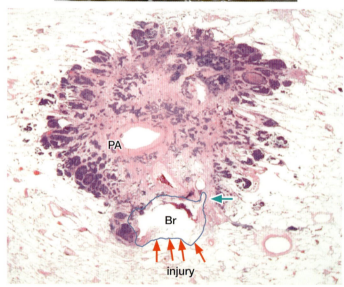

図5 病理のミクロ，マクロ，CT，気管支鏡画像の対比

a：XP290による手術前の気管支鏡で裂創を見る．
b：生検後3週間で右中葉切除施行した．XP290による手術摘出標本の *ex vivo* 気管支鏡で裂創は残っていた．→ は B⁴biiαの陥凹部，青線は切り出し想定ライン．
c：MPR(冠状断)に再構成したCTで病変部を拡大した．辺縁を通る気管支の位置(→：Br)と病変の位置関係を示す．
d：EBUS画像でCTから想定していた気管支(プローブが挿入されているため同心円状のプローブ自体の画像になっている)と伴走する肺動脈(PA)が認められる．
e：固定標本の割面．損傷された気道と腫瘍内の肺動脈(PA)がわかる．B⁴biiαの陥凹部に対応する部分(→)．
f：HE染色弱拡大で，B⁴biiαの陥凹部に対応する部分(→)，気道損傷部(→)，腫瘍内の肺動脈(PA)がよくわかる．青線で囲まれた範囲が a，b の青線と対応する．

a	d
b	e
c	f

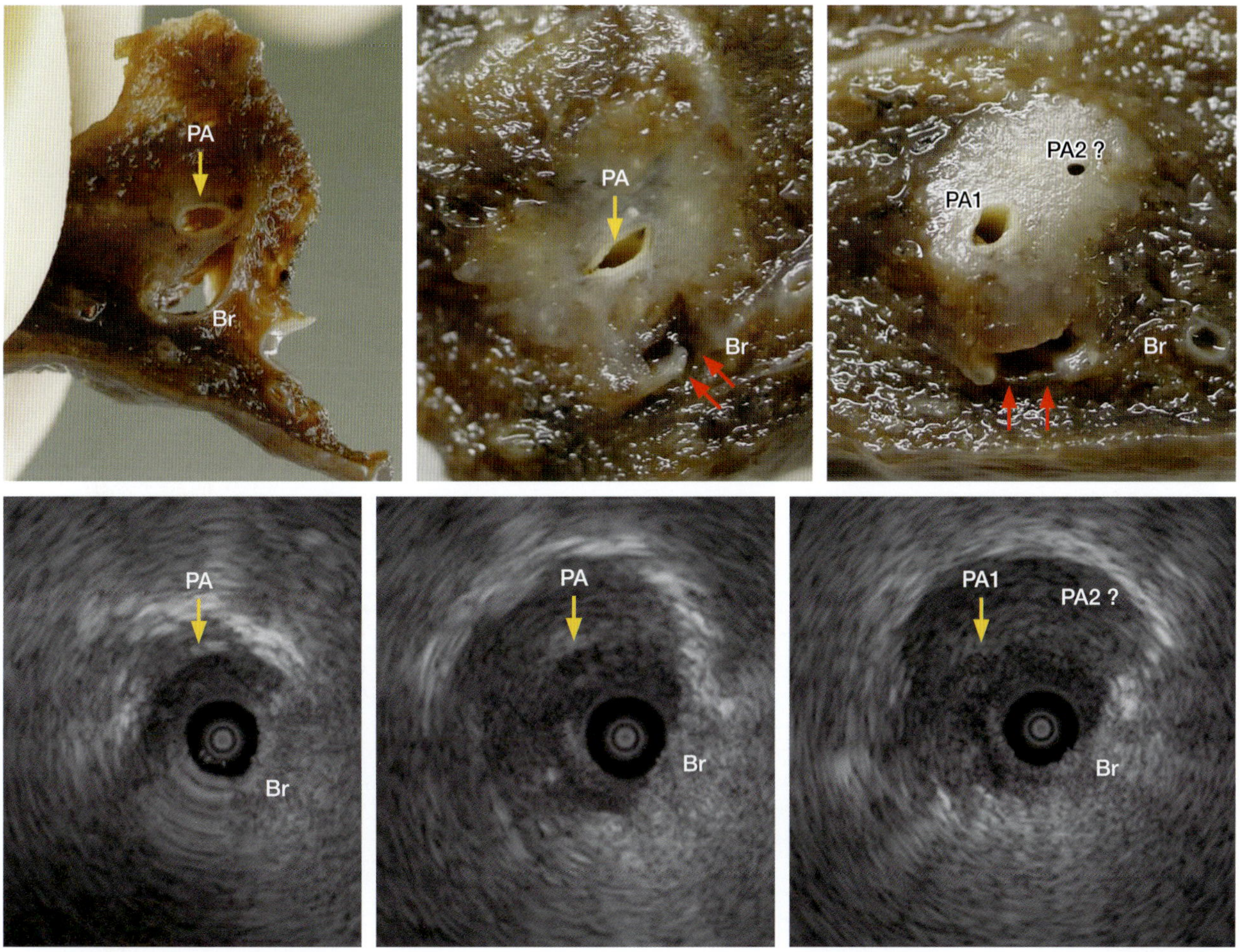

Case **3** 右上切後(SqCC)フォロー中にVI次気管支で病変が半周性に確認できた小細胞肺癌

図6　固定標本とEBUS画像の対応

a-1	a-2	a-3
b-1	b-2	b-3

a-1：腫瘍の近位側での標本割面，　a-2：腫瘍中央部での標本割面，　a-3：腫瘍遠位での標本割面．
a-1では気道損傷はなく，**a-2**では気道損傷がある（**→**）．**a-2**のPAで示す血管（肺動脈）は割面のやや深部で2つに分岐しているのがわかっている．それらが**a-3**のPA1とPA2？で示される血管になるのではないかと想定している．**a-1**，**a-2**，**a-3**に対応するEBUS画像が**b-1**，**b-2**，**b-3**である．動画では**b-2**のPAは明らかに末梢で2分岐しているが，静止画にすると**b-3**のように細い血管は同定不可能であった．

固定標本とEBUSの対応

　図6に固定標本肉眼像とEBUS画像の対応を示す．プローブ/GSが挿入された気道をBrで示す．この気管支から病変がスキャンされている．また病変に連続して入っていく関与気管支の伴走肺動脈をPAで示す．小さい病変ながら，病変の近位から中央，遠位と**a-1**，**a-2**，**a-3**の順に並べた．**a-1**では気道損傷はなく，**a-2**では気道損傷があるのが肉眼像でもわかる．**a-2**のPAで示す血管は，割面のやや深部で2つに分岐しているのがわかっている．それらが**a-3**のPA1とPA2？で示される血管になるのではないかと想定している．**a-1**，**a-2**，**a-3**に対応するEBUS画像が**b-1**，**b-2**，**b-3**である．動画では**b-2**のPAは明らかに末梢で2分岐しているが，静止画にすると**b-3**のように細い血管は同定不可能であった．

　前述の「気管支鏡所見」項で"プローブ近傍に肺動脈と思われる構造があったので，血管が離れる少し深部でサンプリングするように心がけた"と述べた．**a-1**，**a-2**，**a-3**をみると関与気管支と伴走肺動脈が近位より遠位になるにつれて離れているのがわかる．EBUS画像で血管の位置，気管支からの距離を理解することは可能であり，生検手技においては重要であると思われる．

Case 4 左上葉肺癌切除後フォロー中に増大した右中葉肺癌

症例

50歳代，女性．左上葉ブラ壁発生肺癌に対して，左上葉切除術施行した．この初回手術前のCTにおいてすでに指摘されていたが，陳旧性炎症性病変と考えていた右中葉の病変が徐々に増大し，辺縁が外に凸に変化してきた（図1, c〜g）．手術1年4か月後にCEA 11.3と明らかに上昇し悪性を疑った．

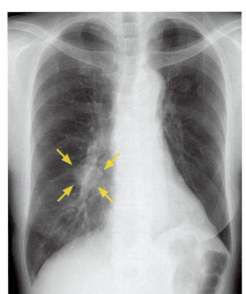

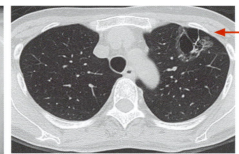
初回術前CT　初回手術の左上葉ブラ壁発生肺癌

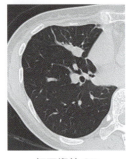
初回術前CT

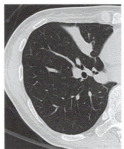
初回術後3か月

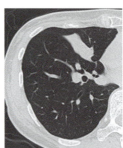
初回術後6か月

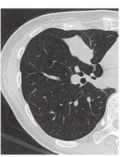
初回術後1年

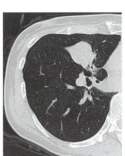
初回術後 1年4か月

図1　胸部単純写真と経過CT

a	b
c	d	e	f	g

a：胸部単純写真において右中肺野に肺門血管陰影に重なって結節を見た（→）．
b：初回手術の前に撮影された胸部CTで左上葉に，ブラ周囲に高含気性のすりガラス影が認められる．
c：初回手術前の胸部CTで，右中葉に形態から陳旧性炎症性病変と診断された陰影をみる．
d〜g：フォローCTで右中葉の病変は辺縁が直線的であったが，次第に外側に広がり，明らかに増大してきた．

気管支鏡検査

CTからの枝読みでは，右中葉のほとんどすべての亜区域支が関与していた．実際の気管支鏡検査においては，まずBF-XP290で右B^4aiiまで挿入でき，全周性に狭窄していた．ブラシを挿入し擦過を1回行ったが出血が多かった．BF-P290に入れ替え，右B^4aiiまで挿入でき，生理食塩液を注入して，プローブ/GSを挿入した．EBUS画面上withinに誘導でき，内部エコー不均一（heterogeneous），線状エコーあり，栗本による末梢肺病変のEBUS所見分類[2]においてType Ⅲaと考えた．ブラシ3回，生検2回施行したが，出血はほとんどなかった．

細胞診，組織診

細胞診陽性：adenocarcinoma（図2, a），気管支擦過（＋），気管支洗浄（＋），シース洗浄（＋），器具洗浄（＋），組織診：adenocarcinoma（図2, b）．

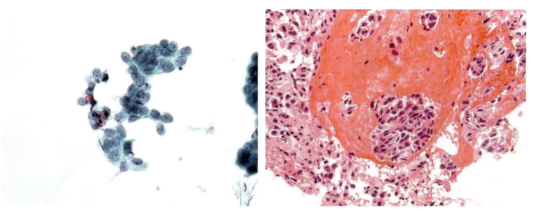

図2　細胞診，組織診　　　　　　　　　　　　　　　　　　　　　　　　　　　　　　　a｜b
a：細胞診陽性：推定診断 adenocarcinoma．大型でN/C比が増大し，淡い立方状の細胞質に類円形の核を有し，核クロマチンは細顆粒状に増加する異型細胞が集塊状〜散在性に多く見られる．
b：組織診：adenocarcinoma．凝血の中に混じって異型上皮が採取されている．クロマチンの濃い大型異型核に好酸性の胞体を有し，腺系と考えられる配列，結合性を示す．

切除標本の気管支鏡

右中葉切除にて入口部はB^4とB^5の2分岐である．まずXP290でB^4aiiまで挿入していくと，内視鏡画面では左下方向になだらかな隆起がせまり，狭窄していた．上皮面は正常に見えた．超音波プローブのみ挿入して，EBUS上withinを確認した．working channelから生理食塩液を注入すると，この隆起の丈は低くなり，奥にすり鉢状の狭窄を見た．気管支内腔面からの観察で，この部分から全周性に病変が存在すると予想された．

2) Kurimoto N：Internal Structure of Lesions Visualized by EBUS by Histological Subtype. In：Kurimoto N, Fielding DI, Musani AI：Endobronchial Ultrasonography. Wiley-Blackwell. pp66-72, 2011

IV編 症例を突き詰める—診断のプロセスを学ぶ6症例

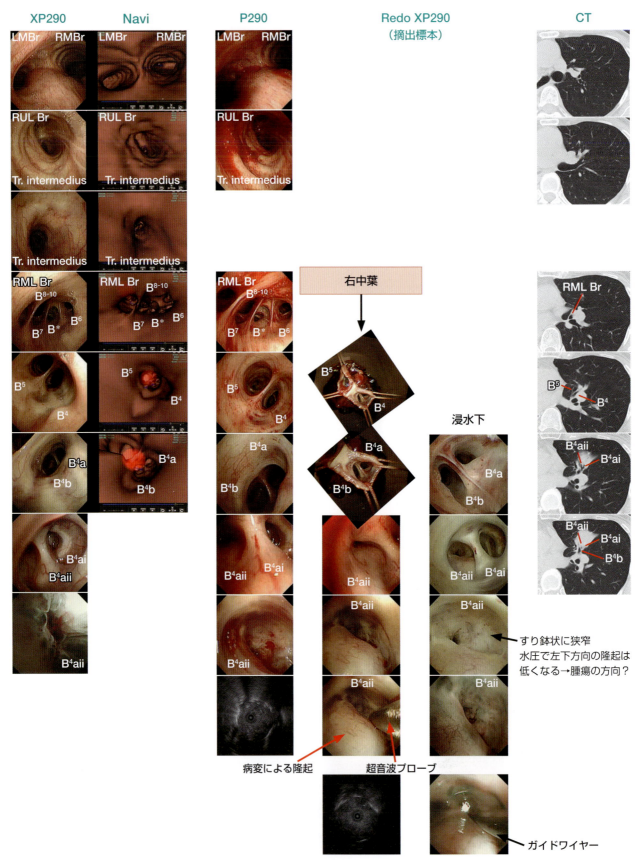

図3 仮想気管支鏡と実際の気管支鏡，摘出標本の気管支鏡画像と CT の対応
XP290：極細径気管支鏡による実際の気管支鏡画像．Navi：DirectPath による仮想気管支鏡画像．
P290：細径気管支鏡による実際の気管支鏡画像．
Redo XP290：摘出標本に対する極細径気管支鏡(XP290)による気管支鏡画像．左上葉肺癌切除後に判明した右中葉肺癌であり，標本で B^{4}aii にガイドワイヤー挿入し，関与気管支を長軸断で割入れて対比できた．
LMBr, RMBr：左右主気管支，RUL Br：右上葉気管支，Tr. intermedius：中間幹，RML Br：右中葉支．

Case 4 左上葉肺癌切除後フォロー中に増大した右中葉肺癌

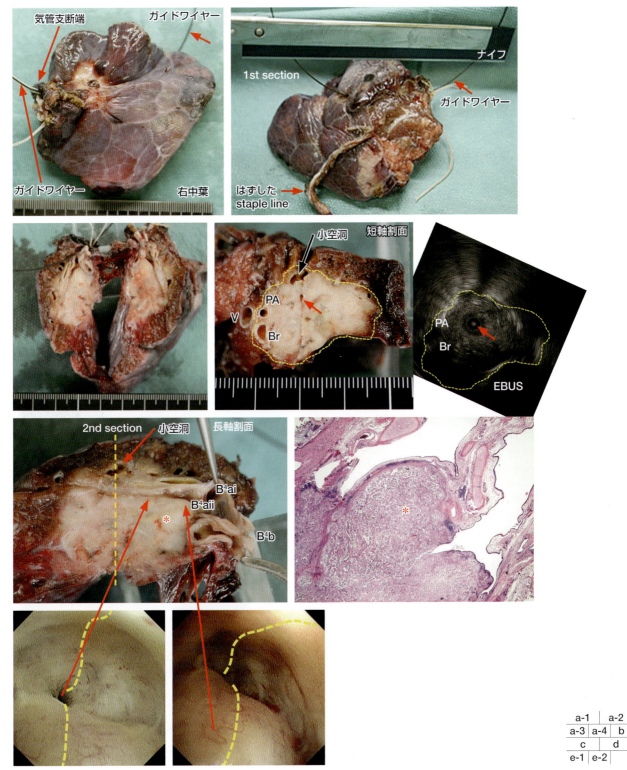

図4 固定標本の割面，EBUS 画像，病理，気管支鏡画像の対比

a-1：ガイドワイヤーを病変の関与気管支に通したまま伸展固定した切除標本の全体像．a-2：ガイドワイヤーにて沿って割を入れる前に刃があたりそうな staple line は外す．a-3：最初の割を入れた後．a-4：短軸断面，2 回目の割を入れた後．➡ はガイドワイヤーが通った痕．

b：a-4 の短軸断面に対応すると思われる EBUS 画像．➡ がプローブの transducer の位置，PA（肺動脈），Br（気管支）は a-4 と対応する．

c：長軸断面の拡大像．割面上も気管支鏡観察時に想定したように腫瘍近位では気管支の片方にのみ病変（＊）があるように見える．

d：c に対応する HE 染色弱拡像．腫瘍部（＊印）が気道を圧排している．

e-1：全周性に病変が存在してると予想されたすり鉢状狭窄部位の標本気管支鏡像．e-2：腫瘍近傍で片側性に病変が存在し，水圧で高さが変わったように見えた盛り上がり部分の標本気管支鏡像．e-1, 2 において，黄色点線（……）は c の長軸割面を切り出した 1st section の想定ラインを示す．

Ⅳ編　症例を突き詰める—診断のプロセスを学ぶ6症例

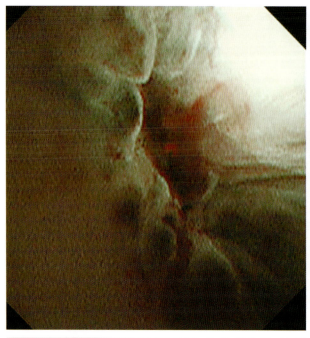 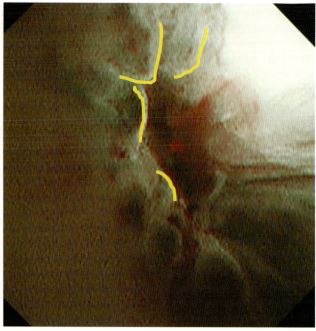

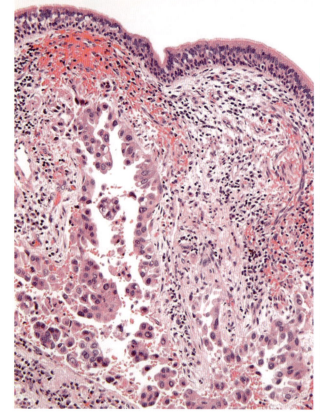 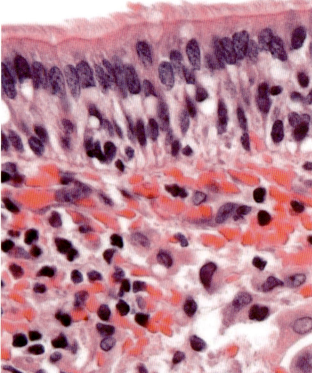

図5　すり鉢状狭窄部の気管支鏡画像NBIと病理対応

| a-1 | a-2 |
| b-1 | b-2 |

a：XP290で観察できる最も末梢の到達部で腫瘍にencaseされたすり鉢状狭窄部を示すNBI所見．狭窄を詳細に見ると内腔に凸の小隆起の辺縁は青白く光る線が見える．a-1は実像，a-2は着目している部分に黄色線でマークした．

b：気管支鏡画像と組織所見の対応から青白く光る線は正常上皮に見る線毛により狭帯域光が反射した現象を示すものと推測した．

対比

　病変の関与気管支を切り出すために摘出標本において XP290 で気管支鏡を施行し，手術前に生検した気管支にガイドワイヤーを挿入留置した．そのまま伸展固定した標本が図 4 の **a-1** である．ガイドワイヤーに沿ってナイフで切り出し（**a-2**，**a-3**），長軸割面を得た（**c**）．病変辺縁にある小空洞があるレベルで短軸割面を得た（**a-4**）．EBUS 画像（**b**）における腫瘍の形態，検査時に確認していた肺動脈（PA）の位置関係など対応できる．長軸割面において腫瘍へ進入してくる関与気管支の長軸割面（**c**）と標本内視鏡に見た片側狭窄，全周狭窄（**e-1**，**e-2**）などはうまく対応できている．標本内視鏡で見た気管支内腔への"盛り上がり"は，正常上皮がおおう病変そのものであったことが判明した．

　また，生体内において XP290 で最も末梢まで挿入してすり鉢状に狭窄を見たが，注水下の NBI 観察で隆起の尾根にあたる部分に青白い線状に光る部分が見えた（図 5，**a-1**，**a-2**）．時に注水でなびくように動くのが見えるが，気管支鏡所見と組織所見の対応から正常上皮における線毛による狭帯域光の反射を見ていると推測された（**b-1**，**b-2**）．

Case 5　V 次気管支まで確認できた右下葉 "pure GGN"

症例

70歳代，男性．主訴は右下葉異常陰影．他院で潰瘍性大腸炎の精査中に全身CTで右下葉に"pure GGN(ground glass nodule)"を指摘された．気管支鏡検査を施行するも診断に至らず，経過観察となった．約1年後にCT画像上ほぼ変化なかったが，再度精査希望され，当院紹介となった．CTで関与気管支があるため気管支鏡検査の適応と考えられた．

画像

胸部単純写真では病変の指摘は困難である（図1, a）．胸部CT水平断(axial)ではφ1.9×2.0×2.9 cmの境界明瞭な"すりガラス影"が右下葉 S^{10} に存在する．

頭側尾側にスライスを移動させてみると右 $B^{10}ciα$ が腫瘍内を通るのがわかった（b）．

矢状断(sagittal)CT（c）の赤い四角に相当する部分を拡大したのが図2である．図2には矢状断のCTを最も良い関与気管支と読んだ「$B^{10}ciα$」を中心にすぐ近傍のスライスを並べた．

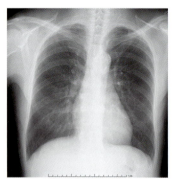 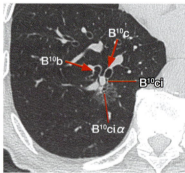 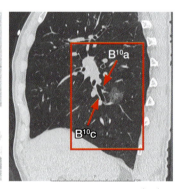

図1　胸部単純写真，胸部CT　　　　　　　　　　　　　　　　　　　　　　　　　　　　a｜b｜c
a：胸部単純写真．
b：胸部水平断(axial)CT では境界明瞭な"すりガラス影"が右下葉 S^{10} に存在し，$B^{10}b$ と $B^{10}c$ に挟まれている．$B^{10}ciα$ が腫瘍内を通る．
c：胸部矢状断(sagittal)CT では $B^{10}a$ と $B^{10}c$ に挟まれているように見える．

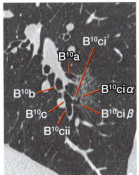

図2　矢状断(sagittal)CT　　　　　　　　　　　　　　　a｜b｜c

a, b, c の順に, 正中側から外側に連続的なスライスのCT像である. 各々のCTにおいて上下が頭尾, 左右が腹背方向に対応する. 中央のbで最も理解しやすいが, $B^{10}ci$ が水平に背側に伸びてすぐに頭側へ伸びる $B^{10}ci\alpha$ が生検にベストと判断された. a に pure GGN を →で示す.

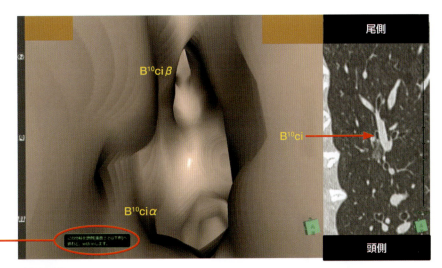

放射線技師からのコメント

この分岐を頭側(画面上では下側)へ進むと within します.

図3　SYNAPSE VINCENT による仮想気管支鏡像

目標とする"すりガラス影"のより中心に関与する気管支を SYNAPSE VINCENT(FUJIFILM Medical)の気管支鏡シミュレータにより作成し, 病変の直前に見る右 $B^{10}ci\alpha$ と $B^{10}ci\beta$ が見える. 気管支鏡を大きく回転せずに, $B^{10}c$ に down angle で挿入していったときに見える仮想気管支鏡画像である. 気管支の枝の名称は自動では記載されないため, 今回は実際のシミュレータ画像に枝の名称を書き足した. 右側には仮想気管支鏡の先端の位置でのCTの気道直交断面が出るようになっている. 右側のCTスライス面は仮想気管支鏡で見えている $B^{10}ci\alpha$ と $B^{10}ci\beta$ の分岐部の断面ではないことに注意していただきたい.

気管支鏡検査

　　CT枝読みでは右 $B^{10}ai\alpha xy$, $B^{10}ci\alpha$ が関与しており, $B^{10}a*$ が分岐した対側壁には広くGGNが接していると思われた. 前回の生検は $B^{10}a$ で施行したらしい. 心電同期CTで作成したナビはSYNAPSE VINCENT も DirectPath も $B^{10}ci\alpha$ のⅤ次分岐 α まで自動描出できていた(図3). 心電非同期では1次分岐手前までの自動描出であった. まず BF-XP290 で carina から右のみ観察した. $B^{10}ci\alpha$ の枝は確認できるも角度がきつく, down angle から up angle に変えて軸を一致させて(図4のスコープ反時計回転の部分)ブラシ1回, 生検2回施行した(図5, b：生検時の透視). 次に BF-P290 に入れ替え, $B^{10}c$ まで入れて, $B^{10}ci\alpha$ を確認しながら, やはり up angle でプローブ/GSを挿入できた. エコーでは高輝度が広い範囲に描出され, GGN内に transducer が存在していると思われた. 同部でブラシ, 生検を5回ずつ施行した. シース抜去後出血なく, 気道洗浄し, 検査を終了した(図4).

IV編 症例を突き詰める―診断のプロセスを学ぶ6症例

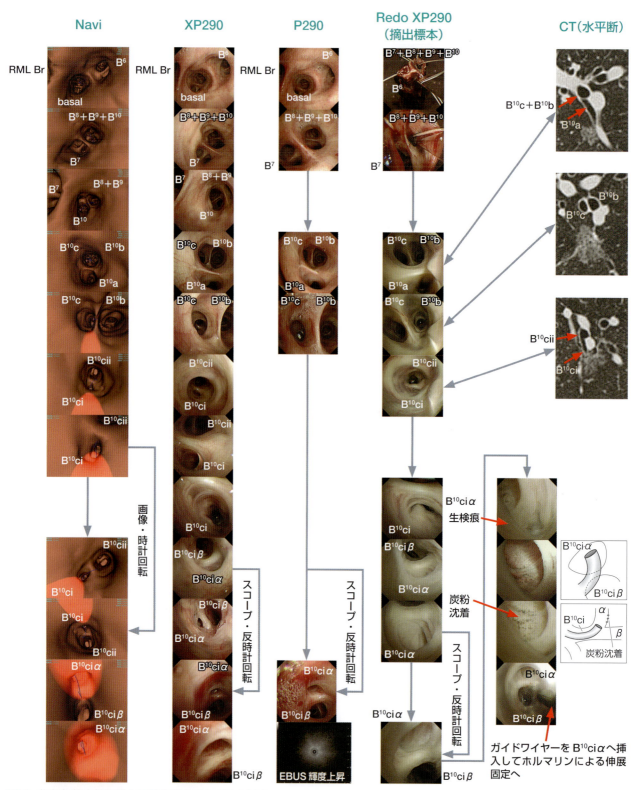

図4 仮想気管支鏡画像と気管支鏡画像とCTの対応
Navi：DirectPathによる仮想気管支鏡画像の代表的な分岐部写真．次数の順に並べている．
XP290：XP290の気管支鏡所見．関与気管支 $B^{10}ci\alpha$ が直接内視鏡観察可能のため極細径気管支用の生検鉗子で生検した．
P290：P290の気管支鏡所見．EBUS-GS法にてエコー輝度が上がったことでwithinの判断をした（最下段）．
Redo XP290：VATSでright lower lobeを切除し，摘出標本でのXP290による標本気管支鏡所見．生理食塩液を滴下しながら施行している．手術前の気管支鏡時には検索できなかった右 $B^{10}ci\alpha$ の内部も一部観察でき，生検の痕と思われる部分も観察された．標本の気管支鏡においては関与気管支の長軸に沿って切り出しを行うため，ガイドワイヤーを関与気管支に挿入し，臓側胸膜を貫通させておく．伸展固定後に気管支断端から関与気管支までガイドワイヤーに沿って切り出すことで全長にわたって観察できることを期待する．
CT：B^{10} の分岐を中心に示す．CT画面は左右反転して実際の気管支鏡画像と対応させた．
basal：basal bronchus．

生検結果

本例はXP290でGSを用いない直接生検2回，P290でEBUS-GS法にて5回生検施行した．XP290下の直接生検した2検体で腺癌の診断を得た(図6)．EBUS-GS法では血液成分が多く，組織はわずかに含まれているのみであった．

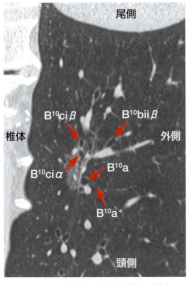 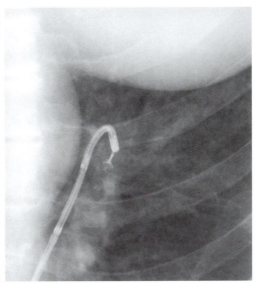 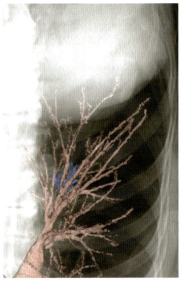

図5　CT，透視，気管支樹の対応　　　　　　　　　　　　　　　　　　　　　　　　　　　　　　　a｜b｜c

a：冠状断(coronal)CTを実際の気管支鏡検査のときの体位に合致するように180°回転させた像．すりガラス影の中心方向にB^{10}ciαが伸びているのがわかる．
b：XP290で生検鉗子を病変内で開いてる透視画像．
c：仮想気管支樹に病変部を青色でトレースした画像．

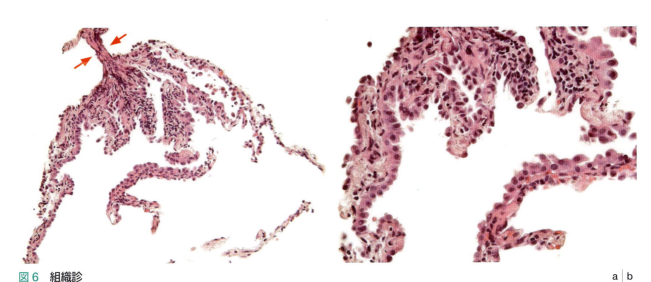

図6　組織診　　　a｜b

a：HE染色弱拡，b：HE染色強拡．
肺胞中隔に沿って核が腫大，N/C比の増した立方状の異型肺胞上皮が認められる．切片内では浸潤像は見られない．
adenocarcinoma with lepidic pattern, non mucinousと診断された．aで➡で示した部位は生検鉗子ではさみ込んだ痕を示す．

IV編　症例を突き詰める—診断のプロセスを学ぶ6症例

摘出標本の気管支鏡

　本例は clinical T2aN0M0, clinical Stage IB にて VATS lobectomy を施行した．摘出した右下葉を手術室内のサイドテーブルにて極細径気管支鏡にて生食滴下しながら，病変の関与気管支の検証を行った．最終的な関与気管支である B^{10}ciα の内部も一部観察できた（図4, Redo XP290）．B^{10}ciα の入口部を少し奥に入った部分で極細径気管支鏡下に生検鉗子を貫通させて生検した際にできた生検痕と思われる壁の変形を見た．切り出しのために関与気管支に，ガイドワイヤーを挿入留置してホルマリンによる伸展固定を行った．

対比

　図7では，得られた画像を可能な限り対応させてみた．まず矢状断 CT で関与気管支 B^{10}ciα が pure GGN 内を頭側に上行している部分を示す（図7, a）．気管支鏡を反転して up angle で B^{10}ci に入っていったことが最も理解しやすい CT である．この CT 画像が摘出標本で観察できるように，摘出標本において関与気管支にガイドワイヤーを通し，そのまま伸展固定した．固定標本をガイドワイヤーに沿って割を入れ，その割面を示す（b）．理解しやすいように B^{10}a にゾンデ挿入している．楕円形の腫瘍割面も見える．

　腫瘍近傍で関与気管支が変形して観察困難であった．したがって，B^{10}ci と B^{10}cii の分岐部対側を牽引し，B^{10}ci から B^{10}ciα へと続く部分も見えるように展開した（c）．ガイドワイヤーに沿ってナイフを走らせたが少しずれが生じたと思われたので，その面が出るように深くまで"面出し"してもらった．HE 染色マクロ像にガイドワイヤーが通過した痕跡を見る（d）．固定標本割面（b）に最も対応する HE 染色マクロ像（e）で，＊印は B^{10}ci を示す．その＊印の部分の拡大像（f）では B^{10}ci から B^{10}ciα に分かれるのがわかる．図7の下段の内視鏡所見は摘出標本の気管支鏡所見である（g〜i）．

　i の ➡ は極細径気管支鏡下に生検した際にできた生検痕と考えており，この深部が，ちょうど d の腫瘍部分であると予想される．

　さらに，固定標本の割面の拡大（図8, b），割の対側写真（図8, c）も示す．拡大写真で見ると，分岐を形成する spur に軟骨成分が存在し，矢状断 CT の拡大写真（図8, a）と対応できる．本例の最終病理診断は，invasive adenocarcinoma, lepidic predominant（lepidic 60%, papillary 40%）であった．Total size＝invasive size：3.4×1.7×1.3 cm, G1＞G2, pl0, pT$_2$a, ly0, v0, pa0, pv0, br0, pm0, pN0 であった．

Case 5 V次気管支まで確認できた右下葉 "pure GGN"

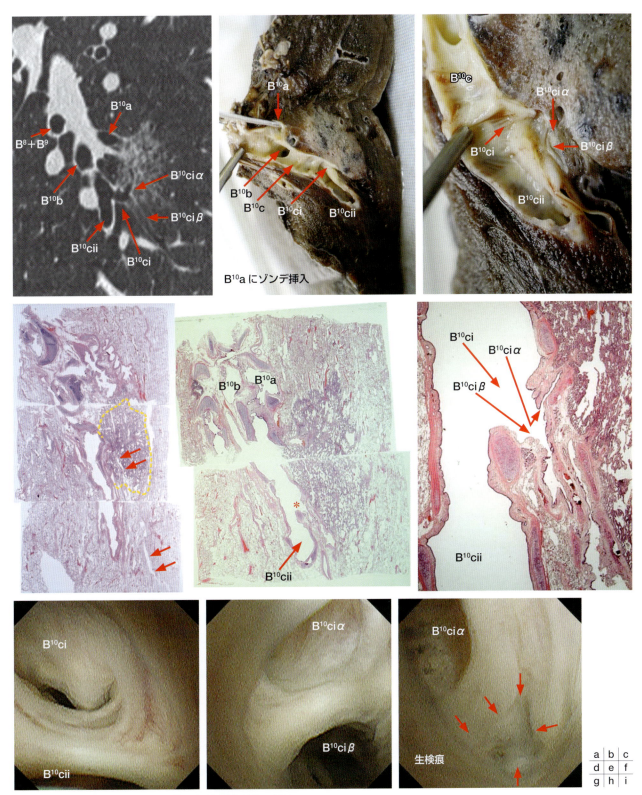

図7 CT，固定標本割面，病理像，気管支鏡所見の対比

a：CT 矢状断で関与気管支 $B^{10}ci\alpha$ が pure GGN 内を上行している部分．
b：固定標本をガイドワイヤーに沿って割を入れたその割面．楕円形の腫瘍割面も見える．$B^{10}a$ にゾンデを挿入している．
c：$B^{10}ci$ から $B^{10}ci\alpha$ へと続く部分も見るために鑷子で展開した．
d：ガイドワイヤーが通過した痕跡をみる割面の HE 染色マクロ像．➡ はガイドワイヤーによるアーチファクトと思われる．黄色の点線で囲んだエリアが腫瘍病変である．
e：固定標本割面 b に最も対応する HE 染色マクロ像で＊印は $B^{10}ci$ を示す．
f：$B^{10}ci$ から $B^{10}ci\alpha$ に入る部分の拡大像で，e の＊の部分である．
g〜i：摘出標本の気管支鏡所見で，i の ➡ は極細径気管支鏡下に生検した際にできた生検痕と考えており，この深部が，ちょうど d の腫瘍部分であると予想される．

387

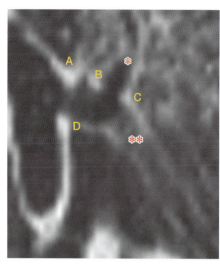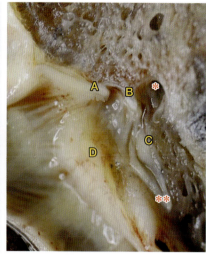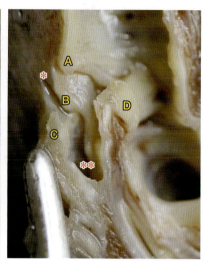

図8 CT矢状断，標本割面 $B^{10}ci$ の対比

a｜b｜c

a：CT矢状断の $B^{10}ci$ 以降の拡大写真である．固定標本の割面で見られる分岐のフレームを形成する軟骨に相当する位置にA，B，C，Dとマーキングした．

b：図7のcで示した固定標本の拡大割面である．

c：bの割を入れた対面の拡大割面である．a，b，cの対応から固定標本のB-C間が $B^{10}ci\alpha$ の入口部と再確認できる．

＊は $B^{10}ci\alpha$，＊＊は $B^{10}ci\beta$ を示す．

Case 6 Ⅵ次気管支から中枢へポリープ状の発育をした扁平上皮癌

症例

70歳代，男性．主訴は労作時呼吸困難．COPDフォロー中の近医にて胸部X線撮影され，左上肺野に異常陰影を指摘された．胸部CTにて1cm大の結節であった．2か月後，胸部CT再検され，2cm大に増大し，当院呼吸器外科に紹介受診された．胸部CT（造影）にて左上葉S^3に類円形結節を指摘され，ほぼ連続して上葉支周囲のリンパ節腫脹を見た．CTの枝読みでは左B^3cに閉塞が生じていると予想され，気管支鏡検査を施行した．

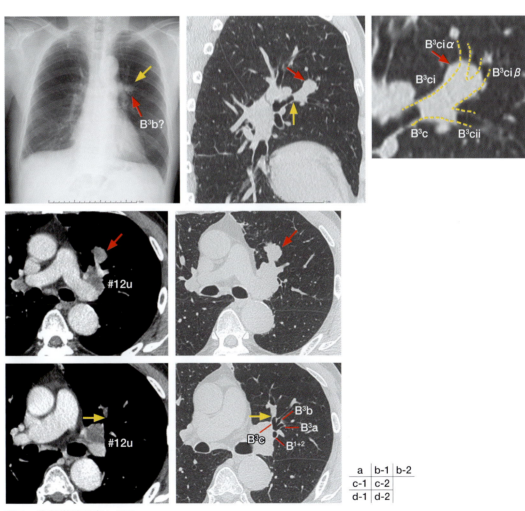

図1 胸部単純写真とCT

a：胸部単純写真正面像では左肺門に結節を見る（→）．B^3b?の正接像が見える（→）．
b：矢状断CT．b-1：B^3cに閉塞を見る（→）．腫瘍本体はB^3ciから発生し，中枢側はB^3cまで進展している．b-2：局所の拡大写真．想定される気管支壁を黄色点線でトレースしてみた．B^3ciの末梢気道の連続性からB^3ciの径は開大しているように見え，膨張性に発育している印象をもつ．増殖の中心はB^3ciが$B^3ci\alpha$と$B^3ci\beta$に分岐するところでⅣ〜Ⅴ次気管支に移行するあたりと想定される．
c：主病変（→）のレベルの水平断CT．c-1：造影縦隔条件．上葉気管支周囲リンパ節#12uが腫脹している．c-2：造影肺野条件．
d：B^3cで閉塞（→）がわかるレベルの水平断CT．d-1：造影縦隔条件．d-2：造影肺野条件．

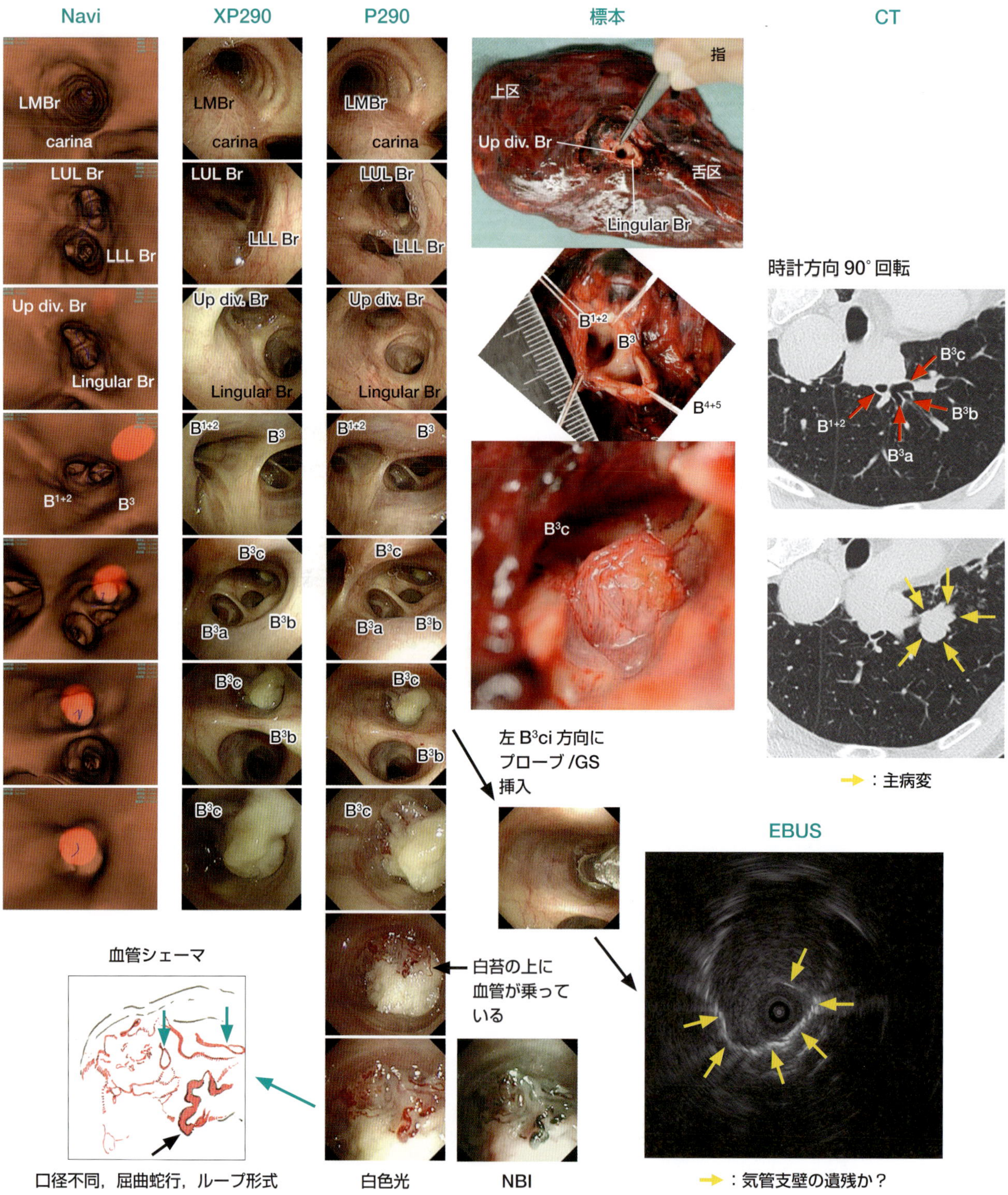

図2 Navi，XP290所見，P290所見，標本，CTの対応

Navi：DirectPathによる仮想気管支鏡画像．**XP290**：極細径気管支鏡で左上葉B³cで白苔をかぶった病巣による閉塞を見た．
P290：細径気管支鏡に入れ替え，同様にB³cで病巣を確認．腫瘍の一部が視認され，口径不同，走行異常を伴う腫瘍血管を見た．理解しやすくするために，P290白色光で観察した最下段にみる「血管シェーマ」を描いた．ここで着目しているのは➡で示す目立つ血管である．この1本をトレースすると太くなったり，細くなったりして，口径不同があり，走行は曲がりくねっている．これは腫瘍の血管を示すと思われる．また，➡のようにループ形成する血管もある．正常では存在しない所見である．CTから推定された病巣の方向B³ciと思われる方向にプローブ/GSを挿入し，既存の気管支壁を外に押し広げているかのように見える高輝度線状構造（➡）をEBUSで確認した．
Redo XP290：摘出標本である左上葉の気管支断端にB¹⁺²，B³，B⁴⁺⁵を確認し，B³c方向へ気管支長軸に沿って切れ込みを入れ，polypoid growthした病巣表面を露出させた．
LMBr：left main bronchus，LUL Br：left upper bronchus，Up div. Br：upper division bronchus，Lingular Br：lingular bronchus（lower division bronchus）．

画像

　胸部単純写真の正面像では，左肺門に tangent に走る B^3b と思われる気管支の頭側に肺動脈の連続性とは異なる結節性陰影を見る(図1, a)．CT からの枝読みでは胸部単純写真で B^3b と想定された枝は本例では B^3cii であった．CT 矢状断では B^3ci から B^3c，B^3cii 方向に気管支内を充填させるような発育をする腫瘍の存在を疑った(図1, b-2)．造影 CT では，主病変とほぼ連続しているように見えるが，上葉気管支周囲のリンパ節(＃左 12u)の腫大を見る(図1, c-1，d-1)．

気管支鏡検査所見，EBUS，CT，切除標本の対応

　図2に気管支鏡検査所見を中心に対応を示す．極細径気管支鏡 XP290 で左上葉の上区に入り，B^3c で白苔を被った病巣による閉塞を見た．細径気管支鏡 P290 に入れ替え，同様に B^3c で病巣を確認し，吸引により白苔を除去できるか試みた．腫瘍の一部が視認され，表面に口径不同，走行異常を伴う腫瘍血管と思われる横走血管を多数見た．CT から推定された病巣の方向，B^3ci と思われる方向にプローブ /GS を挿入した．既存の気管支壁を外に押し広げているかのように見える高輝度線状構造(→)を EBUS で確認した．図3に示すように細胞診，組織診ともに扁平上皮癌であった．左上葉切除術を施行した．標本の気管支断端に B^{1+2}，B^3，B^{4+5} を確認し，B^3c 方向へ気管支長軸に沿って切れ込みを入れた．白苔を鑷子で除去し，polypoid growth した病巣表面を露出させた．病巣を生理食塩液で水洗しているときに気づいたが，表面はイソギンチャクの触手のような非常に長い絨毛様構造をしていた．

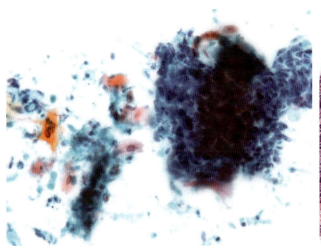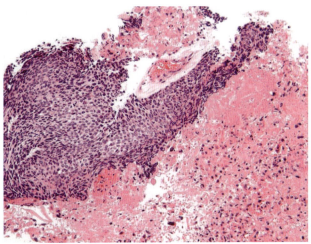

図3　細胞診，組織診　　a｜b

a：細胞診陽性，推定診断：squamous cell carcinoma．多くの壊死物質を背景に，ライトグリーン～オレンジGに濃染する細胞質に，核クロマチンは粗顆粒状～濃縮状に増加する異型細胞が集塊状～散在生に多数出現している．それらの異型細胞の中には，高光輝性の細胞質を有するものや，多彩な形態を示すものが多く含まれている．

b：組織診：squamous cell carcinoma．気管支上皮部分で核クロマチンの増した N/C 比大の扁平上皮系と考えられる異型細胞の極性を失った増生に置き換わっている．壊死を伴ってシート状胞巣を形成して増生している．

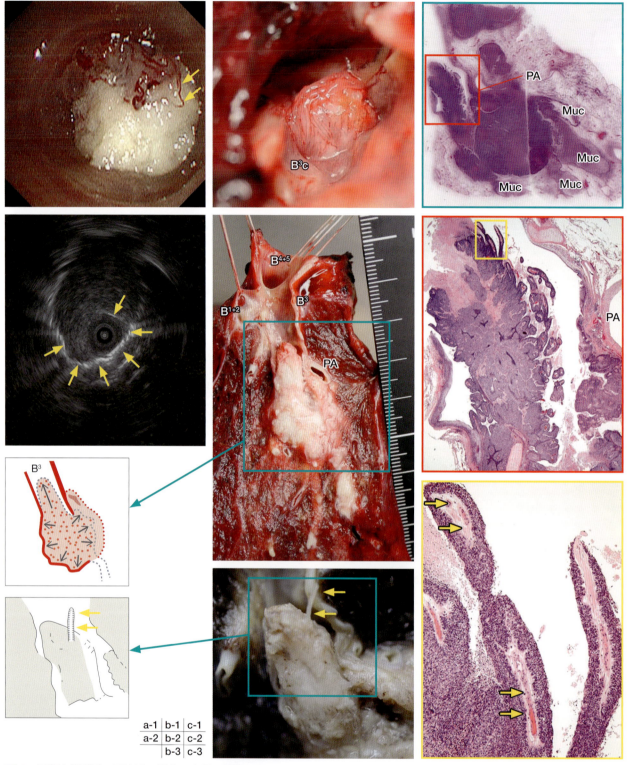

図4 気管支鏡所見, EBUS, 標本, 病理の対比

a-1: P290 による気管支鏡所見: B^3c 閉塞部で白苔の上に血管が乗っている. 1本1本の血管は口径不同, 走行異常ありと判断した. **a-2**: B^3c から B^3ci 方向へプローブ/GS を挿入して得られた EBUS 画像で黄色矢印は気管支壁と考えている.

b-1: 摘出標本の B^3c に露出する polypoid lesion. **b-2**: 摘出標本の B^3c に沿った長軸割面. CT で見たように polypoid lesion の深部には円形に発育している部分があった. 左シェーマに示すように既存の気管支壁を外に圧排して増殖している. また腫瘍内部に示す点線は遺残する既存気管支壁である. **b-3**: 固定標本において多数の絨毛構造を見るが, 1本だけ長さを確認するために強調した写真を撮った (→).

c-1: HE 染色 (hematoxylin and eosin stanining) マクロ像で, 割面 b-2 の青枠に一致する範囲を示す. Muc は粘液栓 mucous plug を示す.

c-2: c-1 の赤枠範囲の拡大像. **c-3**: c-2 の黄色枠範囲の拡大で, 絨毛様構造物内に固有の間質を有し, 血管が目立つ. この絨毛1本1本が腫瘍であった.

対比

後方視的にみると白苔の表面にも横走血管が乗っており（図4, a-1 の ➡），長い villous structure の間質内にある血管が透見され，1本1本の"繊毛様構造物"が乗っていたことが病理で判明した．EBUS では既存の気管支壁を外に押し広げているかのようにみえる高輝度線状構造（➡）を見た（a-2）．摘出標本では白苔を除去し，polypoid growth した病巣表面を露出させた（b-1）．B³c の長軸に沿って割面を入れた（b-2）．固定標本において，どれくらい長いかをはっきりさせるために，villous 状のものを1本立てて写真を撮ってみた（b-3）．割面肉眼像（b-2）の青枠に相当すると思われる HE 染色マクロ像（c-1）では，polypoid growth する病変とその深部で気道内を充塡し押し広げているように見える円形腫瘍，その末梢の粘液栓（mucous plug）のある気道を見る．polypoid lesion（□）の拡大（c-2）では表面に villous に増生する固有の間質をもつ構造を有し，その拡大（□）では明らかな血管を見る（c-3）．

COLUMN

切除標本に対する生理食塩液浸水法による気管支鏡観察

極細径気管支鏡で末梢性肺腫瘤に近づいていくと狭窄などの直接所見を観察できる場合がある．気管支鏡所見と病理所見の対比を可能にするために実施している方法を紹介する．

① 区域切除，葉切除した摘出標本の気管支断端に支持糸を数本かける．糸は5〜10本ぐらいになることもある．

② 広い口径のタッパー内に標本を入れて，支持糸をペアン鉗子で把持し，ペアン鉗子をタッパーの外側に吊り下げる．放射状に貼られた支持糸の牽引力により気管支断端が上を向いた状態で標本が吊り上がる．

③ 極細径気管支鏡には生理食塩液（生食）500 mL をつないだ点滴ルートを鉗子孔に接続しておく．

④ 気管支鏡で，まず生食を流さないで目的とする気管支に入っていく．

⑤ 気道内の粘液や気道虚脱にて視野が確保できないときは，生食を必要最小限のスピードで滴下させる．

⑥ 急に視野はよくなり，末梢気道に入っていけるようになる．

⑦ 手術前の気管支鏡検査で生検した枝，直接所見のある枝にきたら，気管支鏡の鉗子孔にインサーターと呼ばれる外套を経由して，ガイドワイヤーを誘導し，関与気管支に挿入留置する．

⑧ ガイドワイヤーが抜けないように少しずつ押し込みながら，気管支鏡を抜去していく．標本は気管支断端をガイドワイヤーごと絹糸で結紮固定する．区域支レベルで結紮することが多い．

⑨ ホルマリンによる伸展固定をする．習慣的に臓側胸膜経由で 18 G ピンク針を刺して点滴セットを利用して時間をかけて伸展固定している．気管支断端からも可能である．

⑩ 固定後翌日，ガイドワイヤーに沿って専用ナイフで切り出しを行う．円形に束ねたワイドワイヤーを直線化し，両端を強く牽引してもらい staple line に当たらないようにする．

● 注意点

ガイドワイヤー先端は柔軟性があり，気道を傷つけることはないが，臓側胸膜を貫通させることは困難である．したがって，ガイドワイヤーの手前の硬いほうから気管支内に挿入し，臓側胸膜を穿通させたガイドワイヤーを円形に巻いて跳ねないように結紮固定している．ガイドワイヤー手前の硬い端の近辺もしっかり樹脂コーティングされていると思われるが，使用前に目視と触診で鈍であることを確認しておくべきと思われる．鉗子孔の内面を損傷することがあってはならないからである．ガイドワイヤーの取り扱いは通常通りであるが，標本に対する気管支鏡検査であっても再利用してはいけないと思われる．切り出しでナイフが走るときに樹脂コーティングは削げ落ち，その部分で気管支鏡鉗子孔の内面を傷つける可能性が危惧される．一方で標本に与える影響としてガイドワイヤーが貫通したアーチファクトが残る．事前に病理医に許可を得ることと，どのような操作を加えたか詳細に病理伝票に記載しておくべきと思われる．標本から得られる情報を共有し，新しい知見を集積して行くことは大切であるが，患者に不利益がないように十分配慮し，器具の取り扱いに注意している．

付録

1 EBUS-TBNA 押さえておきたい手技のポイント

◆ EBUS-TBNA における超音波画像の描出過程でのコツ

　EBUS-TBNA(endobronchial ultrasound guided transbronchial needle aspiration)は，気管支周囲リンパ節を代表とする気管支壁外病変から細胞・組織を回収する手技として，一気に普及してきた．しかし，きれいな EBUS 画像を得るためには，どの順番で，どこに注意をしながら超音波検査を進めていくか，という課題には，施設ごとで違いがあるように推測される．

　本項では，この課題に対する，われわれの行っている EBUS 画像の撮り方を step by step に説明していく．超音波観測装置としては，EU-ME2, PREMIER PLUS(オリンパス)を中心に述べる．

1）B モードの観察

　経口または気管挿管下にスコープを気管・気管支内に誘導する．膨らんだバルーンが内視鏡画面でわずかに見えるまで生理食塩液を注入し膨らませる．

　気管支鏡の up angle をかけて対象病変に隣接する気管・気管支にバルーンを接触させ，気管支鏡先端を<u>左右に回旋させながら</u>コンベックス型探触子を走査し，対象病変の最大割面を得る角度を決める．

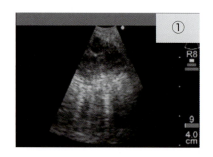
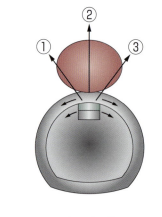
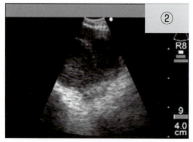
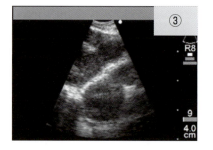

気管支鏡の up angle をかけた状態で，①→②→③に，また③→②→①に気管支鏡先端を左右に回旋させ，対象病変の最大割面を得る角度を決める．
(Kurimoto N, Fielding D, Musani A：Endobronchial ultrasonography. p33, Wiley-Blackwell, 2011 より)

◆ tissue harmonic imaging で観察

　通常の 10 MHz での観察後，tissue harmonic imaging(THI)で観察する．EU-ME2 では tissue harmonic echo(THE)と呼んでいる．タッチパネル上 THE の R(resolution を重視した画像)または P(penetration を重視した画像)を押す．THE では病巣などから返ってくる超音波のアーチファクトを軽減し，より鮮明な画像を見ることができる．THE により，対象病変の特徴ある内部エコーを観察できた画像を記録しておく．EBUS すべての手技で共通することであるが，画像の動画を記録をしておくと見直しのときに大変有用である．

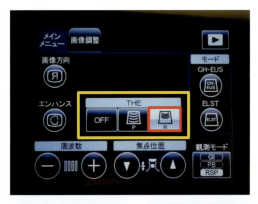

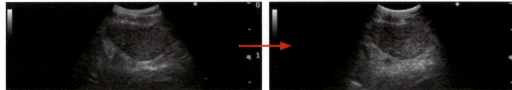

通常の B-モード　　　　　　　　　THI(THE)の resolution mode
　　　　　　　　　　　　　　　　　リンパ節内が鮮明に見えている．

2) ドプラモードの観察

　ドプラモードでは，血流の流速を画像化するカラードプラと，血流の流量を画像化するパワードプラがある．リンパ節内外の血流は流速が遅い血管も多く，その評価にはパワードプラを用いてきた〔EU-ME2 では H-FLOW(パワードプラ に方向性を持たせた)があり，より詳細な検討が可能である〕．

　まずは，ドプラモードを最良の状態に調整する．見たい対象病変の最大割面を出した状態で，フローゲイン(B モードのゲインとは違うもの)をノイズが十分でるまで上げて，ゆっくり下げてノイズがちょうど消えたフローゲインがベストの状態である．各症例でドプラモードで観察する初めにこの調整を行うべきである．フローゲインが低いと見えるべき血管も見えていないわけである．

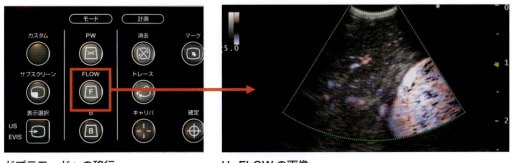

ドプラモードへの移行　　　　　　　H-FLOW の画像

付録

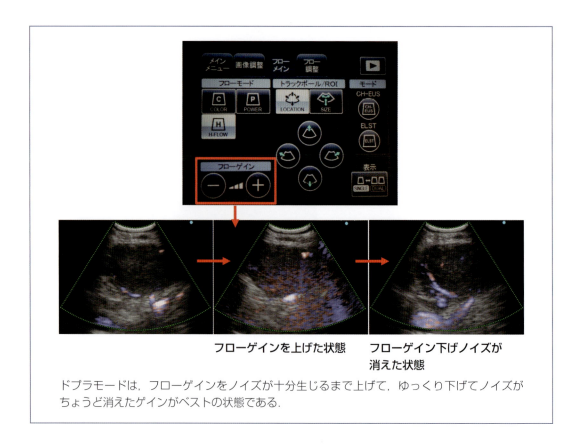

フローゲインを上げた状態　　フローゲイン下げノイズが
　　　　　　　　　　　　　　消えた状態

ドプラモードは，フローゲインをノイズが十分生じるまで上げて，ゆっくり下げてノイズがちょうど消えたゲインがベストの状態である．

　ドプラモードでは，① 針の通過経路に気管支動脈などがないこと，② 対象病変内の血管形態，などを見る．①は，病変手前の気管支壁外と病変との間に気管支動脈などがないことを確認する．気管支動脈などがない領域を同定し，その位置を穿刺する．②の病変内の血管形態は，穿刺すべきリンパ節内領域の判定に用いている．病変内の血管が，屈曲蛇行し増生している領域を穿刺するようにしている．リンパ節内の辺縁領域で血流が多い領域に腫瘍細胞が多いと推測している．また，ドプラモードで血流がほとんどない領域は，壊死が多い可能性が高く，EBUS-TBNA 後の感染の可能性があり，なるべく穿刺しないようにしている．

　ドプラモードで，病変内の血管が直線状に走行していない，つまり屈曲蛇行している場合は，血管は点状に孤立して見える．よく見える血管に着目し，その血管を追うようにして評価することがポイントである．

　PET などで穿刺する予定のリンパ節の位置を決めておき，実際の EBUS-TBNA 施行時に B モード，ドプラモードで穿刺すべきリンパ節を最終決定する．

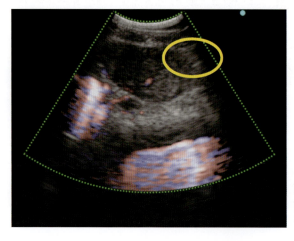

ドプラモードでは，病変手前の気管支壁外と病変との間（◯）に気管支動脈などがないことを確認する．気管支動脈などがない領域を同定し，その位置を経路として穿刺する．

ドプラモードで，病変内の血管が直線状に走行していない，つまり屈曲蛇行している場合は，血管は点状に孤立して見える．よく見える血管に着目し，その血管を追うようにして評価することがポイントである．

3) エラストグラフィの観察

エラストグラフィでは，Bモードで見えている領域でROI (region of interest) の範囲を，心拍動などにより画像化している．硬い病変は変形しにくく，軟らかい病変はよく変形する．変形の少ない硬い組織を青色に，変形が多い軟らかい組織を緑色や赤色に色づけされる．

エラストグラフィのタッチパネルを押し，トラックボールで対象病変とその周囲組織が若干入るようにROIを決める（できれば周囲の脂肪組織を入れたい）．よいエラストグラフィの画像を得られるかどうか，少しの間待つ．フリーズさせ，超音波観測装置にフリーズされる前の記録されている静止画の中から最も緑色が多い画像を選ぶようにしている．穿刺部位の選定にエラストグラフィは役立つ可能性があると考えられている．

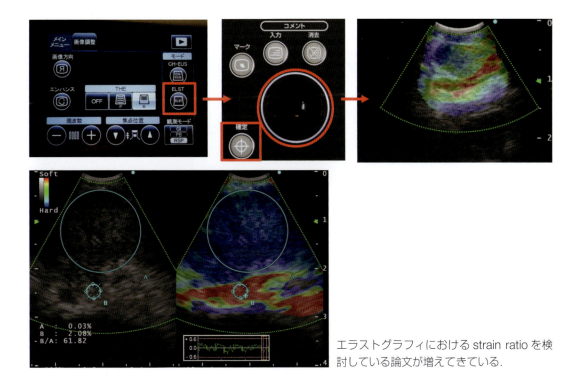

エラストグラフィにおけるstrain ratioを検討している論文が増えてきている．

付録

EBUS-TBNA における穿刺のコツ

EBUS-TBNA の手技で最も高いハードルは穿刺できるかどうかであろう．消化管壁と異なり気管・気管支壁には軟骨があり，穿刺時に軟骨に当たると穿刺ができないことがある．また穿刺針の中に軟骨が入り十分な細胞・組織が回収できないことがある．

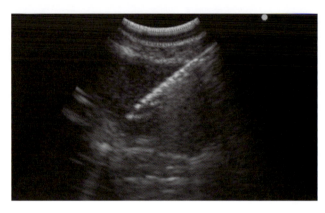

リンパ節内に穿刺されている針が明瞭に描出されている．

何とか気管支軟骨を避けて穿刺できないか．われわれは EBUS-TBNA を始めた当初から検討してきた．穿刺針の外筒を気管支壁に押しつけておいて，スコープを奥から手前に引き，穿刺針外筒先端を上皮表面で滑らせながら軟骨間にはめる"外筒法"が有用であることに気づいた[1]．この手技の利点には，気管支鏡画面が見づらい場合でも，EBUS 画面のみで穿刺ができることも挙げられる．EBUS-TBNA 穿刺場面での気管支鏡所見は喀痰，出血などで見えなくなっていることが多いため，この手技は大変有用である．

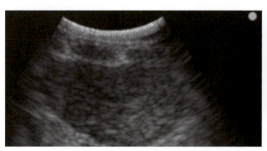

気管支軟骨が明瞭に描出されている．

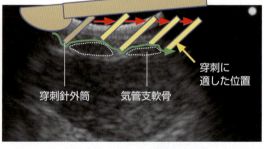

穿刺針の外筒を上皮に押しつけた状態でスコープ自体を手前に引くことで，外筒を軟骨間に誘導する．

---

1) Inoue T, Kurimoto N, Furuya N, et al : New technique for endobronchial ultrasound-guided transbronchial needle aspiration to improve diagnostic yield. J Bronchology Interv Pulmonol 20(1) : 28-32, 2013

1 EBUS-TBNA 押さえておきたい手技のポイント

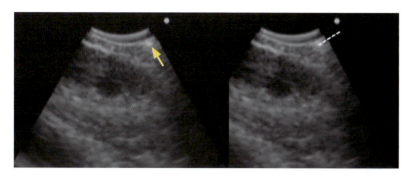

25Gの穿刺針の場合は，穿刺が容易である場合が多い．穿刺対象の最大割面で，穿刺針の外筒を気管支壁が少し凹む程度に押し出し固定する．外筒の先端（→）がEBUS上かろうじて見えている．

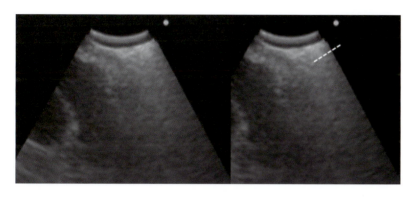

助手はスコープを口元で把持し，術者は穿刺針を押している．EBUS像が見えにくくなったら，穿刺針を少しずつ引きEBUS像が見え始めるところで引くのを止める．穿刺対象がずれていないことを確認し，再び穿刺針を押す．

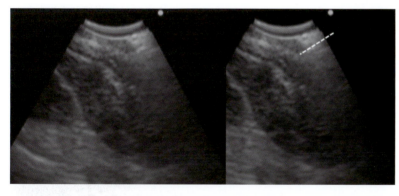

術者が針を押すときに，助手は口元で把持したスコープをわずかに押す．左図では，穿刺針先端が気管支壁を越えたところである．

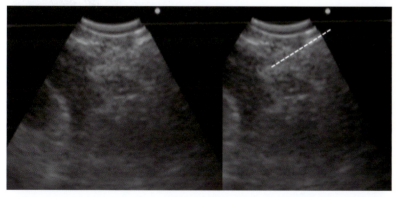

術者が針を押すときに，助手は口元で把持したスコープをわずかに押す．左図では，穿刺針先端がリンパ節皮膜を越えたところである．

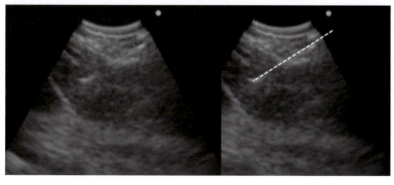

左図では，穿刺針先端がリンパ節中央部に位置させ吸引をかけて，進退を繰り返していく．25G穿刺針のため針の描出が若干悪いが，穿刺は容易な場合が多い．

付録

　対象病変の中央部に穿刺した後，stylet を抜き back lock シリンジを穿刺針に装着し，吸引をかける．続いて，穿刺針は引くことから始める．針を引いてきながら EBUS 画像上で穿刺針の先端も手前に戻ってきていれば，針の先端が見えていると判断できる．続いて穿刺針を押して対象病変の中央を少し越えたあたりで止める．その位置で，気管支鏡を左右に回旋し，EBUS 画像で穿刺針の全長が高輝度に見えるスコープの角度を探す．多くの場合，穿刺針は若干曲がりながら気管支壁を越えて刺入されており，EBUS で見えている針は全長が見えていない可能性がある．そのためスコープの回旋に伴い超音波ビーム幅を回旋することで，曲がった穿刺針の先端が EBUS で見えるようになることを多く経験する．穿刺後に行うべき操作である．われわれは，穿刺針の方向が確定後，穿刺針の進退を 7 回程度行っている．

　進退を繰り返した後，穿刺針先端は最初の病変の中央部に戻しておく（患者のせき込みなどで穿刺針が抜けないように）．back lock シリンジを穿刺針からはずした後，穿刺針を抜く．気管支内腔での止血を確認後，EBUS でリンパ節周辺に出血の所見（点状高エコーが増えてくる）がないことを確認する．

2 気管支鏡手技（通常観察・EBUS-GS）の標準化に向けて

　ものづくりや手技などにおける品質管理では，まず現状を把握し，問題があれば解決・対策を行い標準化していく道筋が大切である．気管支鏡手技においても同様であり，現時点の筆者の気管支鏡手技を書き出してみた．筆者自身も問題の解決・対策立案などを今後も行い，絶えずよりよい手技にしたいと考え続けている．先生方もそれぞれ標準化した手技をお持ちと思うが，少しでも参考になり役立つことを願っている．

1) 検査前の準備

- 気管支鏡検査をする必要がある病態かどうかを考える．
- 気管支鏡を受けることができる全身状態かどうかを考える．
- 抗凝固薬などの有無を確認し，中止すべきかどうか処方医と相談する．ヘパリン化の必要の有無を処方医と相談し判断する．
- 気管支鏡検査の中で，どの手技を行うか決める．
- 準備する機器（気管支鏡，処置具，超音波プローブなど）を決める．
- 気管支鏡を操作する術者，助手を決める．
- 肺末梢病変への気管支鏡検査の場合，CT 画像からの枝読み，virtual bronchoscopic navigation による誘導気管支を明らかにする．複数の気管支が病変に入っている場合，どの気管支が最も到達・検体採取に向いているか順位をつけておく．枝読みの場合，紙に枝読み図を描いておく．
- 亜区域支程度までに存在する気管・気管支病変の観察では，太径スコープ（6 mm 前後の直径）で白色光観察，AFI 観察，NBI を行えるように気管支鏡を準備しておく．

① 気管支鏡室での準備

- 検査につく看護師，放射線技師，医師らに，検査の目的，注意点，合併症などについてブリーフィング（短時間の情報共有；当院では 3 分程度）を行う．
- 気管支鏡，超音波プローブ，処置具，ガイドシース（GS）キットなどを使用できる状態に準備しておく．

② 咽頭・喉頭麻酔前の確認事項

- 患者に名前と生年月日もしくは名前のみを述べていただき，リストバンドで ID の確認をする．
- リドカインアレルギーの既往の有無を確認する．
- 既往歴，中止薬剤などの確認をする．
- 患者のバイタルサイン，SpO_2 などを測定する．

2) 咽頭・喉頭麻酔（額帯鏡を用いた場合）

- 4％リドカイン 5 mL を用意しておく（各施設で濃度，用量の違いあり）．
- 患者に椅子に深く座ってもらい，少し前かがみで背筋を伸ばして対面してもらう．
- 麻酔を行う医師は，装着した額帯鏡からの光が患者の口腔内・口蓋垂の方向に向いていることを確認する．
- 患者自身に舌先端を右手で摘み下方に引いてもらう．患者が右手で引くと左口角あたりに空間が

取れ，Jackson スプレーの操作が容易になる(医師が右利きの場合).

・最初は，リドカインの入った Jackson スプレーのノズル先端を口蓋垂周囲に向けて 2～3 回スプレーを行う.

・医師は左手に間接喉頭鏡(ミラー)を持ち，ミラー部位を患者の右口角から口腔内に誘導する. 左第 5 指を頬にあてるようにしながら，持った間接喉頭鏡の先端のミラーを口蓋垂にあて頭側に少し押す感じで，ミラーの中に喉頭，声門が見えるように位置・角度を調整する.

・右手のスプレーのノズル先端を咽頭にゆっくり入れ，患者の吸気に合わせ咽頭喉頭に 4 回程度スプレーをし，ミラー，スプレーを一度口腔から出して 20～30 秒程度の休憩をとる. このスプレーを繰り返し，全体の半量(当院では 4% リドカイン 2 mL 程度)をまず噴霧する.

・続いて，ミラーを見ながら Jackson スプレーのノズル先端を喉頭蓋の背側面に引っ掛け手前に引いてくると，ノズル先端が声門に向かう. やはり，患者の吸気に合わせ喉頭・声門に向け 4 回程度スプレーをし，20～30 秒程度の休憩をしながら繰り返し使用予定のリドカインを噴霧する.

・患者の SpO_2 を含めバイタルサインを測定する.

・患者はふらつくことがあるので，検査台までは寄り添って移動する.

① 検査室入室―検査直前(咽頭喉頭麻酔の部屋から移動した場合)

・患者に名前と生年月日もしくは名前のみを述べてもらい，リストバンドで ID の確認をする.

・仰臥位とし，患者の頭はなるべく術者の近くになるように寝てもらう.

・患者の鼻・口が術者の前腸骨棘の高さ程度になるようにベッドを調節する.

・鎮静薬を使用する前に，マウスピースをくわえてもらう(首の後ろを回す固定具はきつすぎないように).

・生理食塩液，薬液などが目に入らないようにガーゼで目覆いをあてる(ゴーグルを用いると，患者の目がみえ，アイコンタクトが可能な場合があり有用である).

3) 気管支鏡検査開始―気管支内腔観察

・気管支鏡画像の構造強調が，白色光で A5，NBI で B8 になるようにしておく.

・気管支鏡(スコープ)のハンドル部の比較的下部を握る. up/down angle レバーを第 1 指の末節骨中央部あたりで操作でき，掌に空間をつくれるように握る.

・術者はスコープを直線化しながら，右手第 1～3 指でスコープ先端から 5 cm 程度のところを把持して口腔内に誘導する. 以後，右手第 5 指を患者の頬にあてながらスコープを出し入れする.

・スコープは右口角から口腔内・咽頭の正中から少し右側を通過するようにする(右利きの術者が右頬に第 5 指を固定するので右口角から右側を通るようにする).

・経鼻で入る場合は，⇒ p5-6 を参照のこと.

・喉頭の声門手前から声門にかかるように，1% リドカイン 1 mL を気管支鏡の鉗子口から 2 回程度注入する.

・気管に入ったら，気管下部 1/3 あたりで 1% リドカイン 1 mL を 1～2 回注入する.

・病変のない健側の気管支から観察を開始する(たとえば，右に病変があれば，左気管支から観察する).

・(左気管支から観察する場合)左主気管支で 1% リドカイン 1 mL を 1 回注入する. 続けて左上葉支，左下葉支にそれぞれ 1% リドカイン 1 mL を 1 回注入する. その後に気管支の観察を B[1+2](B[1])より開始する.

・観察は B[1+2] から B[10] にかけて番号順に亜区域支が見えるように観察・静止画の記録を行う.

・スコープは絶えず気管支内腔の中央を移動するように心がける. スコープ先端を次の分岐の bifurcation(spur)に向けて進め，bifurcation(spur)に接する手前で向かうべき気管支に方向転換

する．bifurcation(spur)と反対側になる壁の手前に死角ができる場合，スコープを少し手前に引き観察する．

・撮影時，気管支分岐部を画面の片隅に入れるように心がけると，検査後に気管支鏡所見を見直すときにオリエンテーションがつきやすい．

・気管支鏡所見がある場合，白色光での遠景像，中間像，近接像の3種類をとる．

・遠景像では周囲気管支上皮の状態(肥厚，萎縮などの有無)の観察，病変の全体像の把握をする．

・中間像では白色光・NBIで観察し，複数血管の分布が均一か不均一か，分布が均一か不均一かを評価する．NBIで観察する場合，生理食塩液を5〜10 mL程度注入して病変近傍に貯めることができれば生理食塩液下観察をすべきであり，ぜひ試みてほしい．

・近接像では白色光・NBIで観察し，1本の血管に拡張・蛇行・口径不同があるかどうかを評価する．

・患側の観察も各葉気管支(右側であれば上葉支，中葉支，下葉支に1%リドカイン1 mLを1回注入する．そののちに気管支の観察を$B^1(B^{1+2})$aより開始し最後のB^{10}cに向かう．

4）肺末梢病変に対する EBUS-GS 法

① 準備

・検査前に，ガイドシース(guide sheath：GS)キットを開き，GS，ブラシ，biopsy forcepsの準備をしておく．

・ブラシ，biopsy forcepsにストッパーを装着し，ブラシ，biopsy forcepsそれぞれGSに挿入し，ブラシの外筒の先端がGS先端にちょうど位置するように，またbiopsy forcepsでは開いたcupがGS先端になるべく近いように(cupの手前のヒンジがGSからちょうど出た状態)なるようにストッパーの位置を調整する．

・最後に超音波プローブをGSへ入れ，探触子の近位端(先端と反対側)がGS先端から2.5 mm離れる位置にしておき(このようにした探触子の中心の位置は生検鉗子のcupが閉まる位置である)，GSの近位端の出口とプローブを同一テープで一緒に固定する(この固定で一体化したプローブとGSをプローブ/GSと表記するようにしている)．

・超音波プローブをプローブ駆動ユニットに接続するとき，超音波観測装置のactiveを切った状態で行う(故障を起こりにくくする)．接続後，activeボタンを押しactiveにする．接続がうまくいっていたら「frequency：20 MHz」の表示が超音波画面に現れる．

・検査前にフリーズを解除しradial scanを行うと，プローブ挿入部の外壁における反射である多重の円エコーを確認できる．この多重円エコーが見えない場合，超音波探触子の表面の媒体内に気泡が存在している可能性が高い．

・対処法としては，水銀体温計の水銀を戻す要領で，プローブ先端に指をあて強く振ることで，気泡を探触子の表面からプローブ先端から離れる方向に移動させることができる場合が多く，フリーズを解除しscanすると多重円エコーを確認できるようになる可能性が高い．

・超音波観測装置の設定で押さえておくべきポイントは，① 方向(超音波画像を見ている方向)をinverse(プローブの手前からプローブ先端の方向に向かって輪切り像を得る)にする，② 観測モードをRSPにする，③ I(image)は1にする，④ gain，contrastをいつも一定にする，⑤ STCは0に合わせる，などに注意する．

② スコープの誘導

・左右気管支の観察が終了したら，病変のある葉気管支の手前まで戻り，枝読み図またはvirtual bronchoscopy navigation(VBN)を提示してくれる助手(第1助手)の指示を待つ．
第1助手は，枝読み図(気管支鏡のモニターの画像のすぐそばに位置させる)，VBN(気管支鏡の

モニターの近くに置く，気管支鏡と同一モニターに映ればよりよい）を回転しながら，気管支鏡所見のモニター上で進むべき気管支を指差す．

・術者は，基本的には枝読み図，VBN 画像は見ず，気管支鏡のモニターから目を離さないようにする．

・葉気管支入口部から分岐部を片隅に入れた静止画を撮影しながら 1 分岐ずつ末梢に進んでいく．このときも気管支内腔観察時と同様に，スコープ先端を気管支分岐部（bifurcation, spur）に向けて進め，spur に接触する手前で進むべき気管支に方向転換する．

・次第に気管支内腔を押し広げながら末梢に進むようになったら，spur を越えるとき，spur とは反対側の気管支壁を押すようにして spur を越えていくようにする．

・スコープを押せなくなった位置で，鉗子口から working channel を介して生理食塩液を入れる．気管支鏡先端から生理食塩液が少し出た（BF-P260F の working channel には生理食塩液約 3 mL が入る）後，生理食塩液 1 mL ごとフラッシュして計 5〜10 mL 程度を気管支内に注入する（生理食塩液注入法：saline injection technique と呼んでいる）．肺末梢病変の全体がすりガラス影（pure ground glass nodule：pure GGN）か，すりガラス影が主体で solid の部分が小さい病変の場合，この生理食塩液注入法を行わない．生理食塩液注入法を用いると正常肺も点状エコーを呈するようになるため，点状エコーを示すすりガラス病変の位置が不明確になるからである．

③ プローブ /GS の挿入

・術者はスコープを末梢に向けて押しておき，第 1 助手が左手で鉗子口の反対側のスコープを把持し，右手でプローブ /GS を鉗子口から気管支内に誘導する．

・プローブ /GS を鉗子口から working channel に入れていくと，working channel 内の生理食塩液を気管支内に押し出すことができ，気管支内腔の視野をきれいに観察しながら挿入できることが多い．

・気管支鏡の working channel の出口が内視鏡画面の 3 時方向にあるため，気管支鏡先端が細い気管支に入っている場合，プローブ /GS が spur から右隣の気管支に入ることがある．その場合，プローブ /GS が spur から右隣の気管支に入ると spur とその少し末梢の気管支壁が画面の 3 時方向から突出してくる現象を見ることがある．この場合，スコープ先端が 9 時方向に向くように屈曲・回転させプローブ /GS をスコープ先端まで引き再挿入する．それでもうまくいかない場合スコープ自体を spur から少し手前に引いた位置で，9 時方向に屈曲・回転させプローブ /GS を再挿入し，目的の気管支に挿入する．

・透視画像は 180°回転させ，透視画面の下が患者の頭側，透視画面の上が患者の尾側，透視画面の右が患者の右側になるように調整しておく．こうすることで，スコープ先端の動きと手元のup/down angle レバーの指の動きが連動しているように感じることができる．

・枝読み図，VBN の情報から，スコープ先端から病変部までの距離を推測し，プローブ /GS を挿入していく．挿入に対して抵抗感があれば，その位置で止めて，透視画像でプローブ /GS の位置を確認する．

・可能であればプローブ /GS を手の感触で病変内まで挿入し，透視で位置を確認し，フリーズを解除し走査を行う．基本的には透視を使用する時間は極力短くし，絞りを用いてなるべく被曝を少なくする．

④ EBUS 画像の評価

・EBUS で病変を描出できた場合，プローブを病変内の末梢縁から中枢縁まで動かしながら病巣全体を走査し，病変全体の内部構造を観察し，内部エコーの均一さ，血管の開存状態，点状・線状エコーの状態を評価する．

- EBUS による肺末梢病変の Type 分類は，良性・悪性の鑑別，良性では肺炎・器質化肺炎の鑑別，悪性であれば高分化腺癌・低分化腺癌の鑑別などに有用と考えている．
- この Type 分類は，内部エコーが均一（homogeneous）なら Type Ⅰ，内部エコーが不均一（heterogeneous）なら Type Ⅲ，点状高エコーが主体の病変なら Type Ⅱにまず分ける．内部エコーが均一（homogeneous）である Type Ⅰ では，病変内に丸い血管が温存されているなら Type Ⅰa（肺炎などを疑う），病変内に血管を指摘できないなら Type Ⅰb（器質化肺炎を疑う）に分類する．内部エコーが不均一（heterogeneous）である Type Ⅲ では，線状高エコーを認めたら Type Ⅲa（悪性の多くの種類が入る），病変内に線状高エコーを指摘できないなら Type Ⅲb（低分化腺癌を疑う）に分類する．病変内に点状エコーが散見される Type Ⅱ では，病変内に血管を認めない Type Ⅱa（点状高エコーが多く超音波の penetration が浅く血管を描出できない），病変内に開存した血管を認める Type Ⅱb（癌細胞の密度が高くなり含気が少なくなり超音波の penetration が深くなり血管を描出できている）に分類する．全体がすりガラス影の腫瘤は，プローブ近傍に点状高エコーがあるのみで echogenic な領域は認めず，Type Ⅱa に分類する．
- Type 分類で着目するポイントは，内部エコーの均一さと病変内部での血管の開存の有無である．内部エコーの均一さは，病変内のスペックルパターン（超音波画像を構成する微細な高エコー）の揃い度をみる．スペックルパターンが均一であると，超音波の penetration がよく，プローブから 1 cm 以上離れた領域でも明るい画像になっていることが多い．スペックルパターンが不均一であると減衰が強いためプローブから 1 cm 程度離れた領域が暗くなる．病変内部での血管がきれいに開存している Type は，Type Ⅰa と Type Ⅱb であり，軟らかい病変であることが推測される．
- 病変内部に無エコー領域（プローブを末梢・中枢に移動させて連続性がなく血管ではないと判断でき，壊死を疑う所見）を有する病変は Type Ⅲa に分類し，原発性・転移性扁平上皮癌の可能性が高い．また，病変の位置が比較的中枢に近い亜々区域支から末梢に数分岐した気管支を中心とした病変の中には，プローブを中心に全周性に追える円形高エコー（外方に圧排された気管支壁と考える）を認めることがある．気管支内から発生した病変が気管支壁を外方に押している所見（expanded bronchial wall と名付けている）と考えており，扁平上皮癌，小細胞癌を疑う所見である．

⑤ プローブ /GS の位置調整

- プローブ /GS を病巣に誘導して within になれば，GS を留置し，ブラシ・生検鉗子を GS に挿入し，擦過，生検を行う．
- プローブ /GS を病巣に誘導しても EBUS 画像を検知できず（invisible），病巣から離れた位置にしか誘導できない場合がある．枝読み図，VBN で再度気管支が正しいかどうかを確認し，初回のアプローチが間違っていたら正しいルートで誘導してみる．
- どうしてもうまくいかず透視画面にて病変の位置を同定できる場合，プローブ /GS の先端と病変の位置が最も離れる状態に C-arm を回転させるか，患者の体位を変える（たとえば右背部を上げるなど）．透視画像の観察にてプローブ /GS の先端と病変の位置が最も離れた位置関係にしておいて，気管支鏡の up/down angle レバーを使い気管支鏡先端を病変に近づくように屈曲させる．気管支鏡のその角度を維持したままプローブ /GS を引いてきて再挿入すると，病変につながる気管支が存在すると病変に到達することがある（透視下誘導）．
- 透視画面にて病変の位置を同定できないと想定されていた場合，検査前に CT のスカウト像上に病変の位置と考えられる部位を指し示す矢印を書き込んでおく．枝読み図，VBN で病変内の気管支までプローブ /GS の先端の誘導し，CT のスカウト像の病変の位置付近で EBUS にて病変が見えれば擦過・生検を行い，病変が見えなければ透視での推定される位置で擦過する．

付録

- プローブ/GS を病巣に誘導し，EBUS 画像でプローブが病変の辺縁に接する状態（adjacent to）の場合，3 つの手技で対応することになる．
- 最初に，気管支鏡の up/down angle レバーを使い気管支鏡先端を屈曲させると EBUS 画像でプローブが病変に近づくようにできるかどうか試みる．たとえば up angle をかけると EBUS 画像でプローブが病変に近づくなら，近づけた状態にスコープを屈曲させたまま，プローブ/GS を手前に引き奥に再挿入してみる．気管支が病変に向けて分岐していれば within の状態に誘導できる可能性がある（超音波下誘導）．
- 2 番目の手技は，気管支鏡の up/down angle レバーを使い気管支鏡先端を屈曲させると EBUS 画像でプローブが病変辺縁の接線方向に動き病変に近づかない場合の手技である．up/down angle をかけても EBUS 画像でプローブが病変の接線方向に動く場合，気管支鏡の軸を中心に気管支鏡自体を（たとえば時計方向に）回転させた状態で up/down angle をかけると EBUS 画像でプローブが病変に近づくようになることがある．近づけた状態にスコープを屈曲させたままで，プローブ/GS を手前に引き奥に再挿入してみる．気管支が病変に入っていく分岐があれば，その気管支に入り within の状態に誘導できる可能性がある（気管支鏡回転超音波下誘導）．
- 上記の 2 つの手技を行ってもどうしても adjacent to から抜け出せない場合，adjacent to の気管支の位置にプローブ/GS を誘導し，up/down angle を用いるか，もしくは気管支鏡の回転を行ったうえで up/down angle を用いてプローブ先端を病変に近づけるように試みる．病変に近づけたら，その位置に GS の先端を残し生検鉗子による気管支壁越しの生検（pinpoint biopsy）を行う．気管支壁と病変の間に血管が介在するときは生検をしてはいけない．pinpoint biopsy では，気管支壁越しに生検を行うため生検鉗子を若干押すようにする．そのため，生検鉗子の先端が滑り病巣より末梢にずれる可能性があり，透視画像での生検鉗子の先端の移動をよく観察する必要がある．

⑥ GS 先端を正確な位置に留置

- 上記の手技を行い，EBUS で病変を描出できる位置に GS を留置する．そのときに注意するべきポイントがある．EBUS-GS における生検鉗子は，GS 先端から約 4 mm 離れた位置で cup が開き，その部位を生検する．そのため GS 先端は病変内の口寄りもしくは病変の口側端に留置したい．また，GS は呼吸などにより気管支内での位置が若干ながら移動することがある．GS 先端が病変を越え末梢に移動すると，当然ながら細胞・組織を回収することはできない．
- GS と病変の位置関係をはっきりさせる方法は，プローブを GS 内にゆっくり引き EBUS 画像をよく観察することである．プローブの探触子が GS 内に完全に入ると EBUS 画像が急に暗くなり，GS から少しでも出ると急に明るくなる．そこで急に暗くなる位置を，EBUS 画像で病変内の口側寄りもしくは病変の口側端になるようにすると，GS の先端の位置は病変内の口寄りもしくは病変の口側端になっているはずである．

⑦ GS 下擦過・生検で注意するポイント

- GS 下擦過・生検では，3 点固定（術者は鉗子口手前で GS 越しに生検鉗子を把持，第 1 助手は GS の口側端出口とブラシ・生検鉗子に装着したストッパーを固定，第 2 助手は気管支鏡を口元または鼻腔出口付近で把持）を行い，生検位置が移動せず，硬い病変でも病変表面でスリップせずに病変を噛んでこれるようにする．
- GS 先端からブラシを病変に出すとき，助手はブラシを押し出しながら病変の硬さを感じ，擦過する末梢端と中枢端を決める．助手はその末梢端と中枢端の間を擦過する（決めた末梢端から，より末梢にブラシを出さないようにする）．
- 生検では生検鉗子を GS に入れ，助手は鉗子を開くようにしておく．術者は鉗子口手前で GS 越

しに生検鉗子を把持したうえで jabbing し cup を開く．病変が硬いために病変内部で cup を開くことが困難な場合が多いが，鉗子を開くようにしておきながら生検鉗子を何回も jabbing を繰り返すと開く場合が多い．

- 上記の 3 点固定を確認し，術者は開いた cup を病変に押し付けるように少し押し，第 1 助手がゆっくり 3〜5 秒程度かけて cup を閉じ，組織を噛む．第 1 助手は，左手（鉗子を閉じる手が右手とする）で GS の手前の出口から少し離れた透明のシースを把持し，右手で生検鉗子を引き，GS から抜く．左手で GS の手前の出口を把持し右手で生検鉗子を引くと透明のシースが蛇腹ようになる場合がある．蛇腹になると鉗子を引く力が伝わりにくくなり生検困難になりうる．

- ブラシ 5 回，生検 5 回を交互に行っているが，ブラシで出血が多い場合は生検回数を控えている．

- GS を気管支内生検部位近傍に 2 分間そのまま留置（出血が多いと推測する場合 3〜5 分間留置する）し止血を待ったのち，GS を抜去し止血を確認する．稀に出血が続いていることがあり，気管支鏡での吸引を続けるか，気管支鏡を気管支に wedge するようにしている．

- 止血を確認後，気管支洗浄液を回収するコンテナを気管支鏡と吸引につなぎ，関与気管支に生理食塩液を注入し気管支洗浄液を回収する．十分回収できたら，吸引器に近いほうのコンテナのチューブを先に外す．これは，気管支鏡につないでいるコンテナのチューブを先に外すと，コンテナに集めた洗浄液が誤ってつながっている吸引のほうへ流れていく可能性があるからである．

索引

主要な説明のある頁を**太字**としている.

欧文索引

A
adenocarcinoma 112, 117, 142-145, 147, 149, 152, 175, 186, 224, 228, 237, 248, 253, 268, 288, 306, 312, 319, 327, 338
adenoid cystic carcinoma 73, 77
adjacent to 124, 127
AVA(avascular area) 30, 333

B
BALToma 100
Bモード 396

C
capillary hemangioma 104
carcinoid 81
carcinoma 148, 153

D
dark phenomenon 131
demarcation line 18
dysplasia 26

E
EBUS(endobronchial ultrasound)画像
　── のType分類 138, 407
　── の評価 136, 406
EBUS-GS(EBUS using a guide sheath) 120
EBUS-TBNA(EBUS guided transbronchial needle aspiration) 396
expanded bronchial wall 138, 150, 407

F・G
favor adenocarcinoma 117
granular cell tumor 89

H
heterogeneous 63, 138, 146-154, 170, 175, 179, 191, 206, 214, 224, 236, 241, 259, 305, 331, 334, 343, 345
homogeneous 138, 140, 141, 196, 220, 272, 278, 352
horizontal branch 157

I
invasive mucinous adenocarcinoma 154
invisible 124
IPCL(intra-epithelial papillary capillary loops) 23

L
lymph-epithelial lesion 99
lymphoid follicule 97

M
metaplasia 26
micropapillary 112
mosaic pattern 27
MPR(multi-planar reconstruction) 357
mucinous adenocarcinoma 152, 237, 242
Mycobacterium avium 196, 220, 353
Mycobacterium intracellulare 361

N
NBI(narrow band imaging) 11, 14
　──, 機器の設定 13
non-small cell carcinoma 117, 148, 201, 232, 299
NSIPパターン 273
NTM 356

P
papillary adenocarcinoma 153
papilloma 25
pinpoint biopsy **130**, 175, 232, 268, 269, 274, 288, 345, 408
pleomorphic adenoma 93
pseudo-epithelial hyperplasia 24, 25
pure GGN 382

S
saline injection technique 406
small cell carcinoma 64, 150, 151, 332
spotted pattern 28
squamous cell carcinoma 25, 27, 48, 52, 146, 155, 192, 201, 214, 259, 299, 345
squamous cell carcinoma *in situ* 26, 41, 42
Stick現象 362

T
TBLB(transbronchial lung biopsy) 273
tissue harmonic imaging 397
tracheobronchopatia osteochondroplastica 102
transversely running pattern 29
Type分類 138, 407
Type Ⅰa **138**, 140, 196, 220, 272, 278, 407
Type Ⅰb **138**, 141, 352, 407
Type Ⅱa **138**, 142, 232, 407
Type Ⅱb **138**, 144, 166, 228, 248, 267, 285, 311, 326, 407
Type Ⅲa **138**, 146, 152-154, 179, 214, 224, 236, 241, 259, 305, 343, 407
Type Ⅲb 63, **138**, 148, 170, 175, 191, 206, 407

U・V
up/down angleレバーの操作 3
vertical branch 157
visible 124, 127

W
white zone 54
within 124

和文索引

い
異物巨細胞　60
咽頭　5
咽頭・喉頭麻酔　403

え
壊死　138, 214
壊死性肉芽腫　141
エラストグラフィ　59, **399**
円形(の)高エコー　138, 331, 334, 407
炎症　26

お
黄色(調)　19
横走血管　29

か
ガイドシース　121
仮想気管支鏡　383
陥凹性　18

き
気管支枝読み術　156
気管支内腔観察　404
気管支命名法　7
器質化肺炎　140

け・こ
経気管支肺生検　273
高輝度主体型　152
喉頭　5
極細径気管支鏡　320

さ・し
擦過手技　135
脂肪腫　107
縦走襞の不明瞭化　20
絨毛様構造　54, 393
小細胞癌　65, 138
上皮下型病変　19, 20, 32
上皮型病変　18, 20, 32

上皮内癌　42
食道癌の気管壁浸潤　40

す
垂直枝　157
水平枝　157
　── の枝読み術　159
スコープの誘導　123, 405
スペックルパターン　138, 407

せ・そ
生検鉗子　121
生検手技　133
声門　5
赤色点　23
腺癌　113, 118
穿刺　400
線状(高)エコー　138, 146, 147, 152–
　154, 179, 214, 224, 236, 241, 305
腺様囊胞癌　74, 78
側枝　308, 314

た
大細胞癌　68
退色　19
多形腺腫　94

ち
超音波下誘導　**127**, 258, 260, 262, 408
超音波プローブ　120

て
点状血管　**23**, 41, 44
点状(高)エコー　138, 142–145, 166,
　228, 232, 236, 248, 267, 278, 285, 311,
　318, 326

と
透視下誘導　**125**, 407
ドプラモード　397

な・に・の
内部エコー　138
軟骨外浸潤　49
乳頭腫　56

ノーズピース　5

は
肺炎　140
肺外気管支　7
肺外気管支軟骨部　8
肺外気管支膜様部　8
肺結核　179
肺内気管支　7, 9
白色(調)　19
白色光観察, 機器の設定　13
発赤(調)　19
斑状血管　28, 48

ひ
鼻腔　5
非結核性抗酸菌症　141, 196, 220, 353
微細血管の形態分類　31
病変
　── の境界　18
　── の形態　18
　── の色調　19

ふ
プローブ　120
プローブ/GS
　── の位置調整　407
　── の挿入　406
　── の誘導　124

へ
平坦性　18
扁平上皮癌　42, 44, 138, 389

む・も
無血管野　30
娘枝　308
モザイク状血管　27, 37

よ・り
葉気管支　7
隆起性　18
輪状襞　20
リンパ腫　279